Carl-Auer

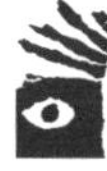

Detlef Scholz

Systemische Interventionen bei Internetabhängigkeit

2014

Umschlaggestaltung: Uwe Göbel
Satz u. Grafik: Verlagsservice Hegele, Heiligkreuzsteinach
Printed in Germany
Druck und Bindung: Freiburger Graphische Betriebe, www.fgb.de

Erste Auflage, 2014
ISBN 978-3-8497-0046-1

Bibliografische Information der Deutschen Nationalbibliothek
Die Deutsche Nationalbibliothek verzeichnet diese Publikation
in der Deutschen Nationalbibliografie; detaillierte bibliografische
Daten sind im Internet über http://dnb.d-nb.de abrufbar.

Informationen zu unserem gesamten Programm, unseren Autoren
und zum Verlag finden Sie unter: www.carl-auer.de.

Wenn Sie Interesse an unseren monatlichen Nachrichten
aus der Vangerowstraße haben, können Sie unter
http://www.carl-auer.de/newsletter den Newsletter abonnieren.

Carl-Auer Verlag GmbH
Vangerowstraße 14
69115 Heidelberg
Tel. 0 62 21-64 38 0
Fax 0 62 21-64 38 22
info@carl-auer.de

Inhaltsverzeichnis

Vorwort

Dieses Buch hat – zu meiner eigenen Überraschung – meine bisherige Einstellung zu dem Themenbereich der »Onlineabhängigkeit«, der »Internetsucht« und wie auch immer noch diese »Probleme« meist bezeichnet werden deutlich geändert. Je länger ich mich mit ihm beschäftigt habe, desto mehr hat sich ein Gefühl von Lust, Spannung und Neugier darauf verstärkt, welche kreativen und in ihrer Anschaulichkeit sehr nützlichen Ideen, welche innovativen Interventionsimpulse mir der Autor als Nächstes schenken würde. Fast bekam ich den Eindruck, mit dem Buch (das Buch als »Suchtmittel«) könnte es mir so gehen wie wahrscheinlich manchen der in ihm beschriebenen Klienten zu Beginn ihres Onlineabhängigkeits-Erlebens, so anregend fand ich es.

Das war vor seiner Lektüre keineswegs so. Ganz im Gegenteil.

Durch die Beschäftigung mit vielen Publikationen zu den Themen Internetsucht, digitale Abhängigkeit, digitale Demenz usw. in den letzten Jahren hatte sich bei mir eine gewisse Ermüdung, ja fast eine Aversion gegen diesen an Bedeutung wohl immer mehr zunehmenden Bereich entwickelt. Das war umso erstaunlicher, weil ich die Argumente der – jedenfalls zum größeren Teil – sehr guten und mit wissenschaftlich seriösen Ergebnissen untermauerten Arbeiten gut nachvollziehen und das Phänomen Internetabhängigkeit als bedeutsames Problem erkennen konnte. Die Fokussierung der meisten mir zugänglichen Arbeiten erlebte ich aber als ziemlich einseitig defizitär, oft auch moralisch eifernd, dabei aber in ihrer Wirkung eher demotivierend, quasi »Gut-Böse-Schemata« anregend. Und ich konnte mir gut vorstellen, dass das die Menschen, die man erreichen will, insbesondere die User selbst, nicht ansprechen dürfte, im Gegenteil: Diese Argumentationen kommen ihnen wahrscheinlich vor wie die unzähligen, ermahnenden, anklagenden Eltern-Beiträge, Appelle an die »Vernunft« usw., die gerade das Gegenteil vom Gewünschten anregen.

Weshalb hat mich das Thema durch dieses Buch nun doch richtig »gepackt«?

Aus meiner hypnosystemischen Sicht sollte jedes Symptom, jedes »Problemverhalten«, jede »Störung« sehr differenziert daraufhin betrachtet werden, wofür (nicht warum) es auftritt. Dahinter steht natürlich die Hypothese, dass solche Phänomene bestimmten Bedürfnissen dienen, also als wertvolle Informationen über unbewusste Ziele, unbewussten und unwillkürlichen Bedarf verstanden werden können. Diese Informationen werden aber im bewussten, willentlichen Erleben nicht wertgeschätzt, sondern oft massiv abgewertet, oft auch nicht einmal bemerkt oder verstanden und dann heftig bekämpft. So können sie aber nicht konstruktiv genutzt werden, die Kämpfe »gegen« die Phänomene (Lösungsversuche) führen sogar sehr oft zur Eskalation der ungewünschten Entwicklungen. Genau das habe ich bei vielen Familiengesprächen mit frustrierten, oft verzweifelten Eltern oder auch mit Pädagogen schon gehört, in deren Auseinandersetzung mit dem Computer- und Internetverhalten der Kinder und Jugendlichen, für die sie sich verantwortlich fühlten.

Detlef Scholz legt zunächst sehr gründlich, sehr differenziert und sachkundig die komplexen Zusammenhänge der Prozesse dar, die als Internetabhängigkeit bezeichnet werden. Dabei macht er mit großer Seriosität deutlich, wie schwerwiegend die Beschäftigung mit dem Internet entgleisen kann, beachtet aber auch sehr präzise die Kontextbedingungen, die eine solche Entgleisung begünstigen. Schon dieser Teil des Buches bietet sehr wertvolle Informationen für alle, die sich mit dem Themenbereich beschäftigen wollen.

Das ist aber quasi nur die »Ausholbewegung«, um dann zu einer sehr vielschichtigen und außerordentlichen Vielfalt von kreativen und anregenden Interventions-Chancen zu kommen. Mein »Hypnosystemiker-Herz« hat oft Freudensprünge gemacht, wenn Detlef Scholz sehr systematisch, mit viel Achtung und neugierig-wertschätzendem Blick auf die Bedürfnisse hinter dem Abhängigkeitsverhalten schaut. In vielen konkreten Beispielen wird verständlich, dass »Internetabhängigkeit« auch verstanden werden kann als Ausdruck von Sehnsüchten, von vielfältigen und sehr anerkennenswerten Bedürfnissen. Der Autor zeigt viele hilfreiche Wege, wie man mit fokussierenden Fragen die Betroffenen und ihre Bezugspersonen unterstützen kann, sodass sie die Bedürfnisse, die sich hinter dem »problematischen« Verhalten verstecken, verstehen und achten können – was sicher allein schon zur Verbesserung von Selbstwert und Einfühlungsvermögen und zu konstruktiveren Verhandlungsmöglichkeiten beiträgt. Es wird dabei auch deutlich, welche interaktionellen Wechselwirkungen, in die das Internetverhalten eingebettet ist, quasi erst die ökologische Nische bieten für das Entwickeln einer Abhängigkeit und für deren Aufrechterhaltung. Auch damit wird der Blick weit über das betroffene Individuum hinaus für seine systemischen Kontexte und die Mitverantwortung der Beteiligten im System geöffnet. Der Lösungsversuch Internetabhängigkeit gewinnt so eine ganz andere Bedeutung, ohne dass irgendetwas daran verharmlost oder schön geredet würde.

Richtig spannend und ungemein anregend finde ich, welche kreativen, sehr originellen und bestimmt sehr wirksamen Interventionen Detlef Scholz dann beschreibt, um befreiende Bewegung in verhärtete Muster zu bringen. Die Art, wie er dafür auf die Kompetenzaspekte im »Problemverhalten« fokussiert, wie er Wege zeigt, diese Kompetenzen für hilfreiche Lösungen nutzbar zu machen – nicht nur für das betroffene Individuum, sondern für dessen ganzes Beziehungssystem –, weist viele wunderbare Beispiele für meisterhafte Utilisation auf; Milton Erickson hätte sich sicher daran erfreut. Die differenzierte Darstellung der Kompetenzaspekte der Internetsucht hilft dabei, attraktive, motivierende Alternativen anbieten und den Fokus auf erfüllende und bereichernde Ziele richten zu können. Selbst die häufig überhaupt nicht beachteten Aspekte von Sinnfragen, ja auch die spirituellen Themen, auf die jemand mit seiner »Internetabhängigkeit«hinweist, werden einfühlsam und respektvoll berücksichtigt. Meiner Erfahrung nach erweisen gerade sie sich als entscheidende Komponenten für erfolgreiche Kooperation. Die vielen achtungsvollen Chancen für kooperative Begegnungen, die sich so für den Umgang mit diesem oft zäh und düster anmutenden Thema ergeben, habe ich beim Lesen als ausgesprochen wohltuend erlebt.

Ich kann mir gut vorstellen, dass viele Klienten bei solchen Interventionsangeboten richtig Lust bekommen, sich auf Neues einzulassen und den eingeengten Fokus in ihrer »Internetabhängigkeits-Trance« eintauschen gegen Experimentierfreude und sogar spielerische Lust am Ungewissen, daran, was sie erwartet, wenn sie das gewohnte Feld ihres Internetverhaltens verlassen. Darum geht es aber bei Interventionen. Denn am Mangel an Kompetenzen für eine konstruktive Lösung des Abhängigkeitsverhaltens liegt es nicht, wenn die Probleme noch hartnäckig aufrechterhalten werden, sondern an Motivation und daran, ob eine Alternative genug Sinnerfüllung bringen kann. Die Konzepte in diesem Buch schaffen genau diese Motivation und Sinnstiftung. Manchmal habe ich mich bei dem Gedankenspiel ertappt, wie interessant es wäre, wenn ich selbst mal Klient bei solchen Angeboten wäre.

Viele der beschriebenen Interventionen sind nicht nur für den Bereich der Internetabhängigkeit sehr gut nutzbar, sondern für viele andere Themenfelder. So wird dieses Buch zu einer wahren Fundgrube für alle Professionellen im Bereich von Psychotherapie und Beratung, ganz sicher aber auch für alle Menschen, die Freude daran haben (oder erst durch die Lektüre dazu finden), ihre gewohnten eigenen »Trampelpfad-Muster« im Alltag durch innovative Interventionen zu bereichern, die auch die Chancen der neuen Medien elegant nutzen.

Ich wünsche diesem Buch, für das ich dem Autor wirklich danken möchte, eine große Verbreitung weit über seinen eigentlichen Themenfokus hinaus, und ich bin sicher, dass es den auch haben wird.

Heidelberg, im Juni 2014

Dr. med. Dipl. rer. pol. Gunther Schmidt, Leiter des Milton-Erickson-Instituts Heidelberg und ärztlicher Direktor der sysTelios-Klinik für psychosomatische Gesundheitsentwicklung Siedelsbrunn

Einleitung

»Die Antwort ist 42.«
(Der Computer *Deep Thought* nach 7,5 Millionen Jahren auf die Frage nach dem Leben, dem Universum und dem ganzen Rest in »Per Anhalter durch die Galaxis« von Douglas Adams)

Viele teilen die Sehnsucht, ultimative Antworten auf ultimative Fragen zu finden. Und oft bleibt die Unsicherheit, ob die richtige Frage präzise und zur richtigen Zeit am richtigen Ort auf die richtige Weise gestellt wurde und was die Antwort bedeutet.

Mithilfe vieler kleiner Antworten entwickeln wir Bilder – von uns selbst, unseren Mitmenschen, der Welt. Manchmal halten sie einige Sekunden, manchmal ein ganzes Leben. Und immer wieder erneuern wir diese Projektionen, verändern und erweitern oder verwerfen sie.

Mit den Optionen des Internets wächst die Hoffnung auf die Beantwortung aller Fragen. Die mögliche Zahl der zu kreierenden Selbstbilder erhöht sich erheblich. Und diese beruhen erstmals nicht mehr vorrangig auf dem Agieren in einer berührbaren Welt, sondern sind nahezu ausschließlich von Ideen und Vorstellungen bestimmt.

Wie möchte ich von anderen gesehen werden? Wie möchte ich mich selbst sehen? Was gebe ich preis? Wie kommuniziere ich? Welche Seite von mir ist in welchem Bereich besonders wirkungsvoll? Was bedeutet die Welt für mich? Was bedeute ich für die Welt? Selbst- und Weltbilder entstehen durch eine intensive mediale Nutzung in bisher ungeahnter Vielfalt.

Einige befürchten irgendwann, dass es sich zum Teil um Trugbilder handelt, und suchen nach neuen Wegen. Mit den hier vorgestellten Ideen und Methoden soll die Begleitung auf diesen Wegen durch systemische Berater und Therapeuten unterstützt werden – zu einem großen Teil mit strukturierten und präzisen Fragen.

Trotz aller klinischen und wissenschaftlichen Erklärungen und Plausibilisierungen existiert meines Erachtens für das Phänomen der exzessiven Bildschirmmediennutzung noch kein grundlegendes Verständnis. Meine Vermutung ist, dass es so viele verschiedene Erklärungen und Entstehungsmuster, sogenannte Gründe, wie unterschiedliche Nutzer gibt, auch wenn sich einige Aspekte phänomenologisch stark ähneln. Exzessiver Mediengebrauch ist selten nur Ausdruck von Bequemlichkeit, Antriebslosigkeit, Langeweile, Realitätsflucht oder -ablenkung, Spaßfixierung, Vergnügungswut oder Kick-Versessenheit. Oft spielen die Grunderwartungen eines Menschen an die Welt eine entscheidende Rolle: die Erwartung von Verbundenheit und Wachstum. Daraus folgt die Suche nach Anerkennung, Gemeinschaft, Selbstwirksamkeit, Orientierung, Sinn und nach neu zu Entdeckendem. Warum dies v. a. durch virtuelles Agieren realisiert werden soll, erschließt sich nur aus dem Erleben und den Erfahrungen des Klienten.

Berater und Therapeuten, die Medien selbst ausgiebig nutzen, haben mitunter ein gewisses (Mehr-)Verständnis für deren Faszination, aber nicht zwingend für die Entwicklung einer Medien- bzw. Internetabhängigkeit. Wie das Wissen um den Geschmack von Alkohol nicht zwangsläufig zu einer umfassenden Vorstellung von Alkoholismus führt.

Wie viel sollte also ein Berater oder Therapeut über die virtuellen Welten eines Klienten wissen? Die Antwort hängt entscheidend von der Persönlichkeit und Vorgehensweise des Beraters ab. Für manche ist es schwer nachvollziehbar, dass Menschen von »bunten Pixelwelten« in den Bann gezogen werden können. Das Streben nach wiederholtem Drogen- oder Alkoholrausch ist vergleichsweise besser vorstellbar.

Durch das unüberschaubare Möglichkeitsspektrum des Internets, zu dem täglich neue, weiter ausdifferenzierte Angebote hinzukommen, ist es mittlerweile für jeden moderat technikaffinen Menschen möglich, ein für ihn passendes und überaus reizvolles Angebot zu finden. Das beginnt bereits bei Dreijährigen und ist nach oben altersmäßig nicht begrenzt. Bei einem Mangel an sinngebenden Elementen im Leben fällt eine Entscheidung für ein zeitweiliges Dasein in Scheinwelten vielen nicht schwer. Die Erfahrungen in diesen Welten als vermeintlich echte Erfahrungen in einem therapeutischen Gespräch anzuerkennen fällt wiederum Beratern nicht immer leicht. Klienten berichten teilweise vom Erleben intensiver Nähe, wenn sie über Headset im »Teamspeak« während eines Spiels kommunizieren oder gemeinsam virtuell »abhängen«. Die Floskel: »Aber das war doch nicht real«, die impliziert, dass es ein ganz anderes Erleben in der »wirklichen Wirklichkeit« gibt, ist dann nicht besonders hilfreich. Die Hirnforschung gibt derzeit Hinweise darauf, dass unser Gehirn nicht konsequent zwischen virtuell oder real ausgelösten Empfindungen unterscheiden kann.

Wenn es schwerfällt, sich in das Erleben durch Lichtpunktewelten hineinzuversetzen, könnte zumindest ein grober Überblick über die aktuellen Möglichkeiten des Internets einen ersten Zugang zum virtuellen Universum erleichtern.

Folgt ein Berater allerdings konsequent dem systemischen Prinzip der Konstruktneutralität, kann er sich die subjektive Wirklichkeit des Klienten so genau schildern lassen, dass es für ihn nachvollziehbar wird – auch ohne dass er diese Welt kennt. Sich dann nach einem Beratungsgespräch über die konkret benannten medialen Angebote zu informieren ist in jedem Falle hilfreich.

Solange eine exzessive Mediennutzung in Verbindung mit einem suchtartigen Verhalten ausschließlich als zu tilgende Störung angesehen wird, könnte für einige Klienten eine langfristig nachhaltige Änderung nur mit größter Mühe oder gar nicht realisierbar sein. Erst wenn die in diesen Handlungen implizierten Bedürfnisse gewürdigt, bewusste und unbewusste Ziele ermittelt und lebbare Alternativen oder Ergänzungen gefunden und integriert werden, lassen sich neue Erlebnisräume dauerhaft erschließen.

Die vorliegende Publikation stellt in erster Linie ein Arbeitsbuch dar. Konkrete Methoden werden ausführlich beschrieben und durch unterstützende Fragen oder Arbeitsblätter ergänzt. Die in Kapitel 1 erläuterten Aspekte systemischer Therapie verbunden mit einem Vorschlag für den grundlegenden Aufbau des therapeutischen Prozesses, welcher sich stark an den Vorschlägen Gunther Schmidts (2008) orientiert, sollen die Nachvollziehbarkeit der Angebote erhöhen.

Für den Dialog mit Klienten ist es oft hilfreich, sich als Berater mit Aspekten der entsprechenden Erscheinungsbilder vertraut zu machen. Dementsprechend werden grundlegende Erfahrungen im Umgang mit Exzessivnutzern beschrieben, die beratungsrelevanten Formen der Internetabhängigkeit vorgestellt und Aspekte ihrer Spezifität erläutert. Der Hauptteil enthält hilfreiche systemische Ansätze und Methoden, die zum Teil bekannt sind, jedoch für die Anwendung auf die beschriebenen Phänomene gezielt ausgewählt und ausdifferenziert wurden. Im abschließenden Teil werden mögliche Abläufe der Sitzungen vorgeschlagen.

> »Das Leben ist so langweilig. Das Spiel ist perfekt: Kontakte, Ablenkung, Spaß.«[1]

Unter welchen Bedingungen sich ein Mensch für eine exzessive Mediennutzung entscheidet und welche intra- und interpersonalen Ressourcen aktiviert werden können, um das bei Bedarf wieder zu ändern, kann im Beratungsprozess herausgearbeitet werden. Konstruktneutralität ist dabei von entscheidender Bedeutung. Wie in vielen Fällen, in denen Symptomträger vom System als »gestört« beschrieben werden, kommt es auch hier oft zu Schuldzuschreibungen. Dies wird noch durch das Unverständnis von Angehörigen dafür verstärkt, wie schwer es den sogenannten Betroffenen fällt, das gezeigte Verhalten zu modifizieren, da der Computer doch einfach nur (länger) ausgeschaltet bleiben müsse.

> »Auf meinen Charakter [im Sinne einer virtuellen Spielfigur – eines Avatars] habe ich aufgepasst wie auf ein Kind. Damit ihm nichts passierte, musste ich möglichst oft online sein.«

Oft wird deutlich, dass die großen, meist verdeckten Themen Angst und Liebe sind. Die Regulierung von Empfindungen mithilfe von Bildschirmmedien weist Spezifikationen auf, die eine Offenlegung i. d. R. erschweren. Aus diesem Grund ist eine »Spurensuche« notwendig, die eine differenzierte, individuelle Betrachtung ermöglicht.

> »Ich hetze von einem Kick zum nächsten – obwohl ich schweißnass und fertig bin. Wie ein Bungee-Springer, der nach einem Sprung sofort wieder auf den Kran klettert.«

Beratungsstellen und Kliniken werden noch überwiegend von Spielern aufgesucht. Studien weisen jedoch immer wieder darauf hin, dass auch der exzessive Pornokonsum und die exzessive Onlinekommunikation Massenphänomene sind, die zu einem Teil Suchtcharakter entfalten. Für alle Erscheinungsformen gilt, dass es erheblichen Mutes und großer Anstrengung bedarf, die gewohnten Nutzungsmuster zu ändern, dass eine konkrete, adäquate und permanent aktualisierte Zielperspektive notwendig ist und das eigene sowie das Verständnis der Angehörigen für die »ungünstige« Situation entwickelt werden sollte. Für Spieler ist es zudem hilfreich, über eine verantwortungsvolle Aufgabe zu verfügen, die beispielsweise im Beratungsgespräch

1 Dieses und die folgenden vier Zitate sind Äußerungen von Klienten.

ausgehandelt werden kann und das Selbstwirksamkeitserleben in der nicht virtuellen Welt (wieder) ermöglicht oder verstärkt.

> »Es kommt mir vor, als wenn unser [Beziehungs-]Haus eingestürzt und der Keller eine Kloake ist. Ich lebe in einer Ruine.«

Vielen fällt es schwer, in der erlebten Enge einer belastenden Situation eine andere Perspektive einzunehmen. Für das verstehbare Kommunizieren von Ansichten kann die reflexive Betrachtung eigener Bedürfnisse in verschiedenen Alters- und Entwicklungsstufen sowie die Erfassung vergleichbarer Aspekte von Nutzungsintentionen bei den entsprechenden Nutzergruppen hilfreich sein.

> »Wenn ich mein Handy nicht bei mir habe oder es ausgeschaltet ist, fühle ich mich von der Welt abgeschnitten. Ich bin dann nicht vollständig.«

Die Begleitung von Klienten auf dem Weg zu einem neuen, strahlenden Selbstbild kann überaus spannend und bereichernd sein. Für eine optimale Vorbereitung sind in den Methoden z. T. Eigenpacingideen angegeben, um die Aufnahme der interessanten Erzählungen und die gemeinsame Entwicklung hilfreicher Schritte für den Klienten auch für den Berater oder Therapeuten zu wunderbaren Erfahrungen und Eindrücken werden zu lassen.

Drei kurze Hinweise für die folgende Lektüre:

Im Sinne einer guten Lesbarkeit wurde auf die parallele oder abwechselnde Nutzung weiblicher und männlicher Formen verzichtet. Die Entscheidung für die ausschließliche Verwendung der männlichen Form fiel aufgrund des gewohnten und kürzeren Schriftbildes (obwohl eine durchweg weibliche Ansprache den weitaus schöneren Klang gehabt hätte).

Die mitunter synonym erscheinende Verwendung der Bezeichnungen »Internetabhängigkeit« und »exzessive Mediennutzung« soll keine Gleichsetzung dieser Begriffe bedeuten. Wie in den Kapiteln 1.5 und 2 erläutert, weist eine Abhängigkeit vom Klienten prüfbare Kriterien auf, Exzessivität beschreibt hingegen nur eine »über das normale Maß hinausgehende« Aktivität.

Die in Kapitel 7 und 8 abgebildeten Arbeitsblätter, Interventionskarten und Protokollbögen stehen als kostenloser PDF-Download zur Verfügung unter: www.carl-auer.de/programm/materialien/systemische_interventionen_bei_internetabhaengigkeit.

1 Grundlegende Aspekte systemischer Therapie

1.1 Grundbegriffe und Grundannahmen

Als Berater oder Therapeut systemisch mit Klienten zu arbeiten hat etwas von argentinischem Tango. Um einen erfolgreichen oder erfüllenden (Tanz-)Prozess initiieren zu können, sind die (Körper-) Haltung und die Art der Schritte von entscheidender Bedeutung. Die Interaktion beruht auf bewusster und deutlich wahrnehmbarer sowie unbewusster und unterschwelliger Kommunikation. Für kreative Schrittfolgen existiert eine Reihe von erprobten Vorschlägen – sie sollten jedoch in jedem Fall dem (Tanz-)Partner und der jeweiligen konkreten Situation angepasst, mitunter modifiziert oder entwickelt werden. Mit Aufmerksamkeit und Offenheit können gemeinsam jederzeit neue Schrittfolgen kreiert werden. Auf diese Weise können jeder Tanz und jede Beratung zu einem einmaligen, inspirierenden Ereignis werden.

So bedeutend, wie für einen Tanguero die Bewusstwerdung und Konstituierung seiner Körperhaltung ist, ist für einen systemischen Therapeuten die Bewusstwerdung einer systemischen Grundhaltung. Bevor es also auf die verbale Tanzfläche geht, werden nachfolgend zentrale Begriffe kurz erläutert.

System

Im Sinne der Systemtheorie spricht man von einem System bei einer Ansammlung gleichartiger Elemente mit Wechselwirkungen, welche durch eine innere Organisation von einer Umwelt (einem »Außen«) unterschieden werden kann (vgl. Abb. 1).

Die gedankliche Konstruktion eines Systems dient letztlich einer besseren Orientierung und einem besseren Weltverständnis.

Als systemisch wird eine Betrachtungsweise bezeichnet, die das Verhalten von Elementen aus ihren Beziehungen zu anderen Elementen zu erklären versucht. Ein System entsteht erst durch Beobachtung – als eine Modellkonstruktion, die es ermöglicht, die Wahrscheinlichkeit für erfolgreiches Handeln zu erhöhen.

Denkbare (beobachtbare) Systeme:

- *soziale Systeme*
  - Organisationen (Elemente: Mitarbeiterkommunikation)
  - Familien (Elemente: vergangene und aktuelle Kommunikation zwischen präsenten und nicht präsenten Familienangehörigen)
  - Partnerschaft
  - Freundes- und Bekanntenkreis, Nachbarschaft
  - Therapeut-Klient-System
- das *psychische System* eines Menschen (Elemente: Interaktion zwischen Gedanken und Gefühlen; verwirklicht sich also durch kognitiv-emotionale Prozesse und entwickelt Erlebens- und Sinnstrukturen)
- das *biologische System* eines Menschen (verwirklicht sich durch chemisch-physikalische Prozesse im Aufbau biologischer Strukturen, die das Überleben sichern sollen)

Der Fokus wird für soziale Systeme in der Regel auf die Interaktion der Mitglieder gelegt, wodurch die Kommunikationen auch als Elemente sozialer Systeme bezeichnet werden. Laut Fritz B. Simon sind soziale Systeme als Kommunikationssysteme zu betrachten (Simon 2006).

Diese Elemente werden als Bedeutungszuweisungen zu Sinnelementen, wobei durch Bewusstsein und Kommunikation die Zuweisungen zur gegenständlichen Welt erfolgen. Sinn entsteht als Auswahl aus anderen Möglichkeiten durch sinngebende Beobachtung. Die Strukturierung einzelner Beobachtungen zu Schemata kann zu Schlussfolgerungen führen und vereinfacht komplexe Wahrnehmungen so weit, dass nutzbare Sinnzusammenhänge entstehen, ohne dass eine völlige Verzerrung der Welt stattfindet. In diesem Sinne wirkt systemische Beobachtung komplexitätsreduzierend, wobei insgesamt ein nichtreduktionistischer Umgang mit Komplexität angestrebt wird.

Durch systemische Beratung kann alternativer Sinn entwickelt oder ein neuer Sinnzusammenhang hergestellt werden. Da Sinn einem Ereignis immer im Nachhinein zugeschrieben wird, zielt systemische Beratung darauf, die Interpretation von Ereignissen zu ergründen, wobei das Kausalitätsprinzip in der Regel durch eine Multiperspektivität ersetzt wird.

In engem Zusammenhang mit dem Systembegriff haben Erkenntnisse aus der Chaostheorie, der Theorie der Selbstorganisation und dynamischer Systeme Eingang in die Grundlagen systemischen Denkens gefunden. So wird beispielsweise auch hier davon ausgegangen, dass kleinste Irritationen eines Systems zu (unterschiedlichen) dramatischen Entwicklungen führen können (»Schmetterlingseffekt«) oder dass ein- und dieselbe Ausgangssituation zu verschiedenen, unvorhersehbaren Alternativen führt (»Bifurkation«).

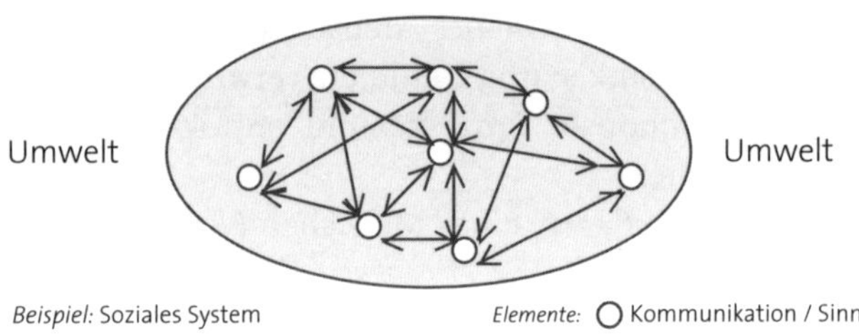

Abb. 1: System – Ansammlung gleichartiger Elemente mit Wechselwirkungen

Autopoiese

Von den drei o. g. Systemebenen wirkt keine dominant – sie stellen Umwelten füreinander dar und können sich wechselseitig beeinflussen und irritieren, jedoch nicht direkt steuern (vgl. Klein u. Kannicht 2011). Dies wird als strukturelle Kopplung bezeichnet (Maturana u. Varela 1987) und führt zum Konzept der Autopoiese (vgl. Abb. 2).

Nach Maturana ist Leben autopoietisch organisiert, das heißt, dass durch die Systemelemente ausschließlich gleichartige Elemente erzeugt werden. Bei Sinnsystemen entstehen und verschwinden Bedeutungen aufgrund von Unterscheidungen.

Grundlegende Folgen dieses Konzeptes sind Autonomie und Selbstreferenzialität. Das Prinzip der Selbstreferenzialität beschreibt, dass Systeme vor allem auf sich selbst reagieren. Nur mithilfe dieser Annahme wird verständlich, warum Menschen dieselbe Situation so vielfältig unterschiedlich wahrnehmen. Die Interpretation der Situation erfolgt über eine Vielzahl »innerer Filter«, also in einem rückbezüglichen innerpsychischen Prozess. Ein Mensch reagiert dementsprechend vor allem auf sich selbst.

Menschen können nicht manipuliert oder instruiert, sondern nur angeregt bzw. eingeladen werden. Die Bedeutung und Bewertung eines Phänomens hängt immer vom Beobachter, dem Wahrnehmenden, ab.

Durch die Systemelemente werden
ausschließlich gleichartige Elemente erzeugt.

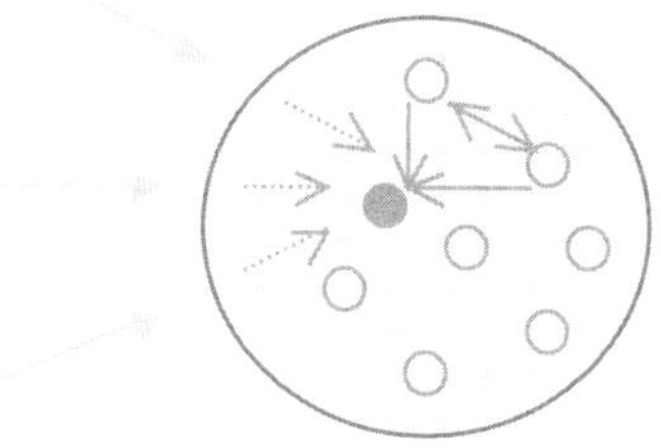

Keine direkte Steuerung von außen möglich
(nur Anregung)

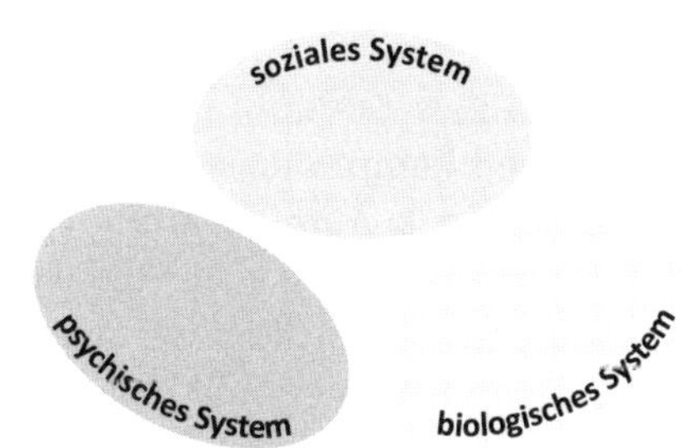

Von den drei Systemebenen wirkt keine dominant –
sie stellen Umwelten füreinander dar und
können sich wechselseitig beeinflussen und irritieren.

Abb. 2: Autopoiese

Zirkularität

Im Gegensatz zu einem linearen Kausalitätsprinzip steht das nichtlineare Prinzip der Zirkularität. Hierbei wird jedes Verhalten gleichzeitig als Ursache und Wirkung des Verhaltens der anderen (Schmidt 2008, S. 53) betrachtet, wobei neben den individuellen Zuständen und Beziehungen zwischen den Beteiligten auch deren Wechselwirkungen einbezogen werden (vgl. Abb. 3). So wirken beispielsweise auch Symptome als »intensive Interaktionsbeiträge«, und die Beiträge der Beziehungspartner wirken auf das Symptomverhalten (Schmidt 2007, S. 330). Eine systemische Betrachtung ist nur möglich, wenn Zirkularität als grundlegendes Prinzip lebender Systeme anerkannt wird.

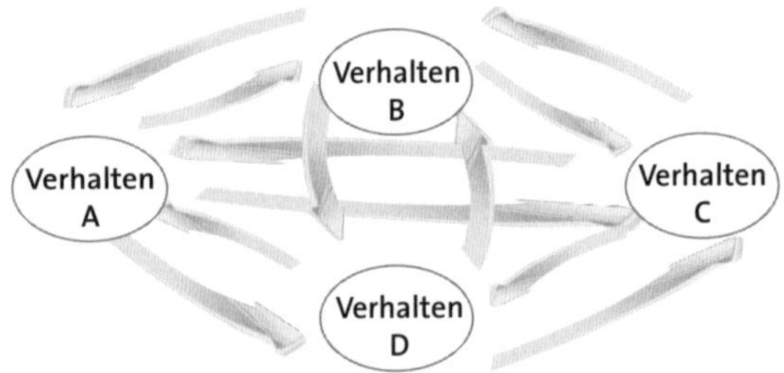

Abb. 3: Zirkularität

Kommunikation

Die direkte Interaktion wird als Kommunikation bezeichnet. Füreinander relevante Individuen kommunizieren permanent miteinander – »man kann nicht nicht kommunizieren« (Watzlawick et al. 2011). Dabei sollten die Art und Weise sowie die wechselseitige Regelung der Kommunikation berücksichtigt werden. Schmidt schlägt vor, die Beeinflussung der psychischen und biologischen Abläufe in Form von Rückmeldeschleifen permanent zu prüfen, da jede Rückmeldung Ausdruck anerkennenswerter Bedürfnisse ist und Äußerungen und Verhaltensweisen nur bei Berücksichtigung des internalen Erlebnissystems verstehbar sind (Schmidt 2008, S. 53 ff.).

Nach Emlein (1998) ist Kommunikation notwendig, da sich Bewusstseine nicht gegenseitig erreichen können. Ein Bewusstsein benötigt für seine Operationsfähigkeit neuen Sinn, der ausschließlich über Kommunikation erzeugt werden kann.

Kommunikation gilt als gelingend bei der Organisation konsensualer Bedeutungsgebung zwischen Menschen, die sich im Sinne Watzlawicks prinzipiell nicht verstehen können.

Nach Luhmann (1987) enthält Kommunikation eine Sachdimension (die ausgewählte Information – Inhaltsaspekt) und eine soziale Dimension (die Art der Mitteilung – Beziehungsaspekt), welche durch das Verstehen unterschieden werden. »Die Bedeutung einer Botschaft gibt immer der Empfänger« (Schmidt 2009).

Bei analoger Kommunikation besteht eine grundsätzliche Ähnlichkeit zwischen Inhalt und Art des Ausdrucks (nonverbales und paraverbales Verhalten wie Mimik, Gestik, Tonfall, Redetempo etc.), bei digitaler Kommunikation besteht keine Ähnlichkeit zwischen Inhalt und Art des Ausdrucks (Bsp.: Wortsprache).

Kontextbezogenheit

Jedes Verhalten ist nur im Zusammenhang und unter Berücksichtigung der Rahmenbedingungen verstehbar: Zeit, Ort, beteiligte Personen, aktuell erlebte Beziehungen zu den Beteiligten, Zustand des psychischen Systems etc.

Eine Bedeutungs- und Sinngebung wird nur im Situationszusammenhang möglich – so kann gleiches Verhalten als kompetent und inkompetent interpretiert werden – u. a. auch süchtiges Agieren (Schmidt 2008, S. 53).

Das Menschsein realisiert sich erst in einem sozialen Kontext (Schwing u. Fryszer 2009, S. 325), wobei Menschen sich ständig verändern und kontextabhängig unterschiedliches Denken, Fühlen und Handeln zeigen.

Das Verhalten von Elementen wird also stets in einen Beobachtungsrahmen für situative Zusammenhänge (mögliche Kontexte: historisch, zeitlich, emotional, Anspruch, Ziel, Herkunft) gestellt.

Wirklichkeit

Wirklichkeit wird in einem konstruktivistischen Sinn von jedem Beobachter erzeugt (vgl. Abb. 4). Sie existiert nie als »objektive Wirklichkeit«. Bei der Arbeit als systemischer Berater und Therapeut geht es sehr wesentlich darum, die Wirklichkeitskonstruktion des Klienten nachzuvollziehen. Diese wird durch Unterscheidung, Bezeichnung, Erklärung sowie Bewertung von Ereignissen und Beobachtungen vorgenommen. Dabei kann eine Fokussierung von Unerwünschtem die Sichtweise einengen (Schmidt 2008, S. 54 f.).

Menschliche Gehirne können aufgrund ihrer Konstruktion die Welt nicht abbilden – sie müssen deshalb konstruktiv sein und Verhalten erzeugen, mit dem der Organismus (gut) überleben kann (vgl. Roth 2003).

Im therapeutischen Setting kann es wichtig sein, sich als Berater bewusst zu machen, dass Klient und Berater ein eigenes Kommunikationssystem bilden. Dieses beeinflusst die Wirklichkeitskonstruktionen. Es sollte demzufolge auch »von außen« in den Blick genommen werden. Darüber hinaus führt die Beobachtung eines Systems zu dessen Veränderung, was eine Betrachtung des Systems mit Beobachter notwendig erscheinen lässt (Kybernetik 2. Ordnung).

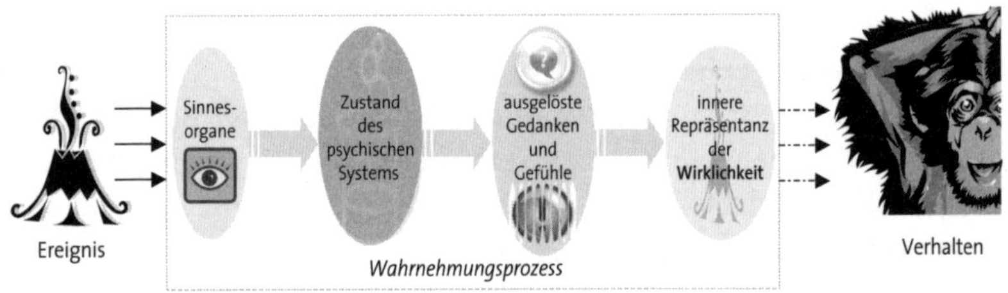

Abb. 4: Wahrnehmung und Wirklichkeit – Vom Ereignis zum Verhalten

Potenzialhypothese

In der systemischen Praxis wird davon ausgegangen, dass die Kompetenzen zur Problemlösung im Klienten liegen und der Mensch grundlegend optimistisch und lösungsorientiert ist. Nach dieser Auffassung muss zumindest unwillkürlich ein Zugang zu den Lösungskompetenzen existieren, da sonst die Probleme auf Dauer nicht aushaltbar (überlebbar) wären – diese Ressourcen sind jedoch z. T. dissoziiert.

Loyalität und Autonomie

Beide Seiten des innerpsychischen Systems eines Menschen sind stets vorhanden, aber nicht gleichzeitig »versorgbar«. Eine Dysbalance kann zu ungünstigen Konsequenzen im Erleben und Verhalten führen. So gehen unterschiedliche Störungen mit unterschiedlichen Irritationen des Person-Loyalität-Autonomie-Gefüges einher (vgl. Mücke 2007).

Wahrheit

Wahrheit entsteht durch die Vereinbarung von Lösungen und die daraus resultierenden Konsequenzen, die als stimmig erfahren werden – also dem gemeinsamen Aushandeln von Realitätssichten. Es existiert also kein wahrer oder richtiger Weg, sondern ein riesiges Möglichkeitsspektrum als vielfältige Einladung, Neues auszuprobieren. Die »Wahrheit« unserer Existenz ist in diesem Sinne als (innere) Erzählung im Resultat von Beziehungen zu verstehen.

Diese Auffassungen liegen der Denkrichtung des sozialen Konstruktionismus' zugrunde, welcher fordert, bestehende Annahmen über die Welt und sich selbst konsequent zu überdenken und zu hinterfragen. In einer konstruktionistischen Denkweise ist das Erleben von Isolation und Konflikten nachhaltig veränderbar, wenn Gedanken, Emotionen, Wünsche und Erinnerungen als Ergebnisse sozialer Interaktion anerkannt werden.

1.2 Prinzipien und Haltungen

So zentral Freude und Neugier für einen guten Tangotänzer (in Bezug auf einen neuen Tanz) sind, so entscheidend ist diese Haltung in der systemischen Beratung. Unter Nutzung der Vielfalt der Methoden und Denkweisen sollte mit jedem Klienten Hilfreiches freudvoll und neugierig entdeckt werden.

Die unterschiedliche Ausprägung von Freiwilligkeit und Motivation für eine Therapie ist dabei zu berücksichtigen, um ggf. gut formulierte Einladungen auszusprechen. Dies gilt in besonderem Maße für Jugendliche, die beispielsweise neugierig zu machen wären, in die fantastische Welt der menschlichen Psyche einzutauchen; spannende Geschichten erwarten könnten (von Eltern, sich selbst und anderen); Experimente mit ungewissem Ausgang im System organisieren würden; die Armee der inneren Helfer kennenlernen und sich mitunter erfolgreicher mit Alltagsmonstern schlagen könnten.

Gleichrangige Kooperation

Der Berater tritt in jedem Fall mit Achtung, Respekt und Wertschätzung gegenüber Personen und Systemen auf.

Ressourcenentdeckung und -entwicklung

Klienten werden zur Entdeckung und selbstbestimmten (dem Prinzip der Autopoiese und Selbstorganisation entsprechenden) Nutzung eigener Ressourcen angeregt, unterstützt und begleitet. Menschen verfügen über unzählige Ressourcen und Potenziale für ihre Lebensgestaltung und Problemlösung. »Mit dieser Grundhaltung können wir mit den Klienten unerschrocken durch deren Problemlandschaften gehen, und wir entdecken schöne Ausblicke, [...] versteckte Weggabelungen, wertvolle Pflanzen, stabile Bäume [...]« (Schwing u. Fryszer 2009, S. 326). Mitunter müssen Ressourcen entwickelt werden – dafür kann in der Beratung ein Lernrahmen geschaffen werden.

Neutralität

Das Prinzip der Neutralität sollte auf allen Ebenen gelten: gegenüber den verschiedenen Konstrukten, Hypothesen und Perspektiven der Klienten, bei denen gemeinsame Grundlagen oder gegenseitige Anregungen entdeckt oder entwickelt werden können (Konstruktneutralität); gegenüber den Beziehungen, sodass keine Koalitionen für oder gegen andere Personen entstehen (soziale Neutralität); gegenüber den genutzten therapeutischen Methoden (Methodenneutralität) und gegenüber Veränderungen, die eine positive oder negative Bewertung von Symptombildungen ausschließt und stattdessen entsprechende Konsequenzen und mögliche Ausnahmen fokussiert (Veränderungsneutralität) (Klein u. Kannicht 2011).

Die soziale Neutralität ist dabei eng verbunden mit dem Begriff der Allparteilichkeit, die beim Therapeuten einen Sinn für Gerechtigkeitsausgleich innerhalb des Systems durch eine dialektische Betrachtung der Beziehungen voraussetzt.

Rekonstruktion und Dekonstruktion

In Beratungsgesprächen werden ausgehend von der Gegenwart permanent soziale Realitäten rekonstruiert und dekonstruiert, um einerseits Bezüge zu in der Vergangenheit Erlebtem herzustellen, die Entstehung innerer Bilder von Ereignissen nachzuvollziehen und den Vorstellungsraum für mögliche Zukünfte zu vergrößern. Überwiegend ist dabei eine sehr detaillierte und chronologisch entzerrte Konstruktion der betrachteten Realität hilfreich.

Die Vorgehensweise ist dabei vom Konstruktivismus geprägt. Hier wird davon ausgegangen, dass Theorien und Begriffe Konstruktionen über die Welt sind, die wesentlich von dem jeweiligen Wahrnehmungs- und Erkenntnisapparat abhängig sind. Erzählungen sind in diesem Sinne immer Sichtweisen – des Problems, der Lösungen, der Wünsche und Aufträge oder zu bisherigen Lösungsversuchen – und keine Fakten. Von Interesse sind die Unterschiede der Sichtweisen. Unterschiede wiederum sind Informationen, die Veränderung ermöglichen.

Informationen (be)schaffen

Informationen können durch Unterscheidungen gewonnen werden. Dies gelingt beispielsweise dadurch, dass ein Phänomen selbst stets von dessen Beschreibung, Erklärung und Bewertung durch den Klienten unterschieden wird (Simon 2006, S. 113 f.). Auch die Analyse der Aufrechterhaltung und Entstehung von Problemen mit der erlebten Ist-Soll-Diskrepanz, der Bewusstmachung unbewusster Glaubenssysteme und Beziehungsregeln sowie der entsprechenden Implikationen liefert eine Reihe von Informationen und ermöglicht, die problemstabilisierenden Regeln des Systems zu verändern (Schmidt 2007, S. 331). Des Weiteren kann die konsequente Fokussierung erfolgreicher Lösungsepisoden zur Unterschiedsbildung beitragen und zu einem Perspektivwechsel einladen. Bei Kindern und Jugendlichen kann hierfür v. a. handlungsorientiertes Arbeiten (Spiel, Klänge, Aktion, künstlerisches Gestalten) hilfreich sein.

1.3 Beraterrollen

Berater und Therapeuten nehmen während des Beratungsprozesses in Abhängigkeit von den verschiedenen Kontexten, vom Setting, der momentanen Verfassung des Klienten und des Beraters selbst unterschiedliche Rollen ein. Ist die eingenommene Rolle in der konkreten Situation passend, werden Klient und Berater die Gesprächssequenz als hilfreich oder gelungen empfinden.

Die Kommunikation während einer Therapieeinheit bleibt oftmals nicht auf eine Rolle beschränkt. In der Regel wechselt der Berater sie mehrfach. Für eine professionelle Steuerung des therapeutischen Prozesses ist es mitunter sehr hilfreich, sich der gerade eingenommenen Rolle bewusst zu sein – nicht zuletzt im Sinne der Selbstreflexion und Beobachtung 2. Ordnung.

Rollen im Beratungsprozess

1) *Lehrer* – Informationen vermitteln, Zusammenhänge erläutern (Psychoedukation), Lernprozesse anstoßen
2) *Zuhörer* – Klienten emotional unterstützen (für Entlastung sorgen), Raum für Erkundung von Verhaltensmustern (Beispiel: klientenzentrierte Gesprächstherapie)
3) *Konsultant* (Berater i. e. S.) – Kontexte erkunden und darstellen, neue Perspektiven und Verhaltensmöglichkeiten generieren, zum verantwortlichen Handeln ermutigen, Zukunftsoptionen erforschen
4) *Rückmelder/Kritiker* (Evaluator) – positives, mitunter auch kritisches Feedback (zu erreichten Zielen) und Konfrontation

des Klienten mit dem Erreichen von selbst gesetzten Zielen sowie Stärken und Schwächen (Berater sollte authentisch bleiben, auch wenn dies u. U. mit einer (Be-)Wertung verbunden ist) – v. a. für Jugendliche wichtig (Schwing u. Fryszer 2009, S. 333 ff.).

1.4 Wegearchitektur: eine mögliche Gestaltung des therapeutischen Prozesses

Aus den systemischen Grundannahmen und Prinzipien ergibt sich die Struktur eines hilfreichen Vorgehens, die sich wesentlich an Schmidt (2007, 2008) orientiert. Hierbei ist nicht so sehr die strenge Einhaltung der Reihenfolge entscheidend, sondern eher die konsequente und angemessene Berücksichtigung der vorgestellten Elemente, die durchaus wiederholt und rückbezüglich verwendet werden können (vgl. Abb. 5).

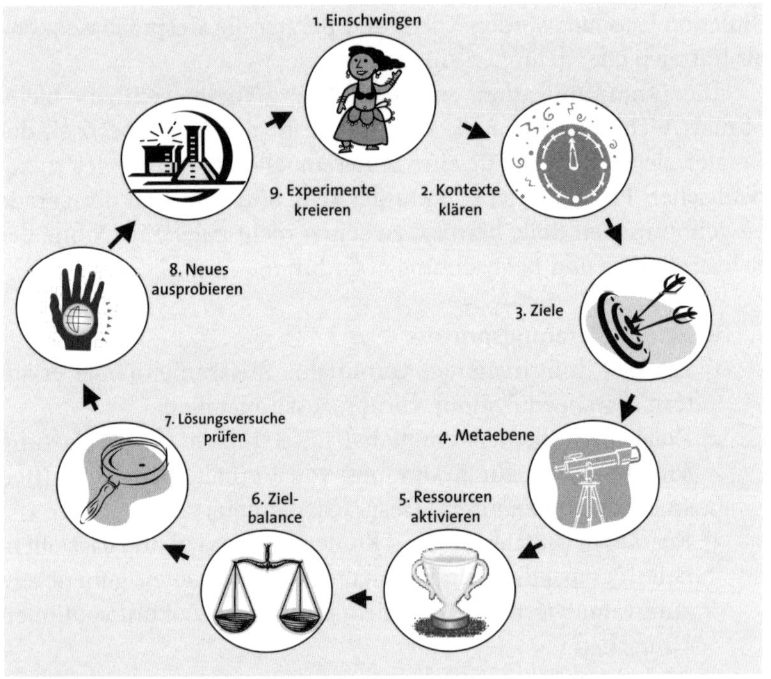

Abb. 5: Wegearchitektur – neun Schritte

Voraussetzung für eine erfolgreiche Therapie oder Beratung ist der Aufbau eines hilfreichen Berater-Klienten-Systems, welches »kompetenzfokussierend, würdigend, zieldienlich, Sinn ergebend, motivierend« und gleichrangig sein sollte (Schmidt 2008, S. 82).

1) Eigenpacing und Fremdpacing

Durch Eigenpacing soll es gelingen, sich optimal auf das Beratungsgespräch einzustellen, indem die eigenen Bedürfnisse gewürdigt werden – »altruistischer Egoismus« (a. a. O., S. 94). Nur wenn es dem Berater gut geht, kann er dem Klienten Gutes anbieten. Das heißt u. a., genau zu überlegen, welche Methode man zu welchem Zeitpunkt in welchem Setting einsetzen möchte.

Gerade dann, wenn Berater mit einem Phänomen wie der exzessiven Mediennutzung eher selten zu tun haben, ist es wichtig, für die eigene Entspannung zu sorgen, um bei dem oder – im Falle von Familien – den Klienten Entspannung zu erzeugen. Für erste Gespräche kann hier die Annahme der Rolle eines konsequent neutralen Zuhörers hilfreich sein. Weitere konkrete Hinweise werden im praktischen Teil des Buches gegeben.

Fremdpacing setzt die Akzeptanz und Wertschätzung der subjektiven Weltsicht und Erlebnisweise des Klienten durch den Berater voraus und kann beispielsweise durch ähnliche Sprachmuster, Körperhaltung und Atemrhythmus erzeugt werden (a. a. O., S. 85). Letztlich geht es darum, sich als Therapeut auf den Klienten und seine Erzählungen »einzuschwingen« und sie unvoreingenommen als seine Wirklichkeitskonstruktion zu akzeptieren.

2) Kontextklärung

Einige Fragen, um möglichst viele Dimensionen der verschiedenen Kontexte zu thematisieren, könnten folgendermaßen lauten:

- Warum sucht der Klient genau zu diesem Zeitpunkt einen Berater oder Therapeuten auf?
- Welche konkreten Beziehungen sind für den Klienten derzeit relevant?
- Welche persönlichen, beruflichen oder familiären Veränderungen haben sich in der kürzeren Vergangenheit vollzogen, vollziehen sich gerade oder sind in absehbarer Zeit zu vollziehen?

- Liegt ein offener oder verdeckter Überweisungskontext vor?
- Welcher zeitliche Rahmen existiert in Bezug auf die Anzahl der Gespräche?
- Lassen sich Regeln oder Muster erkennen, die für das aktuelle Verhalten des Klienten maßgeblich sind?

3) Anliegen- und Auftragsklärung

Hier wäre zu klären, wofür eine Zusammenarbeit sinnvoll sein könnte – nicht warum. Es wird also schon jetzt das Gewünschte in den Blick genommen und nicht auf das leidvolle Erleben, welches zum Aufsuchen der Beratung geführt hat, fokussiert. Dabei ist es wichtig, dass vom Klienten formulierte »Sehnsuchtsziele« (Schmidt 2009) auch erreichbare Zielvisionen enthalten, da sonst ein weiteres Inkompetenzerleben wahrscheinlicher wird. Schmidt empfiehlt, die Kriterien für eine Zielerreichung möglichst früh zu definieren. Gleichzeitig weist er darauf hin, dass die Annahme des ersten Auftrages von Klienten oft zur Wiederholung von Lösungsversuchen führt, die eher problemstabilisierend wirken. In diesen Fällen könnte eine Modifikation der Abwertung des erlebten Istzustandes oder der Glorifizierung des Sollzustandes in Betracht gezogen werden (Schmidt 2008, S. 64 ff.).

Auch in Zwangskontexten wird der Auftrag immer von den Klienten erteilt. Er orientiert sich also an dessen Bedürfnissen, die in der Beratung gestillt werden könnten. Diese können auch den gelasseneren Umgang mit überweisenden Institutionen oder Familienmitgliedern oder eine Entlastung durch entsprechende Gespräche beinhalten.

Bei aller Lösungsorientierung sollte das Erleben von Leid und Enttäuschung des Klienten nicht relativiert werden. Ein junger Mann, der sich als Jugendlicher mit 13 oder 14 Jahren entschlossen hat, den direkten, »realen« Beziehungen und Anforderungen (und damit auch möglichen Erfolgserlebnissen) zu entsagen, um sein Selbst vor weiterer Demütigung und Anfeindung zu schützen, könnte während seiner Internetsuchtentwicklung eine weitere Entfernung von der Welt erfahren haben. Einen Anschluss wieder herzustellen würde ihm gleichsam als kaum zu bewältigende, nahezu übermenschliche Aufgabe erscheinen, die neue Existenzängste erzeugt. Ängste auszuhalten gelingt in seiner Erfahrung jedoch nur durch die exzessive Mediennutzung, was neue Selbstabwertung implizieren könnte. Das

Handeln führt zu einer permanent erlebten bedrohlichen Frustration. Dies nachzuempfinden ist für den Berater im Grunde unmöglich – umso wichtiger ist es, es angemessen zu würdigen.

4) Aufbau einer Metaebene

Gerade für abhängig Agierende ist ein imaginierter Abstand zu ihrem Verhalten und dessen Wirkung von entscheidender Bedeutung. Üblicherweise kann das eigene Verhalten nur über das Feedback relevanter anderer eingeschätzt werden, wobei die eigene Wirkungsweise mitunter vernachlässigt oder unterschätzt wird. Da die innerpsychischen Abläufe für den jeweils anderen größtenteils verborgen bleiben, werden Reaktionen als unangemessen empfunden. Ängste und Selbstabwertungen können verstärkt werden.

Erlebtes wie eine Episode auf einer Theaterbühne oder einer Leinwand zu imaginieren, ermöglicht die genauere Inbetrachtnahme eigenen Verhaltens. Gleichzeitig kann die Steuerungskompetenz – quasi die Rolle eines Regisseurs – aktiviert werden. Eine Szene könnte vor dem inneren Auge vor- oder zurückgespult, verlangsamt oder beschleunigt, verflacht oder verschärft werden. Akteure könnten ausgetauscht oder Konsequenzen für den weiteren Verlauf des »Filmes« diskutiert werden. Die Szene könnte auch einen bezeichnenden Titel erhalten, die eine Identifizierung vergleichbarer Situationen erleichtert.

Der Klient soll in die Lage versetzt werden, sich und sein Handeln aus sicherer Entfernung zu beobachten, um letztlich die Problemtrance – also das Verhaftetsein im Problemerleben – aufzulösen und in eine Lösungstrance überführen zu können.

5) Aktivieren der inneren Ressourcen

Hargens (2011, S. 11 ff.) weist darauf hin, dass Probleme mitunter größer werden, je länger man sich mit ihnen beschäftigt, und so eine Problemtrance eher verstärkt wird. Des Weiteren kann man nur dann unglücklich sein, wenn man den erlebten Zustand mit einem wünschenswerten vergleicht, sodass in dem Problem schon ein Lösungsansatz enthalten ist.

Durch eine »Aufmerksamkeitsfokussierung auf den Bereich gewünschten Zielerlebens« (Schmidt 2008, S. 81), wodurch der Klient wieder mit seinen unbewussten, inneren Ressourcen in Kontakt kommt, sollen die Kompetenzen wieder dauerhaft assoziiert werden können. Hierzu ist es hilfreich, permanent die Auswirkungen von

Verhaltens- oder Gedankenänderungen durch Fragen »nach allen relevanten sinnlichen Ebenen, dem eigenen Verhalten in Beziehungen und auch genau nach den dann andersartigen Reaktionen der Beziehungspartner« (Schmidt 2007, S. 326) zu thematisieren. Diese Fragen könnten sich beispielsweise auf die Atmung, das erlebte Alter, die inneren Bilder, die Stimmlage und das Krafterleben beziehen.

Laut Schwing und Fryszer (2009, S. 146 ff.) dienen Zieldiskurse dazu, neue Ideen in das System zu transportieren. Sie dienen zur Handlungsorientierung unter dem Aspekt der Bedeutsamkeit und Schönheit sowie zur Selbstwerterhöhung und Handlungsüberprüfung. Die Autoren empfehlen eine prozesshafte Sprache und die Einhaltung der sogenannten Smart-Kriterien (ebd., 148 ff.): *spezifisch* (sehr genau beschreiben, als wäre das Ziel erreicht; was dann anderes getan wird und was davon jetzt schon getan werden kann); *messbar* (so konkret wie möglich und überprüfbar; evtl. wo es wie im Körper spürbar wäre); *aktionsorientiert* und *attraktiv* (Analyse der ersetzenden Aktivitäten und die Wirkung auf andere); *realistisch; terminiert.*

Nach von Schlippe und Schweitzer (2012) können sich die vereinbarten Ziele auf die Änderung von Verhaltensmustern, die Änderung von Glaubensmustern und Ideen oder die Akzeptanz von Verhaltens- und Einstellungsmustern beziehen (S. 32).

6) Ausbalancieren gegensätzlicher Ziele

Die Verwirklichung des einen Zieles kann nach Schmidt (2008, S. 118) zu Loyalitätskonflikten führen, da mitunter auch andere, ggf. dissoziierte Ziele verfolgt werden. So werden Suchtrituale nicht immer gelebt, jedoch z. B. dann, »wenn jemand sich überfordert hat, wenn er sich selbst missachtet [...] oder seine Bedürfnisse, Abgrenzungswünsche etc. nicht respektiert« (Schmidt 2007, S. 329). Es sollte also herausgearbeitet werden, wie Bedürfnisse und Ziele auf konstruktivere Weise erreicht werden können und welche Auswirkungen dies auf die alltägliche Lebensgestaltung, den Umgang mit Vergangenheit, Gegenwart und Zukunft, sich selbst und anderen hätte. Zudem sollte das Unterstützungspotenzial für die Zielrealisierung geprüft werden. Als effektivstes therapeutisches Mittel erwies sich für Schmidt (a. a. O., S. 342 ff.) die gleichrangige Behandlung aller relevanten Seiten eines psychischen Systems, also die Autonomiebestrebungen und das empathische Eingehen auf Beziehungspartner in ein gutes Gleichgewicht zu bringen.

7) Prüfen bisheriger Lösungsversuche

Einerseits sollen die erfolgreichen Lösungserfahrungen ausführlich thematisiert werden, andererseits soll auch genau herausgearbeitet werden, welche Verhaltensweisen und welcher anschließende Umgang mit sich selbst gerade nicht zu dem gewünschten Ergebnis beigetragen hat.

Dies kann anhand sehr konkret geschilderter Situationen eruiert werden. Fragen nach den kontextuellen Bedingungen – z. B. Ort, Zeitpunkt, Anwesende –, nach der konkreten Stimmungslage, konkreten Gedanken vor, während und nach der Situation und vor allem den Selbstbewertungen können hierbei hilfreich sein. So kann gemeinsam entschieden werden, welche Lösungsversuche wiederholt, verworfen oder modifiziert werden sollten.

8) Interventionen und hypothetische Angebote

Als Ausgangspunkt können hier die positiven Gegenwartserfahrungen dienen, die im Grunde zumindest einen Bruchteil einer gelebten Lösung darstellen. Da die Aufmerksamkeit des Klienten jedoch weit überwiegend auf das leidvolle oder bedrängende Erleben gerichtet ist, ist das Lösungserleben weitgehend dissoziiert. Der Berater könnte dessen Bedeutung durch Einladungen zu besonders ausgiebigen Schilderungen und positive Konnotation zu verstärken suchen. Hargens (2011, S. 19 ff.) empfiehlt für die Suche nach einer Problemlösung, von Funktionierendem mehr zu tun und mit nicht Funktionierendem aufzuhören und stattdessen mitunter etwas zu tun, was nichts mit dem aktuellen Befinden zu tun hat.

Letztlich dienen alle Interventionen und Angebote dem Ziel, die Wahlfreiheit des Klienten zu erhöhen. Dabei ist die Aufmerksamkeit v. a. auf körperliche Prozesse zu richten, da die Körperkoordination der stärkere Attraktor ist (Schmidt 2007, S. 354). In vielen Fällen kann die Nutzung der Ideomotorik die Wirkung von Interventionen enorm verstärken oder erst ermöglichen. Beispielsweise ließe sich der Klient einladen, jene Körperkoordination einzunehmen, die mit dem Problemerleben einhergeht, um anschließend in die Lösungs-Körperkoordination zu wechseln, was Schmidt als »Problemlösungsgymnastik« (Schmidt 2008, S. 115) bezeichnet.

Angebotene Interventionen müssen in Zeit und Geschwindigkeit zum Klienten passen (Schwing u. Fryszer 2009, S. 308 ff.). Darüber hinaus müssen sie in ihrer Art und Umsetzung der Persönlichkeit des Beraters und des Klienten angemessen sein. So können für den einen eher handlungsorientierte, ausprobierende oder bewegende Interventionen, für den anderen eher imaginative, philosophisch und sinnorientierte Angebote hilfreich sein.

Die Angebote sollten aus Achtung vor der Autonomie des Systems eher offen formuliert werden, der Berater sollte konsequent Veränderungsoptimismus erkennen lassen sowie allen Überzeugungen und Ideen – auch den eigenen – respektlos begegnen (von Schlippe u. Schweitzer 2012, S. 38 ff.).

9) Beobachtungsexperimente und lösbare Schritte

Das Einüben alternativer Verhaltensweisen kann beispielsweise in Form eines Pilotprojektes oder Probelaufes stattfinden, um den Möglichkeitscharakter zu unterstreichen. Veränderungen sollten begleitet werden und auf die Vergrößerung des Kontroll- und Einflussbereiches des Klienten gerichtet sein.

Im Vorfeld ist zu klären, welche Bedingungen hilfreich wären, das Gewünschte auftreten zu lassen. In der Auswertung und Reflexion sollte genau untersucht werden, zu welchem Zeitpunkt und auf welche Weise das Gewünschte auftritt (Schmidt 2008, S. 109). Hilfreiche Fragen beziehen sich dabei darauf, was in den vergangenen Tagen anders (gut oder besser) gelaufen ist, welche Veränderungen vom Klienten und anderen beobachtet werden konnten oder welcher Sinn einem als negativ bewerteten Ereignis zuzuschreiben wäre. Eine Diskussion über die Möglichkeiten alternativer Reaktionen könnte sich anschließen. Für den Fall, dass ein Klient eine beobachtbare Veränderung ausschließt, ließe sich erörtern, welcher Sinn darin liegen könnte, dass bis zu dem entsprechenden Tag alles so geblieben ist, wie es war.

Für Schwing und Fryszer (2009) besteht »[...] die Kunst in der systemischen Beratung darin, aus schwierigen Problemkomplexen kleine lösbare Schritte zu konstruieren« (S. 322).

Auch bei einer – mitunter vorläufigen – Entscheidung eines Klienten für ein weiteres Suchtverhalten gilt es, wertschätzend herauszufinden, was dafür spricht und ob überhaupt Sinn für die Nutzung der Ressourcen zur Veränderung vorhanden ist (Schmidt 2007, S. 344 f.).

Letztlich lassen sich die neun vorgeschlagenen Schritte sehr verkürzt in folgendes Schema bringen[2]:

2 in Anlehnung an Gunther Schmidt (2009): Einführung in die Erickson'sche Hypnotherapie

I. Pacing
II. Imaginieren einer Lösungszukunft
III. Evaluation einer Lösungsvergangenheit
IV. Untersuchung der Lösungsgegenwart
V. Vereinbarung von Schritten zur Erhöhung der Wahlmöglichkeiten

Im Umgang mit Klienten, die vorerst als »Klagende« auftreten und darauf verweisen, dass andere geändert werden sollen, damit es ihnen besser geht, empfiehlt Schmidt (2008, S. 104 f.) deutlich zu machen, dass dieser Erstauftrag nicht erfüllbar ist. Stattdessen könnte sich im Beratungskontext auf den zur Eigengestaltung bleibenden Spielraum konzentriert werden, um damit u. a. die Wahrscheinlichkeit für gewünschte Reaktionen zu erhöhen. Alternativ könnte ein günstigerer Umgang mit leidvollen Restriktionen entwickelt werden.

Klienten, die vorerst als »Besucher« bezeichnet werden könnten, haben ein Problem von anderen zugeschrieben bekommen, ohne ein entsprechendes Verhalten selbst als Problem zu definieren. Im Suchtbereich trifft das auf eine große Anzahl von Klienten zu. Bei exzessiv Medien nutzenden Jugendlichen und jungen Erwachsenen gilt das nach meiner Erfahrung ebenfalls für einen hohen Prozentsatz. In diesen Fällen könnte angeboten werden, zu erarbeiten, wie ein zufriedenstellender Umgang mit den Zuweisern (z. B. Eltern) möglich wäre, bei Wahrung von Würde und Autonomie des Klienten (a. a. O., S. 106 f.).

1.5 Zur systemischen Auffassung von Krankheit und Sucht

Systemisch betrachtet wird Krankheit nicht als persönliches Merkmal, sondern »als Teil einer größeren, je nach Perspektive als störend oder auch gestört erlebten Interaktion angesehen, an der eine oder mehrere Personen so sehr leiden, dass ihnen Krankheitswert zugeschrieben wird« (von Schlippe u. Schweitzer 2012, S. 15). Jene krankheitsbezogenen Interaktionen vollziehen sich auf biologischer Ebene als »gelebtes Leben« in Bezug auf Gene, Hormone, Nerven und Bakterien; auf psychischer Ebene als »erlebtes Leben« in Bezug auf Gedanken, Gefühle, Träume, Selbstgespräche und Trancezustände sowie auf sozialer Ebene als »erzähltes Leben« in Bezug auf verbale und nonverbale Kommunikation (a. a. O., S. 16).

Symptome oder Störungen sind nach systemischer Auffassung zunächst für das Überleben des Systems notwendig. Diagnosen werden auf ihre Brauchbarkeit für den Klienten und sein soziales Umfeld sowie ggf. interessierte oder involvierte Institutionen geprüft.

In einer systemischen Therapie werden die Kommunikationsabläufe und damit verbundenen Perspektiven und Erwartungshaltungen offengelegt und bislang kaum Artikuliertes thematisiert. Belastende Lebensereignisse gelten zwar als Risikofaktor, aber nicht als Ursache. So ist es »aus systemischer Sicht interessanter zu erfahren, wie es einem (Familien-)System gelingt, ein Problem durch kontinuierliche, aufeinander bezogene Aktivitäten immer wieder neu zu erzeugen, als nach der Ursache des Problems zu fragen« (a. a. O., S. 30).

Es soll v. a. Hilfe dabei geleistet werden, Blockaden bei der Nutzung vorhandener Lösungsressourcen zu überwinden, wozu die verstörende Infragestellung problemaufrechterhaltender Beziehungsmuster sowie die anregende Konstruktion von Lösungsszenarien beitragen können. Systemische Therapie betont insbesondere den Möglichkeitsraum, welcher mehr als die erlebte Wirklichkeit umfasst (a. a. O., 32 ff.).

Für das Phänomen Sucht gibt Mücke (2007, S. 190) eine zwar etwas suggestive, dabei jedoch die autonome Seite des Klienten schützende Beschreibung, indem er die Entscheidung über die Sucht beim Klienten belässt: »Wenn Sie also unter bestimmten Verhaltensweisen leiden, die in Ihrer Wahrnehmung andere Optionen verdrängen, sodass Sie die Vernachlässigung sozialer und beruflicher Verpflichtungen, eine Toleranzentwicklung und Kontrollverlusterlebnisse bei sich beobachten, werden Sie sehr wahrscheinlich zu der Folgerung kommen, dass es sich dabei um eine Sucht handelt.«

Mücke erläutert, dass es aus seiner Sicht keine Erfahrungen gibt, die auf ein strukturelles Defizit bei den Klienten hinweisen, sondern dass ein Grund für eine Abhängigkeitsentwicklung gerade in der besonderen »Stärke der inneren leistungsorientierten bzw. loyal gebundenen psychischen Organisation mit hohen moralischen Ansprüchen« (a. a. O., S. 193) liegt. Personen, bei denen ein Suchtverhalten zu beobachten ist, verfügen so gut wie immer über ein hohes Maß an Erlebnis- und Genussfähigkeit, Kreativität, Leistungsfähigkeit, Sensibilität, Improvisationsvermögen und Strukturiertheit. Diese Auffassung steht der etablierten gesellschaftlichen Sichtweise – und oftmals dem Erscheinungsbild – eines Süchtigen als bedauernswertem, hilfebedürftigem, disziplin- und ziellosem Individuum diametral entgegen und eröffnet einen neuen Blick auf als süchtig Definierte.

Wesentliche Wege, eine Suchtproblematik zu entwickeln, sieht Mücke im Zeigen süchtigen Verhaltens eines Elternteils und dem gewohnheitsmäßigen Konsum während der Pubertät und Adoleszenz im entscheidenden sozialen Bezugssystem, also dem Freundeskreis oder der Peergroup. Dies lässt sich nach ersten Beobachtungen ebenso für eine süchtige Internetinteraktion feststellen. In Familiensystemen zeigt sich oft, dass mindestens ein Elternteil eine hohe Bildschirmmedienaffinität aufweist. In jungen Familien haben schon die Eltern selbst eine intensive Mediennutzung als Vorbild und permanente Rahmenbedingung erlebt.

Nach Schmidt (2007) beinhaltet süchtiges Verhalten immer auch die Suche oder Sehnsucht nach einem bestimmten Erleben, welches aufgrund eines oft sehr hohen Anspruches in Bezug auf Loyalitätsbezeugungen nicht anders erfüllbar scheint. Diese Erlebenssuche vollzieht sich in einem Spektrum von absoluter Entspannung bis zum ultimativen Kick. Das Suchtverlangen sollte dementsprechend v. a. als Informationsquelle für anerkennenswerte Bedürfnisse gewertet werden. Es unter Kontrolle bekommen zu wollen, führt oft erneut zu Niederlagen, sodass es Erfolg versprechender wäre, sich die Funktion des Suchtmittels oder des entsprechenden Verhaltens bewusst zu machen und mit etwas anderem, welches nach Möglichkeit vergleichbare Wirkungen zeitigen kann, zu beginnen. Das Leben wieder als herausforderndes Abenteuer und die dauerhafte Suche nach Liebe – mit der Option, sie zu finden – begreifen zu lernen erscheint hierbei hilfreich.

Aufgrund der engen sozialen Verflechtung von Abhängigkeitsverhalten und Reaktionen der Umwelt ist oft ein ganzes System betroffen, welches Unterstützung benötigt. Zwar kann Vernachlässigung oder übermäßige Fürsorge ein Suchtverhalten ungewollt verstärken, der in diesem Zusammenhang verwendete Begriff der Co-Abhängigkeit führt jedoch oft zu einer Stigmatisierung und zusätzlichen Belastung der Angehörigen (von Schlippe u. Schweitzer 2012, S. 195 ff.). Im Übrigen stellt sich für die Internetabhängigkeit die Frage, ob nicht die gesamte Gesellschaft als co-abhängig gelten muss.

Von Schlippe und Schweitzer (ebd.) warnen aufgrund der hohen Komplexität und der stabilen Verkettung unterschiedlicher Lösungsoperationen vor zu schnellem Verstehen. Das Drängen von Familie und Kollegen auf Veränderung beim als süchtig Deklarierten kann von diesem als Angriff auf die Autonomie empfunden werden. Es geht jedoch nicht in erster Linie darum, etwas zu ändern, sondern zu prüfen, welches Risiko eingegangen wird, wenn weiterhin so agiert wird – auch bezogen auf die Interaktion innerhalb des Familiensystems.

So ist bei einer exzessiven Mediennutzung zu klären, wie bedeutsam diese für welche Mitglieder des Systems ist und auf welche Weise gut herausgefunden werden kann, was das richtige Maß zu welcher Zeit für wen ist. Dient die Mediennutzung möglicherweise temporär als Schutz vor Depression, Grübeleien oder Suizidgedanken? Welche Bedingungen wären hilfreich, um sich mit anstehenden Themen konstruktiv auseinanderzusetzen?

Für Klein (2009) ist Suchtverhalten einerseits Ausdruck einer erfolgreichen Überlebensstrategie und andererseits ein Hinweis auf Krisen. Oft steht der Klient vor der Anforderung, eine Veränderung seines Lebens vollziehen zu müssen (Übergänge wie Schulwechsel, Berufsfindung, Ablösung vom Elternhaus, Partnerschaft, Geburt eines Kindes, Trennung, Arbeitsplatzverlust, Tod). Durch das Suchtverhalten wird die Beantwortung existenzieller Fragen aufgeschoben und werden angenehme Erlebenszustände gesichert.

Übergänge sind immer verunsichernd, da das Gewohnte nicht mehr und das Neue noch nicht gelebt werden kann. Zudem besteht Unklarheit, ob überhaupt eine passende Lösung existiert. Normierte Vorbilder können dabei zur Orientierung herangezogen werden (a. a. O., S. 105 ff.).

Für die Beobachtung von Internetabhängigkeit kann es ebenfalls sehr aufschlussreich sein, zu untersuchen, welche gesellschaftlichen, familiären und Peer-Vorbilder für den beschriebenen Nutzer existieren. Ebenso ließe sich prüfen, ob und welche Krisen zu Beginn einer exzessiven Mediennutzung und in deren Verlauf zu bewältigen gewesen wären oder sind.

Für die Bewältigung von Lebenskrisen in der Postmoderne beschreibt Klein als besondere Schwierigkeiten, dass sie ohne haltgebenden rituellen Ablauf von einer nicht genau definierten zu verlassenden sowie neuen Situation und mit einer hohen Verunsicherung aufgrund einer fehlenden Dauerhaftigkeit vollzogen werden müssen (a. a. O., S. 117 f.). Das führt zu einer überwiegend privatisierten Bewältigung, wobei die eigene innere Erzählung als sinngebende Konstruktion wirkt oder eben gerade nicht. Eine genaue Beleuchtung der Familiengeschichte kann oft hilfreich für das Verständnis des Suchtverhaltens sein. Sucht ist mitunter der Versuch, Autonomie und Bindung gleichzeitig zu leben, wobei die Individuation verzögert, jedoch Verlustangst im sozialen System minimiert wird (a. a. O., S. 121).

Schmidt beschreibt Suchtinteraktionen als »ein Pendeln zwischen zum Teil sehr starren, extrem komplementären und dann wieder sehr harten, symmetrischen (Kampf-)Beziehungen« (Schmidt 2007, S. 333). Dies lässt sich auch im Zusammenhang mit pathologischem PC-Gebrauch beobachten. Sechzehn- bis zwanzigjährige Klienten fordern zum einen massive Selbstbestimmung ein, die sie von allen familiären Pflichten entbindet, äußern zum anderen als Hauptsorge die Sorge um das Wohlergehen der Mutter oder der Eltern. Diese reiben sich jedoch – auch für den Klienten deutlich wahrnehmbar – vor allem in Kämpfen um eine Verringerung der PC-Aktivitäten zugunsten einer auf die berufliche Perspektive gerichteten Tätigkeit auf. Ein Krankheitskonzept bietet hierbei mitunter für alle Beteiligten eine entlastende Auflösung des Dilemmas – im Sinne von: Die Sucht ist schuld. Erst die Offenlegung und Variation der suchtstabilisierenden Glaubenssysteme ermöglichen einen hilfreichen Blick auf die vorhandenen Lösungsressourcen. In diesem Sinne kann es oft von großem Vorteil sein, auch bei jungen erwachsenen Klienten weitere Familienmitglieder kennenzulernen. In jedem Fall sollten diese imaginiert (z. B. als Rollenspiel) in die Gespräche mit einbezogen werden.

»Für die dissoziierte Seite des Klienten erscheint das Suchtmittel als Freund, als Helfer in einem verzweifelten Kampf darum, dass die dissoziierten Bedürfnisse überleben dürfen. Oft bewirkt es ja auch für einige Zeit eine spürbare Erleichterung, Entspannung, Wärme und das Erleben der ersehnten Geborgenheit« (Schmidt 2007, S. 339). Schmidt empfiehlt, die Klienten dabei zu unterstützen, die dissoziierten, zum Suchtverhalten führenden Prozesse detailliert bewusst zu machen und damit die Chance auf eine willkürliche Steuerbarkeit zu erhöhen.

Wird Sucht als (i. d. R. destruktiver, verzweifelter und gleichzeitig kluger, anerkennenswerter) Lösungsversuch aufgefasst, der für das innere System des Klienten oder das Familiensystem auf etwas Existenzielles – das Fehlen von Sinn, Orientierung, tief gehender Gemeinsamkeitserfahrung o. Ä. – hinweist, sind auch sogenannte Rückfälle als »bewusste oder unbewusste Regulationsversuche« (ebd.) rekonstruierbar.

Die Mutter eines 14-jährigen exzessiv nutzenden Jungen berichtete, wie dieser einerseits täglich die Zimmertür verschloss, bei Nichterfüllung seiner materiellen Ansprüche mit schweren Aschenbechern nach ihr warf und noch in der Nacht an ihr Bett trat und mantraartig wiederholte: »Schlafe gut, liebe Mama, bis morgen; schlafe gut bis morgen früh, ...«

2 Erscheinungsformen und begünstigende Bedingungen der Internetabhängigkeit

Bei der Verfolgung von Forschungsergebnissen entsteht schnell der Eindruck, dass es sich bei problematischer Internetnutzung vor allem um ein Jugendphänomen handelt. Aufgrund der guten Erreichbarkeit Jugendlicher (z. B. über Schulen) stehen sie derzeit zwar noch im Fokus der Forschung, was jedoch nicht bedeutet, dass sich das Phänomen einer Abhängigkeitsentwicklung auf dieses Lebensalter beschränkt. Die Möglichkeiten der Medien – insbesondere des Internets – und damit auch deren Verlockungen sind überaus vielfältig. Vielen gelingt hier, was im realen Leben oft schwierig, zumindest anstrengender ist: Die Gestaltung von Aktivitäten, die Glücksgefühle erzeugen. Glücklich sein wollen alle – nicht nur Jugendliche.

»Glück ist Arbeit«, schreibt Precht (2007) in *Wer bin ich – und wenn ja, wie viele?* und meint damit den Aufwand, den es kostet, glücklich zu sein. Eine zweite Erkenntnis aus Hirnforschung und Neurobiologie: Glücksgefühle können nicht permanent erzeugt werden (das würde zur Manie führen). Gerade Kinder und Jugendliche versuchen jedoch, sich so oft wie möglich »richtig gut« zu fühlen. Eltern scheuen sich mitunter, zeitweise für Frustrationen zu sorgen, um das Erlernen des Umgangs mit diesen zu ermöglichen.

Die Glücksversprechen der Bildschirme – von PC, Handy, Fernsehen und Konsole – werden für einige Jugendliche zum Lebensmittelpunkt und -sinn. Aufgewachsen in einer mediendominierten Welt, ist es für sie ein »natürliches« Umfeld. Insofern sind Kinder und Jugendliche sicher gefährdeter als Erwachsene, die während ihrer Sozialisation und Adoleszenz noch eine Reihe von bewegungsintensiveren und aufwendigen Bildschirmmedienalternativen nutzen mussten (oder durften).

2.1 Computerspielsucht

Kinder und Jugendliche wachsen heute als sogenannte »digital natives« – digitale Ureinwohner – auf. Zu ihrer Sozialisation gehören die

Bildschirmmedien wie Kaugummibilder und Tobewiese zum Leben früherer Generationen.

Sie nutzen heute Medien und Internet für Kommunikation und Ablenkung, für Identifikation und Spiel, für die Schule und in der Freizeit. Viele Jugendliche nach Möglichkeit rund um die Uhr.

Für Eltern, die »digital immigrants« – die digitalen Einwanderer –, ist es oft nicht leicht zu erkennen, wann eine entwicklungsungünstige Nutzung einsetzt. Der Übergang ist fließend und individuell sehr unterschiedlich. Es gibt jedoch Anzeichen, die bei entsprechender Sensibilität frühzeitig erkannt werden können.

Gerade bei den vorzugsweise von Jungen gespielten Onlinerollenspielen lässt sich ein relativ schnell einsetzender missbräuchlicher Umgang mit den Spielen beobachten. Da diese Spiele die emotionalen und kognitiven Bedürfnisse der Spieler sehr umfassend befriedigen, werden die Verhaltens- und Einstellungsänderungen von ihnen selbst kaum wahrgenommen. Die Gelegenheit, Hochgefühle – wie Kick oder Flow – zu erzeugen, wird von den Spielern so oft wie möglich genutzt. Wer nach und nach die Organisation der etwas aufwendigeren Alternativen verlernt – Unternehmungen mit Freunden in der Premiumrealität, sportliche oder musische Aktivitäten, das Lesen eines spannenden Buches usw. – definiert sich immer mehr über seinen Erfolg im Spiel, sowohl bezogen auf das leistungsorientierte als auch das kommunikative virtuelle Handeln.

So könnten erste Anzeichen für eine missbräuchliche Nutzung eines bislang erzählfreudigen Jugendlichen zunehmende Verschlossenheit und Ungeduld am Esstisch sein, um schnellstmöglich an den Rechner zurückkehren zu können. Werden reale Betätigungsfelder, beispielsweise das Herstellen eines ansprechenden Äußeren oder schulische Aktivitäten, mehr und mehr vernachlässigt, kann es hilfreich sein, die Ursachen für diese Veränderungen zu ergründen.

Gegenwärtig gehen viele Spieleanbieter dazu über, auch für aufwendige Fantasyrollenspiele oder andere Szenarien, kostenfreie Zugänge anzubieten. Für einen Spieler, der mehr erreichen oder eine ansprechendere Spielfigur erzeugen möchte, gibt es dann die Möglichkeit, virtuelles Equipment durch reale Zahlung zu erwerben. Einige Experten sehen darin eine besondere Gefährdung: Bei entfalteter Sogwirkung des Spiels können die Kosten kaum kontrolliert werden.

Da die meisten Klienten mit einer Medien- oder Internetabhängigkeit, die in Beratungsstellen und Kliniken begleitet wurden, bisher weit überwiegend das Phänomen der Computerspielsucht zeigten, ist dieses bislang am besten beforscht. So legte sich der Ende 2007 gegründete Fachverband Medienabhängigkeit e. V., in dem Therapeuten, Wissenschaftler, Kliniker, Berater, Pädagogen und Sozialarbeiter bundesweite Standards zum Thema erarbeiten, auf folgende Kriterien für eine Computerspielsucht fest:

- *Primäre Kriterien:*
  - Einengung des Denkens und Verhaltens
  - Kontrollverlust
  - Entzugserscheinungen
  - Toleranzentwicklung
  - dysfunktionale Regulation von Affekt oder Antrieb
  - Vermeidung realer Kontakte zugunsten virtueller Beziehungen
  - Fortsetzung des Spielens trotz bestehender oder drohender negativer Konsequenzen
- *Sekundäre Kriterien (negative Auswirkungen):*
  - körperlich (Körperpflege, Ernährung, Gesundheit)
  - sozial (Familie, Partnerschaft, Freizeit)
  - leistungsbezogen (Ausbildung, Arbeit, Haushalt)
- *Zeitkriterium:* Wenn von den sieben Primärkriterien vier gleichzeitig über einen Zeitraum von mindestens drei Monaten kontinuierlich bestanden haben und wenigstens eine negative Auswirkung erkennbar ist, kann von Computerspielsucht gesprochen werden.
- *Ausschlusskriterium:* Das pathologische Computerspielverhalten lässt sich nicht durch eine Manie oder Zwangserkrankung erklären.

Diese Kriterien sind in Anlehnung an die Kriterien anderer Substanz- und Verhaltensabhängigkeiten verfasst worden und meinen hier konkret eine massive (gedankliche) Einengung auf die PC-Tätigkeit, eine verminderte Kontrollfähigkeit bzgl. Beginn, Beendigung und Dauer der Computerspielaktivitäten, »Entzugserscheinungen« in Form von Gereiztheit, Nervosität, Konzentrations- und Aufmerksamkeitsstörungen, eine »Toleranzentwicklung« in Bezug auf einen immer größer werdenden Zeitbedarf, da immer mehr Stimulation erforderlich ist, um einen entsprechenden Zufriedenheitsgrad zu erreichen, sowie die fortschreitende Vernachlässigung anderer Interessen. Verabredungen und Geselligkeiten werden eher lästig, Probleme und negative Gefühle werden vermieden oder verdrängt, das Ausmaß der PC-Tätigkeit wird gegenüber Bezugspersonen verleugnet. Trotz eindeutig schädlicher Folgen, wie Konflikte und Krisen in Familie oder Partnerschaft, das Nachlassen von Elan und Engagement in Schule oder Beruf und eine zunehmende Erschöpfung aufgrund von Schlafmangel, wird der PC-Gebrauch nicht eingeschränkt, sodass u. U. eine Gefährdung von Beziehungen, Arbeit, Ausbildung oder beruflicher Optionen toleriert wird.

2.2 Onlinesexsucht

Sex findet als elementares menschliches Bedürfnis seine Analogien im virtuellen Raum ebenso wie viele andere Verhaltensweisen. Letztlich war die Pornoindustrie der entscheidende Antrieb für das sich innerhalb weniger Jahre weltweit rasant ausbreitende Internet. Der meistgenutzte Suchbegriff im Internet ist »Sex«. Ungefähr 20 Prozent aller existierenden Internetseiten enthalten sexuellen Inhalt.

Von Onlinesexsucht kann gesprochen werden, wenn aufgrund der Internetaktivitäten über einen Zeitraum von mindestens 6 Monaten wiederkehrende Schwierigkeiten auftreten, sexuelles Verhalten, Fantasien oder Verhaltensweisen zu kontrollieren, und massive Einschränkungen in sozialen, beruflichen oder anderen funktionell wichtigen Bereichen verursachen.

Onlinesexsüchtigen fällt es im Umgang mit anderen oft schwer, eigene und fremde Gefühle wahrzunehmen und zu artikulieren. Neben der massiv eingesetzten Zeit führt das Verhalten zu Beziehungskrisen bis zur Aufgabe von Partnerschaften. Familienväter zerstören auf diese Weise nicht selten ein intaktes Familienleben.

Erste Schätzungen gehen in Deutschland von mehreren Hunderttausend Betroffenen aus. Teilweise verachten diese sich selbst für ihr Verhalten und versuchen, den entsprechenden Teil ihrer Persönlichkeit zu verdrängen oder abzuspalten, wenn sie nicht online agieren.

Angehörige, die die Sucht ihres Partners entdecken, sehen sich einem massiven Vertrauensbruch ausgesetzt, sie fühlen sich betrogen, enttäuscht und wütend. Die Frage nach der eigenen Unzulänglichkeit, dem Sinn und der Tragfähigkeit von Liebe wird präsent, mitunter übermächtig.

Onlinesex wird konsumierend oder interaktiv praktiziert. Der reine Konsum, also das Betrachten und ggf. Sammeln von pornografischem Material (Bilder, Videos, Live-Cam-Angebote), mündet meist in eine exzessive Selbstbefriedigungspraxis. Die interaktiven Varianten, wie das Chatten, Mailen und das Übertragen von Webcam-Bildern mit ausschließlich sexuellen Inhalten, können ebenfalls zu einem suchtartigen Verhalten führen. Hierbei kann auch die Organisation schnell wechselnder realer Kontakte, die hauptsächlich der Triebabfuhr dienen, im Vordergrund stehen.

Als dramatische Einflüsse auf die Persönlichkeitsentwicklung benennt die Psychotherapeutin Tabea Freitag (2010) das Verlernen der Fähigkeit, Spannung auszuhalten und Bedürfnisse aufzuschieben; eine narzisstische Bedürfnisbefriedigung und Fiktion von Omnipotenz; eine Abnahme der Empathiefähigkeit – die Bedürfnisse, Gefühle und Grenzen des Gegenübers werden weniger wahrgenommen – sowie ein Erlernen des Trennens von Sex und Liebe, was zur Verhinderung echten Intimitätserlebens führen kann. Durch exzessive Onlinesexaktivitäten gelingt eine (scheinbare) Befriedigung sämtlicher zentraler Bedürfnisse:

- Lust, Leidenschaft, Lebendigkeit
- Neugier, Risiko, Abenteuer, Grenzerfahrungen
- Erleben intensiver Gefühle, Tranceerlebnisse
- Bestätigung, Angenommensein,
- Selbstwertregulierung (Kompensation von Versagens- und Minderwertigkeitsgefühlen, Bedienung von Größenfantasien)
- Hunger nach Nähe, Intimität, Fürsorge
- Autonomie, Kontrolle, Macht
- Ausleben aggressiver Impulse
- Betäuben schmerzhafter Gefühle
- sofortige Bedürfnisbefriedigung
- Spannungsabfuhr

Damit lassen sich zentrale Konflikte, wie unerfüllte Bindungswünsche (durch ein Verwechseln von Lust und Nähe), das Füllen einer inneren Leere und die Abwehr von Ängsten und Sehnsüchten, zumindest temporär lösen.

Das Problem der Onlinesexsucht betrifft derzeit überwiegend Männer. Ein uneingeschränkter Zugang von Jugendlichen zu allen Angeboten des Internets lässt jedoch auch für diese Altersgruppe eine ungünstige Wirkung vermuten. Teilweise berichten schon Vierzehnjährige von einem regelmäßigen (harten) Pornokonsum. Eine Einschränkung der Beziehungsfähigkeit und die Ausbildung einer egozentrischen Sexualität könnten die Folge sein.

Unter Berücksichtigung der Hinweise des Hirnforschers Gerald Hüther (2001) kann eine frühe Berührung mit übermäßigem und eindrücklichem pornografischen Material besonders nachhaltig wirken. Hüther beschreibt, dass sich erste sensorische und emotionale Eindrücke eines neuen Erfahrungsbereiches neuronal strukturbildend auswirken, emotional aufgeladene oder erregende Bilder schneller und nachhaltiger gelernt werden und sich Erfahrungen in vulnerablen Phasen (also in Wachstumsphasen) der Entwicklung besonders effizient einprägen.

Aufgrund der sehr stark gefühlsregulierenden Wirkung sowie der unmittelbaren neurobiologischen Belohnungswirkung, die der Konsum von pornografischen Angeboten erzeugt, ist das Abhängigkeitspotenzial von Onlinesexangeboten als besonders hoch einzuschätzen. Experten wie die amerikanische Forscherin Kimberley Young beschreiben die Internetsexsucht als die häufigste Form einer problematischen Internetnutzung.

Exzessiver Konsum kann darüber hinaus den Konsum härterer und devianter Inhalte (wie Gewalt- und Kinderpornografie) und eine drastische Werteverschiebung hinsichtlich des Frauenbildes, der Toleranz gegenüber sexueller Gewalt und der Befürwortung von Promiskuität zur Folge haben.

2.3 Onlinekommunikationssucht

Seit einiger Zeit erweitert die Möglichkeit des entgrenzten Internetkommunizierens das Spektrum süchtigen Agierens mit hohen Betroffenenzahlen. Wie bei der Entstehung der Computerspielsucht die Onlinerollenspiele einen entscheidenden Schub verursacht haben, ist auch hier die Anzahl der potenziell Betroffenen durch die zeitgemäßen omnipotenten virtuellen Kommunikationsangebote stark angestiegen. In dem Alterssegment, in dem das Knüpfen und Organisieren neuer bzw. die intensive Pflege bestehender Beziehungen zu den entscheidenden Entwicklungsaufgaben gehört, gibt es laut neuerer Studien eine besonders hohe Prävalenz. So erfüllen Mädchen zwischen 14 und 16 Jahren zu 2,5 % die Kriterien einer Onlinekommunikationsabhängigkeit, weitere 2,5 % müssen als gefährdet gelten (Rumpf et al. 2012).

Der Cyberspace wird mehr und mehr zum elektronischen Spielplatz von Jugendlichen, meint die Soziologin Sherry Turkle (2012). Bei entsprechender Medienkompetenz könnte das Internet für Jugendliche als Orientierungshilfe dienen. Die Anerkennung im virtuellen Raum, das gefahrlose Testen von Rollen und Identitäten und die Abgrenzung von der Erwachsenenwelt bieten eine Reihe von interessanten, fördernden Möglichkeiten. Ist die Fähigkeit zur Verhaltensregulation bei dem Nutzer jedoch noch nicht ausgereift, kann der Internetgebrauch problematisch werden.

So können neben den Spielen auch die virtuellen sozialen Netzwerke, die über Plattformen wie Facebook oder Myspace und Instant Messaging (sofortige Nachrichtenübermittlung) geknüpft werden, eine starke Sogwirkung entfalten. Der ständige Drang, die eingehenden Mitteilungen und Anfragen zu überwachen, um möglichst zeitnah reagieren zu können, schränkt auf Dauer den Handlungsspielraum ein.

Solange bei einem Nutzer der Eindruck erhalten werden kann, dass seine Netzaktivitäten bedeutsam sind – beispielsweise durch die Intention: Halte so viele Kontakte wie möglich aktiv aufrecht! – sind diese als Teil des Selbstfindungsprozesses zu verstehen. Letztlich sucht also jeder User nach sich selbst. Menschen mit unreifer Ich-Struktur oder narzisstischen Charakterzügen, ängstliche und depressiv tendierende sind besonders gefährdet, sich bei dieser Suche im Virtuellen zu verlieren.

Die Psychologieprofessorin Turkle konstatiert, dass virtuelle Kommunikation zu einer oberflächlicheren, emotional fauleren Art von Beziehungen verführt und Menschen der Illusion erliegen, durch die neuen Technologien verbunden zu sein, ohne sich den mühevollen Herausforderungen von Intimität und Kommunikation stellen zu müssen. Diese Art der Beziehungen erzeugt auf Dauer jedoch ein Gefühl von Einsamkeit. Die Pflege virtueller Bekanntschaften ohne die zeitweise vollständige Aufmerksamkeit für einen anderen kann zu einer Unempfänglichkeit für die Bedürfnisse von Mitmenschen beitragen – Studien belegen eine geringere Empathie bei Jugendlichen als bei früheren Generationen. Auch die stark empfundene Verflechtung des »Online-Ichs« mit dem körperlichen Ich, wodurch der Schritt vom Multitasking zum Multileben vollzogen wird, ist aus Turkles Sicht ungünstig (Turkle 2012).

2.4 Informationssammelsucht

In Verbindung mit der Suche nach Informationen kann durch das Internet das Gefühl einer umfassenden und sinnvollen Beschäftigung erzeugt werden. Die im Menschen angelegte Neugier wird durch immer neue Angebote, Verweise und Links angeregt, sodass ein »Strudel« im virtuellen Informationsmeer entsteht. Allein bei Youtube werden pro Minute mehr als 20 Stunden Videomaterial hochgeladen. Es wäre ein Menschenleben notwendig, um die neuen Internetinhalte eines Tages zu sichten. Auf diese Weise kann bei der Beschäftigung mit dem Netz keine Langeweile entstehen – ein entscheidendes Argument vieler Jugendlicher und Erwachsener für ihre intensiven Nutzungsgewohnheiten. (Der Verlust der Muße wird dabei gern toleriert oder nicht wahrgenommen.)

Menschen, die eine Leidenschaft wie das Sammeln von Briefmarken, Bierdeckeln oder Porzellanpuppen entwickeln, sind in der Ausführung einerseits durch die begrenzte Verfügbarkeit der Objekte sowie die physische Komponente (Ermüdungs- oder Anspannungserscheinungen) beschränkt. Eine derartige Beschränkung liegt beim Onlinesammeln nicht mehr vor. Aufgrund der geringen Bewegung – es muss beispielsweise kein Regal für die Porzellanpuppen gezimmert werden – und der ständig wachsenden Zahl von Informationen auf mehreren Milliarden Internetseiten, sind allein der Schlafbedarf und die Ernährung die begrenzenden Rahmenbedingungen.

Da Menschen mit einer Sammelleidenschaft häufig sehr ordnungsliebend, strukturiert und zielorientiert sind, verfolgen sie mitunter das Ziel der Vollständigkeit oder zumindest der vollständigen Auskunftsfähigkeit über wichtige Teilbereiche. Auch dieser Aspekt ist bei einer Onlinesammelsucht nicht mehr erfüllbar und könnte das Risiko einer Abhängigkeitsentwicklung erhöhen.

Derzeit werden Klienten mit dem Phänomen einer exzessiven Informationssammeltätigkeit eher selten in Beratungsstellen vorstellig. Es ist zu vermuten, dass entsprechende Suchtentwicklungen im Vergleich zu den oben beschriebenen Phänomenen wesentlich weniger häufig vorkommen. Über eine möglicherweise hohe Dunkelziffer kann nur spekuliert werden. In der Forschungsliteratur wird die Möglichkeit dieser Verhaltenssucht etwa seit dem Jahr 2000 beschrieben.

2.5 Zum Bedingungsgefüge exzessiver Bildschirmmediennutzung

Zum Abschluss des kurzen Überblicks sollen erste Hinweise in Bezug auf eine förderliche Bedingungslage für eine problematische Bildschirmmediennutzung, die sich aus der Forschung und Erfahrungen in Beratungsstellen und Kliniken ergeben, benannt werden. Zitierte Studien beziehen sich aus oben genannten Gründen vorrangig auf das Computerspielen – so konnten auch die abschließend angegebenen spielimmanenten Faktoren identifiziert werden. Viele Ergebnisse lassen sich jedoch auf eine allgemeine exzessive Nutzung übertragen.

Vorab sei festgestellt, dass die Faktoren, die zu einer dauerhaften exzessiven Mediennutzung führen können, aufgrund der Vielzahl an Ausprägungs- und Kombinationsmöglichkeiten ein überaus komplexes Zusammenspiel bewirken. So sind die Erkenntnisse aus der Forschung immer nur als Hinweise einer möglicherweise begünstigenden Bedingungslage für eine Abhängigkeitsentwicklung zu verstehen.

Eine große Schwierigkeit von Studien liegt im Thema selbst. Der Beginn müsste für die Teilnehmer nach Möglichkeit vor der – zumindest intensiven – Mediennutzung liegen. Dieser Zeitpunkt ist jedoch individuell sehr verschieden. Setzt die Studie jedoch später ein, ist es kaum noch möglich, zu erfassen, welche Persönlichkeitsmerkmale sich durch die Auseinandersetzung mit den Medien verändert haben, da die Ausgangslage nur schwer reproduzierbar ist. Des Weiteren wäre das Einbeziehen des Umfeldes wichtig, was nur in begrenztem Maße möglich ist. Erziehungs- und Bindungsstil sowie die Einbindung in Peergroups unterliegen einer Dynamik, die zeitnah erfasst werden müsste. Nicht zuletzt wäre zu untersuchen, unter welchen Rahmenbedingungen und individuellen Voraussetzungen bestimmte Spiele präferiert werden. Da das Spielespektrum unübersehbar groß und die Spiele mittlerweile so komplex sind, dass für verschiedene Spieler auch verschiedene Aspekte besonders anziehend wirken können, ist eine aussagekräftige Zuordnung auch hier schwer möglich.

So sind die Erfahrungen in Kliniken und Beratungsstellen mit exzessiven Mediennutzern eine wichtige Quelle von Hinweisen auf die Faktoren, die der Person, der Umwelt und dem Spiel selbst zugerechnet werden können. In Verbindung mit den neueren Erkenntnissen der Hirnforschung und Neurobiologie lässt sich das Bedingungsgefüge schlaglichtartig beleuchten.

Personale Faktoren

Zunehmend werden personale Faktoren identifiziert, die eine Ausweitung medialer Nutzung zur Exzessivität begünstigen, ohne dass im Vorfeld eine psychische Störung vorliegen muss. In der vorliegenden Betrachtung sollen diese in den Vordergrund gestellt werden, obwohl die Internetsucht durchaus als komorbides Phänomen bei einer Reihe pathologischer Befunde auftreten kann.

Eine Feststellung von Sabine Grüsser und Ralf Thalemann sei als stellvertretend für den derzeitigen Forschungsstand vorweg genannt:

> »Die Frage, was die Ursachen und was die Auswirkungen einer exzessiven Computerspielnutzung sind, ist längst noch nicht geklärt. Gezeigt wurde jedoch, dass, wenn das Spiel eingeschränkt werden soll/wird, Entzugserscheinungen zum Beispiel in Form von psychischen (depressive Verstimmung, Aggressivität) und körperlichen Phänomenen (Unruhe, Nervosität) auftreten können.« (Grüsser u. Thalemann 2006, S. 53)

Trotz der benannten Ungeklärtheit tragen sie personale Faktoren wie niedrige Stresstoleranz, stark ausgeprägtes Einsamkeitsempfinden und geringe Impulskontrolle zusammen, wobei die Wirksamkeit der einzelnen Faktoren entscheidend von der Art und Stärke der damit verbundenen Gefühle, Gedanken, Erwartungen und ausgelösten biochemischen Prozesse im Körper abhängt (vgl. Grüsser u. Thalemann 2006, S. 39 ff.). Unter Stresstoleranz verstehen Grüsser und Thalemann eine individuelle »Stress-Schwelle«, wobei gleiche Stressoren bei zwei Menschen zu unterschiedlichen Stressreaktionen führen können, und geben einen »Teufelskreis« an: Stress-Erleben motiviert zum Computerspielen, welches den Stress vergessen lässt; diese Erfahrung wirkt belohnend, wodurch das Verhalten verstärkt und zunehmend exzessiv wird, die Stress-Auslöser bestehen allerdings nach wie vor. So kann das Computerspielverhalten selbst zum Konfliktherd werden und wiederum Stress auslösen (vgl. a. a. O., S. 64).

Die Ergebnisse einer Schülerbefragung zur exzessiven Internetnutzung der Humboldt-Universität Berlin, die von Sabine Meixner und Matthias Jerusalem 2005–2009 als Paper-Pencil-Fragebogenuntersuchung von 5202 Schülern im Alter von 12–24 Jahren in Hamburg, Sachsen und Sachsen-Anhalt durchgeführt wurde, liefert weitere detaillierte Hinweise. In dieser Studie wird von einer exzessiven Nutzung ab 28,8 Stunden pro Woche gesprochen, was auf 4 % der befragten Schüler zutraf.

Meixner und Jerusalem unterscheiden bei den personalen Faktoren: Persönlichkeitsfaktoren, Stresserleben und Copingstrategien. Als Persönlichkeitsfaktoren wurden Depressivität, Einsamkeit, manifeste Ängstlichkeit, Impulsivität und Schüchternheit untersucht, wobei die exzessiven Nutzer im Vergleich zu den moderaten Nutzern durchgehend und teilweise erheblich höhere Werte (30 % bei Einsamkeit) aufweisen. Das Selbstwertgefühl exzessiver Nutzer ist durchschnittlich um 7 % niedriger (vgl. Meixner 2009). Die Ergebnisse zur Einsamkeit und Impulsivität bestätigen die o. g. Einschätzung von Grüsser und Thalemann. Ebenso ist das Stresserleben – untersucht wurden Herausforderung, Bedrohung und Verlust – unterschiedlich. Während sich moderate Internetnutzer stärker herausgefordert fühlen, erleben exzessive Nutzer eine höhere Bedrohung und einen um 35 % stärkeren Verlust.

Somit wird verständlich, dass der Auslöser einer exzessiven Nutzung häufig ein dramatisches Verlusterlebnis ist. Die Trennung der Eltern, traumatische Kindheitserlebnisse, die einen – zumindest inneren – Abschied von einem Elternteil bewirken, sowie Krankheit oder Tod eines nahestehenden Menschen zählen ebenso dazu wie die Beendigung vertrauter Situationen, beispielsweise das Verlassen des Elternhauses (Studenten gelten in den USA als Risikogruppe, da hohe Nutzungsraten nachgewiesen wurden), der Übergang von der Schule zur Ausbildung oder der Arbeitsplatzwechsel.

Des Weiteren impliziert ein intensives Verlusterleben auch ein starkes Problem für die Änderung ungünstiger Nutzungsgewohnheiten. Dies würde bedeuten, dass der Exzessivnutzer sich von vielen, zum Teil ritualisierten Gewohnheiten lösen muss, die seinem Leben Struktur und Sinn gegeben haben. Der Abschied von einem Avatar, dem virtuellen Alter Ego eines Onlinerollenspielers, kann ähnlich schmerzhaft empfunden werden wie realweltliche Verluste.

Bei den Bewältigungsstrategien, dem sogenannten Coping, weisen moderate Nutzer beim aktiven Coping höhere Werte, beim emotionalen niedrigere und beim Web-bezogenen Coping halb so hohe Werte wie exzessive Nutzer auf (vgl. Meixner 2009). Vor allem hier zeigt sich, wie eng die personalen Faktoren mit den Rahmenbedingungen verknüpft sind, denn neben einer genetischen Disposition müssen gerade Bewältigungsstrategien eingeübt werden. Wenn es an Modellen und Übungssequenzen für aktive Bewältigungsstrategien fehlt, werden Alternativen gesucht und teilweise im Web-bezogenen Coping gefunden.

Für die erfolgreiche Entwicklung emotionaler Kompetenz wird von Grüsser und Thalemann die Ausbildung von Fähigkeiten in mindestens vier Bereichen genannt: Aufmerksamkeit für die eigenen Gefühle, Mitgefühl, Aufbau zufriedenstellender zwischenmenschlicher Beziehungen und der konstruktive Umgang mit belastenden oder sozial problematischen Gefühlen als Stressbewältigung (vgl. Grüsser u. Thalemann 2006). In der Betrachtung der Entwicklung dieser Kernkompetenz liegt meines Erachtens der Schlüssel zum Verständnis der Internet- oder Mediensucht. Dabei ist das positiv belohnende emotionale Erleben neben den Empfindungen wie Spannung, Erleichterung, Angst, Freude und Stolz von entscheidender Bedeutung.

Der Neurobiologe Gerald Hüther und der Erziehungswissenschaftler Wolfgang Bergmann beschreiben in ihrer gemeinsamen Publikation *Computersüchtig – Kinder im Sog der modernen Medien* ausführlich und anschaulich die biologischen und psychischen Wirkmechanismen, die zu einer Abhängigkeit führen können. So gehen sie auf »die enorme nutzungs- und erfahrungsabhängige Plastizität des menschlichen Gehirns« (Bergmann u. Hüther 2006, S. 122) ein, wobei sich bei gleichartiger Nutzung zum Erreichen eines bestimmten Ziels immer festere Nervenverbindungen bilden. Allerdings ist die Aktivierung der emotionalen Zentren letztlich entscheidend für die Herausbildung überstark gebahnter Nervenzellverschaltungen.

In Abb. 6 ist exemplarisch für eine Wirkungskette die von Hüther und Bergmann verbal dargestellte Wandlung eines negativen Gefühls in ein Flussschema übersetzt worden (vgl. Bergmann u. Hüther 2006, S. 123 ff.).

Individuell gefundene Bewältigungsstrategien, die es ermöglichen, mit innerer Unruhe, Ängsten und Verunsicherung umzugehen, und zudem extreme Befriedigung erzeugen, werden nur unter

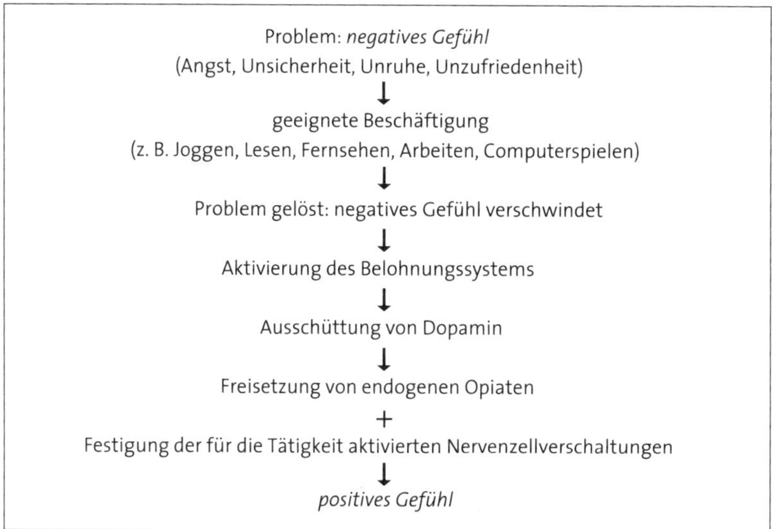

Abb. 6: Wandlung eines negativen Gefühls in ein positives – Lust und Befriedigung

erheblichem Druck aufgegeben. Die Erkenntnis, dass bestimmte Bewältigungsstrategien perspektivisch Ängste verstärken und bestehende Probleme verschärfen können, wird durch die oben angegebene Wirkungskette permanent »überschrieben«. Damit ist es für Abhängige oft überaus schwer, ihren Zustand auch emotional zu akzeptieren und eine Änderungsmotivation zu entwickeln.

Rahmenfaktoren

Die Bedingungen, unter denen die Jugendlichen aufwachsen – der Grad der elterlichen Fürsorge, die Einbindung in Gruppen Gleichaltriger, die Möglichkeiten für befriedigende Betätigungen etc. – bestimmen zum einen die Ausprägung der Persönlichkeitsfaktoren und bringen sie andererseits durch entsprechende Wechselwirkungen erst vollständig zur Geltung.

Wächst ein Kind beispielsweise in einem unsicheren Bindungsstil auf, wodurch es unter anderem ein starkes Einsamkeitserleben ausbildet, und hat dieses Kind durch eine starke berufliche Einbindung der Eltern aktuell nur wenige und sporadische Geborgenheits- und Zuwendungserlebnisse, ist es wahrscheinlich, dass das Kind dringend nach einer Bewältigungsstrategie sucht, um die dadurch entstandene negative Stimmungslage zu verändern. Bei kontinuierlich unveränderten Rahmenbedingungen kann sich hieraus eine inadäquate Strategie entwickeln.

Meixner und Jerusalem untersuchten als soziale Faktoren soziale Unterstützung und soziale Konflikte. Exzessive Nutzer fühlen sich danach weniger sozial unterstützt, sehen sich aber um 23 % stärker sozialen Konflikten ausgesetzt (vgl. Meixner 2009).

Die Grundlagen dafür, wie stark sich ein Mensch sozial unterstützt fühlt bzw. die Stärke eines Gefühls für das Unterstütztsein empfinden kann, werden schon im frühen Kindesalter gelegt. Dabei ist die primäre Bezugsperson entscheidend. Art und Weise sowie Dauer und Intensität der Interaktionen während der frühen Lebensphasen wirken sich nachhaltig auf die Entwicklung von Persönlichkeitsfaktoren aus.

Hierfür wiederum sind die Lebensumstände der Bezugsperson in der entsprechenden Phase von großer Bedeutung. Besteht eine familiär oder beruflich angespannte Situation über einen längeren Zeitraum, kann dies bei gleichzeitig nicht adäquat verfügbaren Bewältigungsstrategien zu einer ungünstigen Beeinflussung der Kindesentwicklung führen. So können beispielsweise die für das spätere Erlernen von Bewältigungsstrategien notwendigen Nervenverschaltungen nicht oder nur unzureichend gebildet werden. Diese dann später aufzubauen ist i. d. R. ungleich schwerer, da oft inadäquate Strategien gefunden und etabliert wurden. Die Plastizität des Gehirns erlaubt dies zwar grundsätzlich in jeder Altersphase – ein Wirken gegen unbewusste Einstellungen bedarf jedoch einer sehr starken Änderungsmotivation, welche bei einigen durch erhöhten Leidensdruck verstärkt, bei anderen eher vermindert wird – je nachdem, wie der Zugang zu den nötigen Ressourcen erlebt wird.

So wie Hüther in seinen Publikationen die Wichtigkeit sozialer Beziehungen in den ersten Lebensmonaten für die Hirnentwicklung betont, wobei er auf die Nutzung der angelegten Areale hinweist, die zu entsprechender Bahnung und damit Nutzbarkeit im Verlauf des weiteren Lebens führt, beschreibt auch die Psychologin Ursula Nuber die Bedeutung der Aufmerksamkeit für ein Kind. Spätere Gesundheit, Beziehungsfähigkeit und Stressresistenz entwickeln sich nach Nubers Ansicht nur, wenn eine gute und sichere Bindung an die wichtigen Personen in den ersten drei Lebensjahren möglich war. Dabei ist es entscheidend, dass Eltern ihre Zuneigung nicht an Bedingungen knüpfen und unvermeidbare Fehler nicht als Charakterschwäche interpretieren (vgl. Nuber 2009, S. 22).

Einen solchen Grundsatz in einer auf Fehlervermeidung angelegten und stark regulativen Gesellschaft zu leben erweist sich jedoch als schwierig. Es wäre ein großes Maß an Gelassenheit notwendig, welche sich aufgrund unsteter und unvorhersehbarer wirtschaftlicher Entwicklung nur schwer einstellt. Hier wirken die Massenmedien teilweise als Verstärker einer gespannten und eher pessimistisch orientierten Befindlichkeitslage der Bevölkerung. Ein ungünstiger Kreislauf wird befeuert: Kinder wachsen in einer Gesellschaft auf, die es ihren Eltern kaum ermöglicht, für die Entstehung und Ausprägung von psychischer Sicherheit zu sorgen; im späteren Familien- und Berufsleben dieser Kinder kommt es durch fehlende Beziehungsfähigkeit und Stressresistenz zu ungünstigen Auswirkungen auf die Gestaltung dieser Lebensbereiche. Letztlich ist der Aufbau einer sicheren Bindung bei den Nachkommen wiederum gestört.

Kinder dürfen nicht beschämt oder herabgesetzt werden, ihnen sollte Respekt und Vertrauen in ihre Fähigkeiten entgegengebracht werden, lautet der aktuelle Konsens von Psychologen und Pädagogen. Da Kommunikation und Interaktion jedoch immer auch maßgeblich durch die eigene Befindlichkeit geprägt werden, hängt das Zulassen von Anerkennung gegenüber anderen vom eigenen Selbstwertgefühl ab. Dieses wird im Alltag häufig erschüttert. Die Identifikation mit virtuellen Protagonisten – für die heutige Elterngeneration vorrangig noch über das Fernsehen – kann die entstehenden negativen Gefühle etwas kompensieren oder zumindest zeitweise verdrängen. Medial ausgebreitete Misserfolge von Prominenten dienen ebenfalls zur Aufwertung des Zuschauenden. Familien, in denen sich diese Bewältigungsstrategien etabliert haben, fördern das Suchen der Kinder nach ähnlichen Strategien. Diese werden dann in einem noch intensiveren Fernsehkonsum, exzessiven Onlineaktivitäten oder/und im Computerspielen gefunden.

Körperliche und seelische Schmerzen und Ängste eines Kindes müssen von den Erwachsenen wahrgenommen werden, betont Nuber, da es die Bedeutung der Erlebnisse sonst nicht einordnen kann und sich bei fortgesetzter Nichtbeachtung für wertlos hält. Jedes Kind hat ein »Bedürfnis nach sicheren Grenzen und Orientierung« (a. a. O., S. 23), also nach Regeln, die es unterstützen, das Richtige vom Falschen zu unterscheiden.

Allerdings darf sich eine Mutter nur am Anfang ganz auf die Bedürfnisse des Kindes einstellen, je älter es wird, umso mehr muss ihm die Möglichkeit gegeben werden, wichtige Fähigkeiten selbstständig zu erlernen (vgl. a. a. O., S. 24). Auch der Umgang mit Misserfolgen muss geübt werden, weil das Scheitern zu jedem Leben gehört. Bringen Eltern ihrem Kind grundlose oder übertriebene Begeisterung entgegen, kann es seine Handlungen nicht mehr realistisch einschätzen, konstatiert ebenso die amerikanische Psychoanalytikerin und Therapeutin Polly Young-Eisendrath. Zwanghafte Selbstbezogenheit, Unzufriedenheit, Anspruchsdenken und Versagensangst sind die Folge. So können aus gut gemeinten Chancen eines engagierten Elternhauses unerfüllbare Ansprüche und die Forderung nach permanentem Erfolg werden (vgl. Young-Eisendrath 2009).

Für den Psychiater und Therapeuten Michael Winterhoff werden positive psychische Funktionen vor allem dadurch ausgebildet, »dass die kindliche Psyche ein erwachsenes Gegenüber als Begrenzung der eigenen Individualität wahrnimmt« (Winterhoff 2008, S. 70). Später sollte an die Stelle der Begrenzung die Orientierung an Vorbildern – etwa an den Eltern – treten. Die Reifung psychischer Funktionen geschieht durch ständiges Training, also durch Lernprozesse. Diese müssen nach Möglichkeit angstfrei stattfinden können, da Emotionen immer mit gelernt und damit beim Aufrufen von Lerninhalten mit aktiviert werden.

Nichtsdestotrotz sollte nach Winterhoffs Ansicht Leistung auch im Grundschulalter gefordert werden, in dem Bewusstsein, dass ein Kind in diesem Alter »seine Leistung immer für die Eltern, für die Lehrer oder andere enge Bezugspersonen aus seinem Lernumfeld erbringt« (a. a. O., S. 79). Für den in der therapeutischen Praxis gegenwärtig festzustellenden verbreiteten Verlust der Beziehungsfähigkeit entwickelt Winterhoff ein dreistufiges Modell der Beziehungsstörungen: Partnerschaftlichkeit – Kinder werden als Gleichberechtigte wahrgenommen; Projektion – Kinder als Maßstab für die Liebeswürdigkeit der Eltern; und Symbiose – Verschmelzen von kindlicher und elterlicher Psyche.

Auch wenn Winterhoffs Analysen und Interpretationen teilweise kulturpessimistisch anmuten, würden sie die laut Studien ansteigende Zahl von Verhaltensauffälligen, insbesondere von jungen Medienabhängigen bzw. Abhängigkeitsgefährdeten, zumindest ansatzweise erklären.

Für Erziehende und die Gestaltung eines fördernden Umfeldes wird die Ambivalenz der Problematik deutlich: Eltern müssten ihre eigene Sozialisation intensiv reflektieren, um die Tauglichkeit der Weitergabe angenommener Prinzipien und Werte zu prüfen; das Kind sollte adäquate Aufmerksamkeit erhalten, ohne ständig »behütet« zu werden; psychische Fähigkeiten sollten entwickelt werden, die teilweise den konsensualen Grundprinzipien einer Leistungsgesellschaft widersprechen.

Aktuelle Lebenssituationen werden nie vollständig selbst verantwortet. Immer bleibt ein Teil, der durch gesamtgesellschaftliche Entwicklungen, unbewusst gesteuertes Handeln und Zufälle bestimmt wird. Bergmann und Hüther sprechen von einer vielfaktoriellen »Individualisierungstendenz«, die zu einer egozentrischen Antisozialität führt. »In einer viel ausschließlicheren Weise als je zuvor im gemeinschaftlichen Leben des aufgeklärten Abendlandes muss jeder für sich selber einstehen – für nichts sonst [...] Menschen sind aber soziale Wesen; ganz auf sich gestellt sind sie schutzlos« (Bergmann u. Hüther 2006, S. 34). Selbstreflexiver, planungsvoller und verantwortlicher Umgang mit sich und anderen wird so immer unsicherer.

Ist aufgrund ungünstiger – teilweise gesellschaftlich bedingter – Voraussetzungen das Herausbilden einer sicheren Bindung zwischen einem Kind und der primären Bezugsperson gestört, ist die Suche nach Möglichkeiten der Kompensation wahrscheinlich:

> »Jugendliche suchen gerade angesichts der rasanten technischen Entwicklung Bindungen, sie haben ein Verlangen nach Beständigkeit, nach ›Heimat‹ und sogar nach erwachsener Autorität. Aber gleichzeitig [...] bewegen sie sich in imaginären Räumen, entfalten dort ihre Vollkommenheitsträume. Die Fungibilität der Datenkommunikation benutzen sie für ihre Spiele, für eine eigenwillige virtuelle Realität ihrer Tagträume, in der das infantil-grandiose Ich ohne Bezug zum Wirklichen agiert und sich selber anschaut, ohne Einspruch einer inneren oder äußeren Autorität.« (a. a. O., S. 45)

Ein Jugendlicher mit dem unbestimmten Gefühl, dass seine Bedürfnisse in der realen Welt nicht vollständig befriedigt werden können, kann dieses Gefühl in den virtuellen Welten betäuben oder sogar auflösen. Grundsätzlich kann ein Gehirn realweltlich oder virtuell erzeugte Emotionen nicht unterscheiden.

Erschweren zudem strukturelle Gegebenheiten in unserer den sofortigen Genuss und Spaß propagierenden Gesellschaft das Nutzen realer Freizeitaktivitäten – wie es in vielen ländlichen Regionen der Fall ist –, stellt der unkomplizierte Zugriff auf Computer und Internet eine willkommene Alternative dar.

Letztlich integrieren alle Nutzer anfänglich die von ihnen präferierten Medien in ihre Lebenswelt, um ihre Gefühlslage zu verbessern. Beim Zusammentreffen ungünstiger personaler und Rahmenfaktoren, können jedoch spielimmanente Faktoren eine negative Wirkung entfalten, die zu einer Gefährdung oder Abhängigkeit führen.

Beim Entstehen einer Abhängigkeit wird mitunter eine weitere ungünstige Symbiose gebildet: zwischen Abhängigem und Co-Abhängigen, also den Menschen, die einerseits das Ausleben der Sucht ermöglichen, andererseits darunter aber ähnlich stark leiden. Der Psychotherapeut Helmut Kolitzus listet die Merkmale des Profils der oft weiblichen betroffenen Co-Abhängigen auf:

> »Sie empfinden keine Orientierung für ihr Selbst [...] Sie sind fürsorglich bis zur aufopfernden Hingabe. Sie fühlen sich verantwortlich für die Emotionen in der Familie, für die Familienatmosphäre. Sie fühlen sich aber auch überanstrengt und versuchen [...] zu verstehen, zu kontrollieren und zu therapieren.« (Kolitzus 2000, S. 18)

Auch wenn diese Merkmale bei Kolitzus für Co-Abhängige von Alkoholsüchtigen formuliert sind, lässt sich viel auf die Internetsucht übertragen. Hier kommt hinzu, dass Angehörige noch weniger eine Vorstellung von den Wirkungen des »Suchtstoffes« haben als bei Alkohol oder anderen suchtbildenden Substanzen.

Die Mechanismen sind jedoch vergleichbar. Auch Co-Medienabhängige handeln zum Teil aus Angst vor Ablehnung, wollen den guten Eindruck wahren – die exzessive Nutzung des Computers wird der Intelligenz oder dem Arbeitseifer des Süchtigen zugeschrieben. Eigene Bedürfnisse werden negiert, beispielsweise das gemeinsame Einnehmen von Mahlzeiten, die innerfamiliäre Kommunikation, regelmäßige Familienausflüge oder der gemeinsame Besuch von Familienfeiern. Das offensichtliche Aufbrechen des Konflikts lässt Co-Abhängige zuerst an sich selbst zweifeln, der eingetretene Kontrollverlust senkt das Selbstwertgefühl (vgl. auch a. a. O., S. 21 ff.). Das Handeln mit vermindertem Selbstwert wiederum hat oft Ohnmacht oder Aggression zur Folge und ist einer Lösung des Konfliktes i. A. nicht dienlich.

Für Eltern ist es demzufolge von entscheidender Bedeutung, sich möglichst frühzeitig mit den psychischen Dispositionen ihres Kindes, den familiären und gesellschaftlichen Rahmenbedingungen und den möglichen Wirkungen des intensiven Umgangs mit den neuen Medien auseinanderzusetzen.

Spielimmanente Faktoren

Computerspiele bieten eine breite Projektionsfläche für Bedürfnisse aller Art. Das Streben nach sozialer Integration und Anerkennung als menschliches Grundbedürfnis ist beispielsweise als Grundprinzip in den viel diskutierten Onlinerollenspielen verankert. Spieleentwickler »verfeinern« das Prinzip immer weiter und integrieren dabei psychologische und neurobiologische Erkenntnisse. Beispielsweise wird das »Achievement«, das Belohnungs- oder Leistungssystem, immer weiter ausdifferenziert.

Für das Verständnis der Faszination, die vom Internet und den Onlinerollenspielen ausgeht und die teilweise zu einer exzessiven, scheinbar unkontrollierbaren Nutzung führt, sind die Aspekte, die in den beiden vorhergehenden Kapiteln dargelegt wurden, bedeutsam. Die Aktivitäten eines Menschen, die nicht zur Sicherung der Existenz dienen, sind meist darauf gerichtet, unbefriedigte Bedürfnisse zu stillen oder Strategien zur Wandlung von negativen Emotionen zu positiven zu entwickeln. Onlineaktivitäten bieten hierzu eine Vielzahl an effektiven Möglichkeiten.

Ablenkung und das Unterdrücken von Langeweile als von Jugendlichen häufig genannte Mediennutzungsgründe sind in diesem Sinne als Verdrängungsstrategien einzuordnen.

Der Kommunikationswissenschaftler Uwe Hasebrink hat eine Reihe von Merkmalen, die zu einer Sogwirkung beitragen können, identifiziert: die Persistenz – das Weiterlaufen der Spielhandlung, ohne dass der Spieler online ist, wodurch »eine Parallelwelt zum normalen Alltag« entsteht; die Grenzenlosigkeit – komplexe offene Spielwelten ohne zeitliche oder räumliche Grenzen; Kommunikation – beispielsweise das Chatten während des Spiels als Unterstützung von Aufbau und Pflege sozialer Beziehungen; Kooperation – fortgeschrittene Spielziele können nur in einer spielspezifischen Gruppe (z. B. einer Gilde) erfüllt werden, die mit gewissen »Pflichten« wie beispielsweise der Einhaltung von Terminen verbunden sind – das Verstärken sozialer Bindungen verstärkt das Motivationspotenzial (vgl. Hasebrink 2009).

Der Psychotherapeut Volker Bolay, Leiter der interdisziplinären Forschungsgruppe »Wirkung von Computerspielen«, stellt fest, dass die kognitive Anstrengung von Computerspielern nur durch einen selbstbelohnenden Effekt zu erklären ist. Die Motivation gründet sich also auf das Streben nach Erfolg, wobei die emotionale Verarbeitung des Erfolgserlebnisses den Antrieb für die Anstrengung darstellt (Bolay 2009).

Der Suchtforscher und Psychotherapeut Bert te Wildt hält die Verwendung intermittierender Verstärkungsmechanismen im Rahmen der implementierten Belohnungssysteme für die Entwicklung einer Abhängigkeit für bedeutsam, da hier eine »besonders augenfällige Parallele zu dem [erkennbar wird], was auch das Abhängigkeitspotenzial von Glücksspielen ausmacht« (te Wildt 2009). Die Beziehungsdimension ist allerdings das wesentliche Kriterium für einen Rückzug aus einer Angst erzeugenden oder kränkenden realen Welt.

Für den Kommunikationswissenschaftler Thorsten Quandt spielt ein ausgewogenes Verhältnis von Herausforderungen und Erfolg ohne Über- oder Unterforderung eine entscheidende Rolle, da auf diese Weise eine besonders tief gehende Immersion in der Spielerfahrung und den virtuellen Welten zu erreichen ist. Das vollständige Involvieren eines Spielers in seine Tätigkeit wird dann als »Flow-Erleben« bezeichnet, wobei Computerspiele besonders geeignet sind, dieses über längere Zeiträume zu ermöglichen. Anforderungsniveaus mit ansteigendem Schwierigkeitsgrad lassen eine stets adäquate Anpassung an das Leistungsvermögen des jeweiligen Nutzers zu.

Eine weitere wichtige Voraussetzung für eine kontinuierliche Spielmotivation sieht Quandt in den Selbstwirksamkeitserwartungen, also dem Vermögen, positive Erfahrungen (durch den Gewinn eines Levels, das Freispielen neuer Herausforderungen o. Ä.) hervorzurufen. Letztlich ist auch der Wettbewerb, das Messen mit anderen, für einige Spieler wichtig (vgl. Quandt 2009).

Aktivitäten im Internet bieten darüber hinaus eine unüberschaubare – virtuelle – Handlungsvielfalt. Mit immer neuen Informationen, Anforderungen, Interaktionen oder dem Erschaffen neuer virtueller Welten wird die Neugier der Nutzer aufrechterhalten. Die im realen Leben zum Teil versagt bleibende oder nur schwer erlangbare Anerkennung kann hier erreicht werden, und damit macht virtuelles Agieren vor allem Spaß – ein Faktum, das oft als Erstes von nach ihrer Nutzungsintention befragten Jugendlichen genannt wird.

Die in Abb. 7 angegebene Zusammenstellung der benannten Faktoren ist als multidimensionales Cluster zu verstehen, in dem eine Vielzahl von Verknüpfungen die Möglichkeiten individueller Handlungsgrundlagen schematisch und punktuell widerspiegeln soll. Die Verknüpfungsvielfalt ist nur exemplarisch angedeutet, triviale Verbindungen zwischen Heraus- und Anforderungen als personale, spielimmanente und Rahmenfaktoren sind nicht verzeichnet.

Als Beispiel sei ein Jugendlicher betrachtet, dessen Beziehungsfähigkeit eingeschränkt ist und vom Erziehungsstil auch nicht gefördert wird. Er wird verstärkt die weniger Aufwand und Scham erzeugenden sozialen Beziehungen in Spielen oder im Internet suchen. Ein fehlendes soziales Netzwerk könnte diese Tendenz verstärken. Fehlende soziale Unterstützungserfahrungen ließen diesen Jugendlichen eher nach Anerkennung und Belohnung in den virtuellen Welten suchen. In ähnlicher Weise könnten mögliche Korrelationen individuell konkretisiert werden.

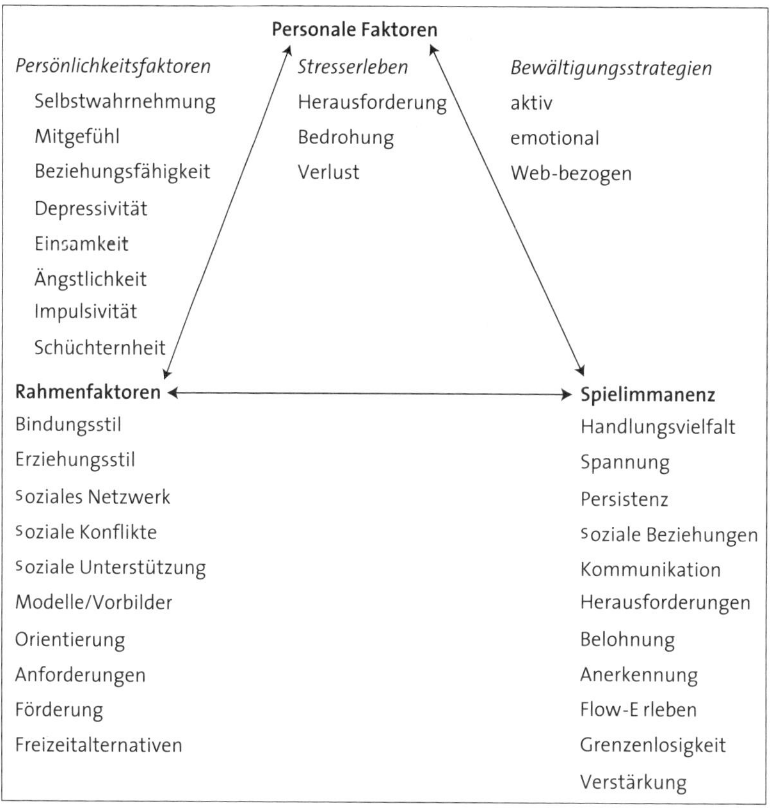

Abb. 7: Faktorielles Bedingungsgefüge zur Herausbildung exzessiver Nutzungsgewohnheiten

3 Ein Weg am Horizont: Wofür es sich lohnen könnte

3.1 Kleiner Exkurs zu Liebe, Sinn und Glück

»Ein glücklicher Mensch ist für mich jemand, der seinen eigenen Grundsätzen folgt, der sich weder vom genetischen und kulturellen Erbe noch von den ungezügelten Begierden seines Egos manipulieren lässt.«
(Csikszentmihalyi 2006, S. 187)

In diesem Kapitel soll einigen grundlegenden Fragen des menschlichen Daseins nachgegangen werden. Häufig zeigt sich während einer Therapie, dass die individuelle Beantwortung zumindest zeitweise unklar erscheint und daraus eine existenzielle Irritation entstanden ist. Dies kann in Verbindung mit einem permanenten Unwohlerleben zu psychischen Kompensationsversuchen oder süchtigem Verhalten führen.

Grundlegende Fragen:
- Worin könnte der Sinn meines Lebens bestehen?
- Welche Ziele möchte ich in meinem Leben verwirklichen?
- Wen und wie kann ich lieben?
- Wie liebenswert und autonom (authentisch, einmalig) bin ich und wie ließe sich das verstärken?
- Was macht mich auf welche Weise zufrieden und glücklich?

Viktor Frankl geht in seiner Existenzanalyse davon aus, dass der Wille des Menschen im Grunde frei ist – zumindest auf psychologischer Ebene –, ein Wille zum Sinn und ein Sinn des Lebens existieren. »Wirklich glücklich werden wir eigentlich nur im selbstvergessenen Hingegebensein an einen Partner oder im selbstvergessenen Aufgehen in einer Sache« (Frankl 1976).

Freiheit und Sinn individuell auszuloten wäre ein erster möglicher Schritt auf dem Weg zu einem glücklicheren Leben. Während Frankl von einem transzendenten Lebenssinn ausgeht, der von einem Menschen zwar gefunden, jedoch nicht gegeben werden kann, identifiziert die Psychologie heute im Wesentlichen vier Sinnelemente. Als Erstes ist das Setzen und Verfolgen von mittel- und langfristigen Zielen sinnstiftend. Des Weiteren helfen Wertvorstellungen, die heute vielfach eher selbst geschöpft als tradiert gebildet werden. Ein drittes wichtiges Element ist ein Mindestmaß an erlebter Kontrolle über die eigenen Lebensbedingungen. Und letztlich verleiht ein entwickeltes Selbstwertgefühl, also das Vermögen, sich selbst Wert und Bedeutung zuschreiben zu können, dem Leben Sinn. Dieses kann aus der Erfahrung von Zugehörigkeit und sozialem Ansehen, der eigenen Leistung oder der Imagination von Überlegenheit bezogen werden. Alle Sinnbausteine sind allerdings sehr fragil.

Taylor (2009) hält Sinn aus einer Tätigkeit oder einem Zustand ableitbar, wobei dann das Leben als reicher, lohnenswerter, bewegender und bewundernswerter erfahren wird. Wenn ein Internetnutzer dieses v. a. während der virtuellen Aktivitäten empfindet, generiert er daraus zuverlässig Lebenssinn. Durch eine diesbezügliche Kommunikation kann sich diese Sinnerfahrung rückbezüglich nachhaltig manifestieren. Narration, Kommunikation und Selbstdarstellung als Sinnkonstruktionswerkzeuge lassen sich im Internet besonders einfach anwenden und umsetzen. Eine überzogene Erfüllungs- oder Sinnerwartung führt im und außerhalb des Internets jedoch eher zu Frustration. Anzustreben ist ein Zustand von Stabilität und Routine. Sinn zeigt sich eher in einem erfolgreich angestrebten Alltagsglück, in Familie und einer dem Gemeinwohl dienenden beruflichen Tätigkeit (Taylor 2009).

Ricard (2008) versteht unter Glück das tief empfundene Gefühl eines auf innerem Reichtum beruhenden Wohlbefindens als Seinszustand, nicht als flüchtige Stimmung oder Emotion. Dies beinhaltet auch die Art und Weise der Betrachtung der Welt und ihre Deutung (S. 34). Glückliche Einzelerlebnisse als Voreindruck eines glücklichen Seinszustandes zeichnen sich für ihn durch eine Abwesenheit von Erwartung und Angst aus. Selbst die Erfüllung aller (v. a. materieller) Wünsche macht nicht glücklich, sondern erzeugt nur immer neue Wünsche. Anzustreben ist, in jedem Augenblick Sinn und Erfüllung zu erfahren. »Sich selbst zu lieben heißt im Grunde, das Leben zu lieben. Indem wir andere glücklich machen, machen wir uns selbst glücklich« (a. a. O., S. 50). Die wesentlichen Glücksmerkmale sind Selbstlosigkeit, Gelassenheit, Veränderungsbereitschaft und das Vermögen, die Schönheit von Dingen zu erkennen.

Eine vorübergehende Sinneserregung, die in der heutigen Konsumgesellschaft »mit immer neuen Kreationen unermüdlich Pseudofreuden vorgaukelt« (a. a. O., S. 71), hat wenig mit echter, durch innere Zufriedenheit hervorgerufener Freude gemeinsam. Auch im Internet lässt sich eindrucksvoll beobachten, wie allein die Ankündigungen neuer Features für Kommunikationsplattformen, neuer Spiele oder deren Erweiterungen (mitunter mehrere Jahre im Voraus) die potenziellen Nutzer in Erregung, also einen emotionalen Spannungszustand versetzen, »der zu einer Art geistiger Betäubung führen kann« (ebd.). Für Onlinespielabhängige waren die Release-Termine (Erscheinungszeitpunkte von Spielen oder Erweiterungen) für eine gewisse Zeit die wichtigsten Daten ihres Lebens. Daten also, die neue Eindrücke und neue Herausforderungen verheißen, wobei sich der Spieler sicher ist, diese auch zu meistern.

Die Überwindung elementarer Ängste gelingt nur mit der Zuversicht, dass jede Situation zu bewältigen ist. Es ist also Selbstvertrauen notwendig, welches sich dramatisch von Selbstgefälligkeit und Ichbezogenheit unterscheidet – Ersteres befreit von elementarer Verletzlichkeit, Letztere dienen deren Verschleierung und Schutz. Es fällt umso leichter, innere Stärke zu entwickeln, je weniger das Gefühl eigener Wichtigkeit besteht, da es Angriffspunkt für verbale, emotionale und sonstige Attacken sein kann (a. a. O., S. 126). »Wenn wir ein stark ausgeprägtes Selbstbild haben, werden wir ständig versuchen, uns zu vergewissern, dass es respektiert und akzeptiert wird. Nichts ist schmerzlicher, als es infrage gestellt zu sehen« (a. a. O., S. 134). Dieses Bild aufzugeben bedeutet einen enormen Freiheitsgewinn. Jedem Menschen kann dann mit Wohlwollen, Leichtigkeit und Gelassenheit ohne Gewinnerwartung und Verlustangst begegnet werden. Unaufrichtiges und egoistisches Denken, Reden oder Handeln ist dann nutzlos (a. a. O., S. 135).

Darüber hinaus wird somit auch verhindert, Gedanken mit unangemessener Bedeutung aufzuladen, die durch ausgelöste Emotionen eine bedrängende oder bedrückende Wirkung entfalten. Würden Emotionen ständig ausgelebt werden, wird tendenziell ein Zustand psychischer Instabilität hervorgerufen. Eine Reihe von Studien deutet mittlerweile darauf hin, dass sich innere Spannungszustände durch das ungezügelte Ausleben negativer Emotionen nicht nachhaltig verringern, sondern dass dies eher zu einer Gewöhnung und Gewohnheit führt. Gedanken und Emotionen in ihrer Entstehung und Wirkung auf sich selbst und andere zu beobachten könnte eine wesentliche Säule eines therapeutischen Prozesses sein. Speziell auf das Spüren eines Verlangens bezogen, welches immer mit einem inneren Bild verbunden ist, könnte es lohnenswert sein, zu untersuchen, wodurch dieses Bild angeregt wird: durch das Anschauen des Smartphones oder PCs, durch die Vorstellung der zu erwartenden Kommunikation oder Spielerlebnisse, durch einen Klang, eine Berührung oder eine Erinnerung.

Auf das empfundene Glück wirkt sich offensichtlich besonders stark der Grad an emotionaler Intelligenz aus, also die Fähigkeit, in den Emotionen authentisch zu sein und sie förderlich regulieren zu können. Emotionale Stabilität und Selbstmitgefühl spielen dabei als Facetten emotionaler Intelligenz eine entscheidende Rolle. Wer eher genügsam, selbstsicher und vertrauensvoll ist und besser mit seinen Schwächen mitfühlen kann, ist glücklicher (Bucher 2009, S. 54 f.).

Für das Glücksempfinden ist v. a. das dopaminerge System (Neuronen, die Dopamin enthalten) zuständig, wobei zwischen dem Erwartungsglück (Vorfreude, Lust) und dem Befriedigungsglück (Erlebensfreude, Genuss) unterschieden werden kann. Die Vorfreude sorgt dafür, sich endgültig für eine Aktivität zu motivieren. Während die Befriedigung erreicht wird, geht die dopaminerge Aktivität zurück, und es werden verstärkt körpereigene Opioide ausgeschüttet (a. a. O., S. 58). Auch für eine exzessive Mediennutzung sind diese Prozesse von entscheidender Bedeutung, da sich aufgrund der vorwiegend positiven Erlebnisse während der Internetaktivitäten ein entsprechender Kreislauf besonders schnell manifestieren kann und es für den Nutzer dann aktuell objektiv keine Aktivität zu geben scheint, die ähnliche Glücksempfindungen auslöst.

Forschungsergebnisse legen nahe, dass das individuelle Glückserleben bei vielen Menschen zu 50 Prozent genetisch bedingt, zu etwa 10 Prozent durch Lebensumstände bedingt und zu 40 Prozent veränderbar ist (Lyubomirsky 2007, S. 31), also v. a. durch Veränderung der Aktivitäten und Einstellungen. Beispielsweise erhöhen die Fähigkeit der Dankbarkeit für unscheinbare Dinge und eine hoffnungsvolle, optimistische Grundhaltung nachweislich das Glückserleben. Sich und anderen verzeihen können sowie wohltätige Handlungen sind ebenfalls entscheidende Glückselemente.

Ein gutes und damit glückliches Leben hängt von sechs Tugenden ab: Weisheit und Wissen, Mut, Liebe und Humanität, Gerechtigkeit, Mäßigung, Spiritualität und Transzendenz (vgl. Peterson a. Seligman 2004).

Viele der folgenden Thesen und Aussagen stützen sich auf die Ausführungen des Soziologen, Philosophen und Therapeuten Erich Fromm, einem der größten Humanisten des 20. Jahrhunderts. Er hat früh eine Reihe gesellschaftlicher und psychischer Phänomene und Prozesse klar analysiert. Einiges wird erst in Studien der jüngeren Vergangenheit eindrucksvoll belegt, einiges gilt heute in verschärfter Form. Viele seiner Thesen und Ansichten, Hinweise und Empfehlungen sind als Ausgangspunkt therapeutischer Interventionen nutzbar.

Fromm (2007) sieht in der Liebe und dem Interesse an der Welt – an den Menschen, der Natur, der Wirklichkeit, der Lust am Denken und an der Kunst – wesentliche Leidenschaften. Dem entgegen steht aus seiner Sicht die archaische Leidenschaft der Destruktivität, der Zerstörung als Selbstzweck.

Zu fragen wäre nun, ob eine exzessive Mediennutzung mitunter als Ausdruck oder Folge einer stärkeren destruktiven Neigung, als Liebe zu leblosen Maschinen und generierten Lichtpunkten gelten könnte. Und wenn dem so wäre, ob und wie dieses änderbar ist. Da die wichtigsten Erfahrungen in jungen Jahren die unmittelbaren – Erfahrungen mit der eigenen Körperlichkeit in einer physischen Umwelt und Beziehungserfahrungen – sind, plädiert eine Reihe von Forschern und Klinikern dafür, darauf zu achten, wann im Laufe der Entwicklung die Zeit für ein bestimmtes Bildschirmmedium gekommen ist. Es ist wichtig, »dass ein Kind zuerst diejenigen medialen Ausdrucks- und Kommunikationsformen erfährt und erlernt, die von der eigenen Körperlichkeit und Sinnlichkeit ausgehen und die eigene Fantasie fordern und fördern« (te Wildt 2012). Unter Umständen trägt eine nicht entwicklungspsychologisch sinnvoll erfolgte »Medialisation« (a. a. O.) zu der benannten Bevorzugung lebloser Dinge bei.

»Es betrifft den modernen Organisationsmenschen und die Frage, wie krank dieser eigentlich ist, wenn er so entfremdet, narzisstisch, ohne Bezogenheit, ohne wirkliches Interesse für das Leben ist. Wie krank ist ein Mensch, der sich nur für Apparate und Maschinen interessiert, und den ein Sportwagen mehr bewegt als eine Frau?« (Fromm 2007, S. 28). Einerseits zeigt sich das Krankhafte an bestimmten Symptomen wie Angst und Unsicherheit, andererseits kann nicht eine ganze Gesellschaft krank sein, da die Menschen funktionieren. Das Problem besteht nach Fromms Auffassung darin, sich erfolgreich an die allgemeine Krankheit anzupassen.

> »Das therapeutische Problem ist in diesen Fällen sehr schwierig, denn der moderne Organisationsmensch leidet ja an einem Kernkonflikt, das heißt an einer tiefen Störung in seinem Persönlichkeitskern, also an einer extremen Form des Narzissmus und an einem Mangel an Liebe zum Leben. Wollte man ihn heilen, bedürfte es in erster Linie einer Veränderung in der gesamten Persönlichkeit; gleichzeitig hätte man fast die gesamte Gesellschaft gegen sich, denn die Gesellschaft begünstigt die Neurose. So ergibt sich die paradoxe Situation, dass man es theoretisch mit einem kranken Menschen zu tun hat, der aber vom Standpunkt der Gesellschaft aus nicht als krank gilt.« (a. a. O., S. 29)

Besonders wichtig für die Lebensfähigkeit ist laut Fromm der Grad der Selbsterkenntnis. Je höher dieser ist, desto richtiger sind zu treffende Entscheidungen (a. a. O., S. 48 f.). In diesem Sinne sollten alle Möglichkeiten zur Erhöhung der Selbsterkenntnis in Beratung und Therapie genutzt werden. Yalom (2010) empfiehlt, ein therapeutisches Setting als »sozialen Mikrokosmos« zu nutzen, vor allem als Beispiel für die Beziehungsgestaltung und die Art der Kommunikation des Klienten. Schlechte Anpassung wie ständiges Fordern, Ängstlichkeit, Arroganz, Distanziertheit, Rechthaberei, Dominanz und der Hang zur Verführung zeigen sich auch in einer therapeutischen Sitzung. Der Klient sollte ermutigt werden, alle Gelegenheiten für Interaktionen zu nutzen (bei Eltern, Geschwistern, Treffen von Freunden oder Bekannten, Partys), um sich selbst dabei zu beobachten und zu überprüfen.

Da bedeutsame Einschnitte wie Krankheit (eines Angehörigen), Altern und Festtage als Horizont vielfach Tod und Sterblichkeit haben, sollten Gespräche über den Tod nicht ausgespart werden. In offener und sachlicher Form könnte eine gelassene und nüchterne Analyse der eigenen Ängste, u. a. in Bezug auf die eigene Auslöschung und die Sorge um Hinterbliebene, entscheidend zur Selbsterforschung beitragen. Im Angesicht des Todes werden viele reifer und weiser (Yalom 2010).

Gerade der Umgang mit derartigen existenziellen Erfahrungen wird in der Herkunftsfamilie geprägt und kann nur durch eine bewusste Modifizierung und alternative Erfahrungen verändert werden. Je nachdem, welche impliziten Intentionen Eltern verfolgen, können Kindheitserfahrungen den weiteren Lebensweg bestimmen.

Nach Fromm besteht das Hauptinteresse der meisten Eltern im Ausüben von Herrschaft. Ihre Liebe ist im besten Fall eine gutartige

Besitzhaltung, in der überwiegenden Zahl der Fälle jedoch ein Besitzen, bei dem Selbstachtung und Selbstvertrauen des Kindes verletzt werden (Fromm 2007, S. 57 ff.). Auch wenn ich diese Ansicht nicht vollständig teile und sie keinesfalls auf alle Familien anwenden würde, könnte es lohnen, in der Beratung zu prüfen, ob den Eltern die exzessive Internetnutzung v. a. deshalb suspekt ist, weil die Elternkontrolle in gewisser Weise eingeschränkt wird. Um das respektvoll umzusetzen, sollten entsprechend gute Fragen dazu entwickelt werden (möglicherweise mithilfe des Buches von C. Kindl-Beilfuß (2011): *Fragen können wie Küsse schmecken*).

Leidenschaften entwickeln sich v. a. auch aufgrund der bestehenden gesellschaftlichen und familiären Umweltbedingungen. Letztlich sichert eine ausgewogene Balance zwischen Aktivität und Muße ein gelingendes Leben.

Ohne Aktivität und Anstrengung, Mut und Entscheidungsfreude kann sich kaum ein dauerhaftes Gefühl der Zufriedenheit und Erfüllung entwickeln, da nur bei der Bewältigung einer wirklichen, nachhaltigen, das Erleben verändernden Herausforderung die durch körpereigene Stoffe erzeugten Glücksgefühle entstehen. Fehlende Muße führt mitunter zu Aktionismus und zur Verhinderung des Bestehens entscheidender Herausforderungen.

Das Interesse an der Welt, beispielsweise durch die Nutzung der menschlichen Kultur (Musik, Literatur, Kunst), rechtzeitig und intensiv zu entwickeln ist von entscheidender Bedeutung. Ein fortgesetztes, permanentes, übermäßiges Interesse an sich selbst kann eher zu einer erlebten Dysbalance führen. Eine gesteigerte Selbstbezogenheit während der Pubertät sollte im Laufe der Zeit relativiert und durch einen gelingenden Umgang mit anderen ersetzt werden. Man kann sich nur dann seiner Vernunft bedienen, wenn man demütig geworden ist und seine Kindheitsträume von Allwissenheit und Allmacht überwunden hat (Fromm 2010, S. 137). Gerade diese Tendenzen werden durch das Internet jedoch eher befördert – durch die Verfügbarkeit scheinbar unbegrenzten Wissens, im Erleben hyperrealistischer und fantastischer Spielwelten oder durch räumlich und zeitlich grenzenlose Kommunikation.

Ein Mensch sollte auf das, was ihn umgibt, auf die Menschen, die Ideen, die Natur, in einer teilnehmenden Weise bezogen bleiben (Fromm 2007, S. 192). Dabei ist eine direkte Wahrnehmung des Gesichtes, der Körperhaltung, der Gestik und Zugewandtheit eines anderen wichtig, da ansonsten ein Großteil dessen, was für die Erkenntnis eines anderen Menschen wesentlich ist, verloren geht.

»Nichts, was wirklich wertvoll ist, kann ohne Anstrengung getan oder gelernt werden und erfordert einiges an Opfer und Disziplin« (a. a. O., S. 193). »Alles, was man nur macht, wenn man eben gerade in Stimmung ist, ist in Wirklichkeit nicht gut [...] Wenn man das Leben ernst nimmt, dann gibt es darin viele Dinge, die man tun muss, nicht weil sie aus sich heraus lustvoll sind, sondern weil sie aus anderen Gründen notwendig sind« (a. a. O., S. 221). Was auf den ersten Blick lustfeindlich klingt, könnte durchaus therapeutisches Potenzial entfalten, u. a., indem in kleinen Diskursen und Konzentrationsübungen oder gemeinsam entwickelten Disziplintests geprüft wird, wie ernst das Leben vom Klienten genommen wird. Mitunter ermöglicht erst diese Ernsthaftigkeit Lust und Genuss nachhaltig.

Allerdings ist es in unserer Kultur sehr schwierig, sich zu konzentrieren, »wo alles der Konzentrationsfähigkeit entgegenzuwirken scheint. Der wichtigste Schritt dazu ist, zu lernen, mit sich selbst allein zu sein, ohne zu lesen, Radio zu hören, zu rauchen oder zu trinken [...]« (Fromm 2010, S. 128). Um der Unruhe, Angst und Gedanken der Wertlosigkeit entgegenzuwirken, empfiehlt Fromm einfache Übungen: jeden Morgen und Abend mindestens 20 Minuten in eine entspannte Haltung setzen, die Augen schließen und eine weiße Wand vorstellen; alle störenden Bilder und Gedanken ausschalten und das eigene Atmen verfolgen; lernen, sich bei allem, was man tut, zu konzentrieren – Musik hören, Lesen, Unterhaltung mit einem anderen, Genießen einer Aussicht u. v. m. (a. a. O., S. 129).

Heute werden die letzten im Alltag verbliebenen mentalen Rückzugsräume (Mußeräume) in oder an Bahn oder Bus sowie die Fußwege zu Institutionen, Einrichtungen, Ausbildungs- und Arbeitsstätten in vielen Fällen durch belanglose Smartphone- oder Tabletaktivitäten zerstört.

Für die Verbesserung der Konzentrationsfähigkeit sind aber gerade die trivialen Unterhaltungen möglichst zu meiden und stattdessen eigene ernsthafte Gedanken zu entwickeln (ebd.). Zwar ist das sogenannte Grooming, also die mentalen Streicheleinheiten für Freunde und Bekannte, nicht unwichtig, sollte jedoch in einem angemessenen Verhältnis zum gehaltvolleren Austausch stattfinden.

Ließe sich also in einer Beratung ermitteln, wie echt und nichttrivial die medial geführten Unterhaltungen sind? Könnte dieses mit einem Klienten erarbeitet werden? Wie groß würden Klient und Berater selbst den Anteil an eigener virtueller trivialer Unterhaltung schätzen?

> »Es steht uns hirnphysiologisch ein sehr eingeschränkter Fokus zur Verfügung, um die Welt zu erfahren. Doch wir brauchen diesen Fokus, sonst sind wir zerstreut und springen in unserem Denken wie die Affen hin und her. Unser Denken wird dann voll sein von unbrauchbaren Informationen. Also sind wir verantwortlich für das, was wir in uns aufnehmen. Wenn wir alles ganz beliebig in uns aufnehmen, werden wir kein bedeutsames Leben führen können.« (Csikszentmihalyi 2006, S. 162)

Freunde zu haben macht glücklich. Hierbei entscheidet v. a. die Qualität der Freundschaft über die Größe des empfundenen Glücks. Gute Freundschaften tragen zum Selbstwirksamkeitserleben, zu sozialer Kompetenz sowie einem verstärkten Freiheits- und Hoffnungsempfinden bei. Eine erhöhte Anzahl von Freunden macht allerdings nicht glücklicher (Bucher 2009, S. 101 f.). »Im Großen und Ganzen verzweifeln Leute deswegen am Leben, weil sie unfähig sind, dauerhafte und befriedigende zwischenmenschliche Beziehungen einzugehen« (Yalom 2010, S. 62).

Je näher der Mensch der Realität ist, desto fähiger ist er, sein Leben adäquat zu leben. Je weiter er von der Realität entfernt ist, desto mehr Illusionen hat er und desto weniger ist er fähig, das Leben richtig zu meistern (Fromm 2007, S. 196).

Natürlich kann auch eine exzessive Mediennutzung dazu dienen, der Realität nah zu sein – z. B. bei der Pflege und Vertiefung von Freundschaften, der gemeinsamen Teilhabe an virtuellen Konsumgütern oder Kenntnisvertiefung natürlicher und gesellschaftlicher Prozesse. Bei ausschließlich medialer Freizeitaktivität ist die Wahrscheinlichkeit einer Realitätsentfernung jedoch weitaus höher. Exzessive Spieler entwickeln beispielsweise unrealistische Berufswünsche und stellen sich vor, Software- oder Spieleentwickler, Gamemaster oder Administrator werden zu können, ohne oder trotz Kenntnis der entsprechenden Voraussetzungen und Anforderungen.

Diese Wünsche entstehen sicher nicht zuletzt aufgrund des vielfach erlebten Flow-Zustandes, jenem Erleben, bei dem Zeit und Selbst vergessen werden, die Aufmerksamkeit uneingeschränkt auf die ausgeführte Tätigkeit und den nächsten Schritt gerichtet ist und ein vollkommenes Gleichgewicht zwischen Anforderung und Kompetenz erfahren wird (Csikszentmihalyi 2006, S. 93). Flow tritt tatsächlich am häufigsten bei der Arbeit auf, sodass ein Anstreben dieses Zustandes während einer beruflichen Tätigkeit durchaus sinnvoll wäre. Grundlegende Voraussetzung für Flow-Erfahrungen ist die freie Entscheidung für die entsprechende Tätigkeit. Aktive Hobbys, speziell Sport und Tanzen, sind besonders prädestiniert.

Da Flow im Augenblick des Erlebens immer beglückend ist, entscheiden die Empfindungen danach eher über die Wirkung auf die persönliche Potenzialentfaltung. So können unangenehme Gefühle entstehen, wenn etwas Unverantwortliches getan wurde – als dramatischstes Beispiel sei hier das Flow-Erleben in Kriegssituationen genannt – oder versucht wurde, etwas zu kompensieren oder zu überdecken wie die innere Leere, das Ungeliebtsein oder die Einsamkeit. Nur wenn auch nach der Situation Freude, innere Ruhe und Gelassenheit empfunden werden, trägt das Flow-Erleben nachhaltig zum Wohlbefinden bei. Wenn keine Menschen direkt durch das autotelische Handeln, bei dem das entscheidende Ziel die Tätigkeit selbst ist, mit der der Handelnde verschmilzt, geschädigt werden und eine Kompensationsintention nicht bewusst ist, entstehen in der Regel auch nach dem eigentlichen Flow-Zustand positive Gefühle. Ehemalige Internetabhängige berichten noch nach Jahren über Euphorieempfindungen, wenn sie an ihre Spielaktivitäten und das erfüllende Danach zurückdenken. Csikszentmihalyi (2006) betont jedoch, dass Flow-Erfahrungen nur dann wirklich glücklich machen, wenn sie nicht in einem einzigen Tätigkeitsfeld erlebt werden, es also mehr als eine genussvolle Sache im Leben gibt, in die sich voll und ganz zu vertiefen möglich ist (S. 84). Wettbewerb kann dabei eine gute Möglichkeit sein, herauszufinden, wer man ist und wozu man fähig ist. Wird er jedoch zur entscheidenden Kategorie, kann er zerstörerisch wirken, da es nur noch darum geht, der Beste, Machtvollste oder Reichste zu sein und andere zu besiegen oder klein zu machen (a. a. O., S. 86 ff.).

Wer in seiner Freizeit sozialen Tätigkeiten nachgeht, stärkt seine emotionale Kontrolle, zeigt weniger Symptome von Angst oder Depression und entwickelt wirksamere Stressbewältigungsstrategien. Anregende und herausfordernde Freizeitaktivitäten tragen zur Potenzialentfaltung bei und erhöhen das psychologische Wohlbefinden. Da in einem bewegten Körper Endorphine und Glücksbotenstoffe ausgeschüttet werden, das Selbstwertgefühl gestärkt, die Wertschätzung des Lebens vertieft und der Schlaf verbessert wird, ist Sport beglückend. Die beglückendste Freizeittätigkeit ist das Tanzen. Häufige Internet- und Fernsehnutzung vermindern die Lebenszufriedenheit signifikant. Obwohl viele angeben, sich dabei wohlzufühlen, zeigen Untersuchungen, dass ein bequemer Konsum (u. a. das Fernsehen mit in Europa durchschnittlich 3,5 Stunden pro Tag) negativ mit dem Glücksempfinden korreliert. Eine übersteigerte Erwartungshaltung und erhöhte Ängstlichkeit tragen dazu bei (Bucher 2009, S. 103 ff.).

> »Die Aufregung und das Vergnügen, die wir zunehmend intensiver werdenden Sinnesreizen abgewinnen [...] können niemals ein Ersatz für echtes inneres Wohlbefinden sein. Exzesse sollen uns aus unserer Gleichgültigkeit und Teilnahmslosigkeit reißen. Meist führen sie jedoch nur zu nervöser Erschöpfung und notorischer Unzufriedenheit.« (Ricard 2008, S. 249)

Zu lernen, den gegenwärtigen Moment zu genießen, statt permanent Energie in äußere Aktivitäten zu investieren, kann das Glücksempfinden massiv erhöhen (ebd.).

Auch Fromm plädiert für eine Gewahrwerdung (Achtsamkeit) der Seele und des Körpers, der eigenen verkrampften Körperhaltung und des Atmens (Fromm 2007, S. 203). Hieraus ließen sich ebenfalls therapeutische Interventionen entwickeln, die für einen Exzessivspieler oder -onlinekommunikator den Fokus wieder verstärkt auf Körperempfindungen und -signale während der Nutzungszeit richten könnten.

In der Konzentrationsfähigkeit sieht Fromm ebenso eine Vorbedingung für die Fähigkeit zu lieben und beschreibt, dass wir uns eigentlich fürchten zu lieben und uns dem anderen ohne Garantie auszuliefern. Bei aktiven Handlungen geht es nicht darum, irgendwie beschäftigt zu sein, sondern um eine Aktivität im Sinne des aus sich heraus Tätigseins, als produktivem Gebrauch der eigenen Kräfte (Fromm 2010, S. 145).

Für eine Therapie wäre zu prüfen, ob dieses ggf. anleitbar oder inspirierbar ist und ob erörtert werden könnte, wie hoch der Klient den eigenen Aktivitätsgrad einschätzen würde. Falls sich dadurch die erlebte Liebesfähigkeit des Klienten erhöhen ließe, wäre das in jedem Fall lohnenswert, da viele Klienten äußern, sich ungeliebt zu fühlen. Für Fromm ist die Liebe die einzige vernünftige Lösung der menschlichen Existenz (a. a. O., S. 150).

> »Von der Ersetzung der menschlichen und tierischen Körperkraft durch mechanische und später nukleare Energie bis zur Ablösung des menschlichen Verstandes durch den Computer bestärkte uns der industrielle

> Fortschritt in dem Glauben, auf dem Wege zu unbegrenzter Produktion und damit auch zu unbegrenztem Konsum zu sein, durch die Technik allmächtig und durch die Wissenschaft allwissend zu werden.« (Fromm 1980, S. 13)

Durch moderne Rechner, Tablet-PCs und Smartphones kumulieren sich diese Allmachts- und Allwissenheitsfantasien und werden ständig neu befeuert. Allerdings zeigt die jüngere Forschung: Je größer und umfassender die Möglichkeiten werden, umso mehr findet eine Wissensauslagerung statt. Das Verständnis für die benutzten Geräte sinkt nachweislich nicht nur in Bezug auf ihre Funktionsweise, sondern auch in Bezug auf ihre Funktionalität – den Umfang der Optionen eines Smartphones schöpfen die Wenigsten aus, den meisten Nutzern sind diese nicht einmal bekannt. Eine dadurch empfundene Machtlosigkeit kann eine Abhängigkeitsentwicklung befördern, da das unbewusst erlebte Defizit durch die Nutzung noch ausgefeilterer Technik kompensiert werden soll.

Mitunter führt dieses Spüren von Machtlosigkeit und Unglück zu einem Rückzug in virtuelle Nebenwelten, da es letztendlich zerstörerisch wirkt. So könnte die Bevorzugung der virtuellen (Licht-)Welt eher Ausdruck dafür sein, dass deren Konsequenzen für ein Leben in der physischen Welt unerträglich erscheinen.

»Die Beschleunigung, die Steigerung der Erlebnisepisoden, ist unsere Antwort auf das Todesproblem geworden. Wir wollen ein ewiges Leben vor dem Tod haben« (Hartmut Rosa in Opitz 2012, S. 115). Wollen exzessive Internetnutzer also im Grunde ewig leben? Ist für sie der erlebte Gleichtakt neben dem gleichzeitigen Sondieren unendlich vieler Optionen ihre mentale Realisation der Ewigkeit?

»Am liebsten würden viele von uns ja genau so funktionieren wie eine Maschine oder ein Computer. Rund um die Uhr aktiv sein können, keine Pausen mehr kennen, keine Wartezeiten [...]« (Karlheinz Geißler in Opitz 2012, S. 89). In diesem Sinne ließe sich prüfen, in welcher Weise und mit welchem Anstrengungslevel ein Exzessivnutzer aktiv sein will. Der Zeitforscher Geißler plädiert für ein rhythmisches Leben, bei dem Wiederholungen mit Abweichungen stattfinden und jeder Tag inhaltlich und qualitativ ein wenig anders ist. Das vertaktete Leben, mit seinen Wiederholungen ohne Abweichungen, bei dem sich die Tage qualitativ immer gleichen, macht unzufrieden.

In der Beratung könnte demzufolge untersucht werden, wie sehr ein Onlinespieler schon im Gleichtakt lebt und ob eine Rückkehr zu einem rhythmisierten Leben wünschenswert und möglich ist. Die damit verbundenen Ängste wären dabei ausführlich zu thematisieren.

Durch das Konsumieren wird v. a. Angst vermindert, weil das Konsumierte nicht weggenommen werden kann, aber es zwingt auch, immer mehr zu konsumieren, denn das einmal Konsumierte hört auf zu befriedigen (Fromm 1980, S. 37).

Konsum ohne Anstrengung kann zwar Vergnügen und Nervenkitzel erzeugen, hinterlässt jedoch ein Gefühl der Traurigkeit, wenn der Höhepunkt überschritten ist, da die inneren Kräfte nicht zugenommen haben (a. a. O., S. 115). Für einige Klienten müsste diese Aussage noch verschärft werden: Die inneren Kräfte nehmen durch die Vermeidung der Bewältigung anstehender Entwicklungsaufgaben, die Auflösung eines adäquaten Tagesrhythmus' und fehlenden Schlaf eher ab. Mitunter bleibt dann nur die Flucht in den nächsten Kick, die nächste verführerische Erregung – Angebote dafür existieren heute in unüberschaubarer Zahl.

Die meisten Formen des Konsums fördern nach Fromm die Passivität. Das Bedürfnis nach Geschwindigkeit – heute u. a. beobachtbar an den zunehmenden Schnittwechseln in Filmen und Videoclips, den immer rasanteren Showinszenierungen oder wechselnden Trends – und Neuheit (Spielerweiterungen, Features von Kommunikationsplattformen, technische Neuentwicklungen) ist ein Ausdruck der Ruhelosigkeit und der inneren Flucht vor sich selbst. Fromm erläutert, »dass das ständige Ausschauhalten nach neuen Dingen, die man tun, und nach neuen technischen Spielereien, die man ausprobieren kann, nur ein Mittel ist, um sich davor zu schützen, sich selbst oder anderen nahe zu sein« (a. a. O., S. 170).

Allerdings ist das Verlangen, ein Gefühl des Einsseins mit anderen zu erleben, eine der stärksten Antriebskräfte des menschlichen Verhaltens und auch der Hauptantrieb des Bedürfnisses, sich anzupassen. »Die Angst, zum Außenseiter zu werden, ist noch größer als die Angst vor dem Tode« (a. a. O., S. 104). Dies könnte eine Ursache der gesteigerten digitalen Kommunikationsaktivitäten in der heutigen Zeit sein – im Sinne von: »Je größer meine gefühlte oder gefürchtete Einsamkeit ist, desto mehr kommuniziere ich.«

Die aktuellen Ergebnisse der Glücksforschung, aus den Bereichen der Neurobiologie, Psychologie und Philosophie, lassen sich wie folgt als praktische Regeln, um sich glücklich(er) bzw. zufrieden(er) zu fühlen, zusammenfassen (vgl. Precht 2007):

- *Aktivität* – geistiger Stillstand macht schlechte Laune.
- *Sozial leben* – soziale Bindungen in Freundschaft, Partnerschaft und Familie konsequent pflegen und mitunter immer wieder neu initiieren.
- *Konzentration* – das Hier und Jetzt genießen – sich ausgewählte und konzentrierte Genüsse organisieren.
- *Realistische Erwartungen* – Überforderung führt zu dysfunktionalem Stress, Unterforderung auf Dauer zu Dopaminmangel, welcher Lethargie, Frustration und Depression begünstigen kann.
- *Gute Gedanken* – möglichst günstige Bewertung eigener Empfindungen (hilfreich könnten dabei ein Glückstagebuch sein, in welches alle schönen Momente eines Tages eingetragen werden; Selbstironie und das Meiden von Unlust, welche sich z. B. sehr zuverlässig bei Vergleichen mit anderen einstellt).
- *Gelassener mit Unglück umgehen* – nicht mit unveränderbaren Umständen hadern.
- *Freude durch berufliche Tätigkeit* – diese erzeugt oftmals den notwendigen Druck, um aktiv zu sein; sich angenehme und befriedigende Momente während der Arbeit bewusst zu machen kann das Autonomie- und Loyalitätsbedürfnis gleichermaßen stärken.

Sehr verkürzt ausgedrückt: »Glück ist schön, macht aber viel Arbeit« (Precht 2007).

Aus systemischer Perspektive sind Forschungsergebnisse immer etwas ambivalent – einerseits sind es i. d. R. unsystemisch, insbesondere ohne Berücksichtigung des Kontextes erhobene Daten, die letztlich nur einen statistischen Mittelwert widerspiegeln und damit wenig über das individuelle Erleben eines Menschen auszusagen vermögen; andererseits erhöhen sie beispielsweise die Wahlmöglichkeiten für die Inhalte eines Beratungsgespräches.

Therapeutisch ließe sich dieses Wissen zum Beispiel psychoedukativ nutzen. Gegebenenfalls könnten auch die einzelnen Aspekte mit dem Klienten betrachtet und der aktuell bestehende mit dem Wunschgrad der Umsetzung jedes Aspektes verglichen werden. Bei erkennbarer Diskrepanz könnten daraufhin gemeinsam Strategien zu deren Verminderung kreiert werden.

Inwieweit das gelingt, hängt wie jede therapeutische Intervention zu einem großen Teil vom Charakter des Klienten und dem des Therapeuten ab. Sechs Dimensionen des Verhaltens sind dabei besonders beachtenswert: die *Intelligenz*, speziell der Umgang mit Problemen und der individuelle Lösungsstil; der *Antrieb*, also das Energielevel und die Konstanz der Zielverfolgung; die *Zufriedenheit*, die sich v. a. in der Genussfähigkeit und Glückskompetenz zeigt; die *Moral*, die sich in moralischer Orientiertheit sowie der Intensität der Handlungsleitung manifestiert; der *Freundschaft*, also der Fähigkeit zu längerfristigen Beziehungen und dem *Vertrauen*, insbesondere der Offenheit und Bindungsfähigkeit (Wolf 2011).

Diese Charakterdimensionen korrelieren mit den Persönlichkeitsmerkmalen, den sogenannten »Big Five«: *Extraversion* (eng verknüpft mit der Begeisterungsfähigkeit – in maximaler Ausprägung würde die Persönlichkeit als gesellig, aktiv, gesprächig, personenorientiert, herzlich, optimistisch beschrieben werden); *Neurotizismus* (Grad der emotionalen Stabilität, Zufriedenheit, Ich-Stärke – eine neurotische Persönlichkeit wäre: ängstlich, angespannt, traurig, nervös, unsicher); *Gewissenhaftigkeit* (ein gewissenhafter Mensch ist: organisiert, sorgfältig, planend, effektiv, verantwortlich, zuverlässig, überlegt); *Verträglichkeit* (mitfühlend, hilfsbereit, altruistisch, kooperativ, nachgiebig) und *Offenheit für Erfahrungen* (Beschäftigung mit neuen Erfahrungen und Eindrücken – eine offene Persönlichkeit wäre: interessiert, intellektuell, fantasievoll, unabhängig). So hat die Dimension der Zufriedenheit einen engen Bezug zum Neurotizismus, moralisches Handeln spiegelt sich in der Gewissenhaftigkeit und der Verträglichkeit, Antrieb korreliert mit Offenheit und Extraversion, Vertrauen und Freundschaft mit Verträglichkeit und wiederum Offenheit für Erfahrungen.

Im Zuge der empfohlenen Selbsterkenntnis und zum Entwurf eines realistischen Erwartungshorizontes für angestrebte Veränderungen könnten die Charakterstruktur und ihre Wirkung in Beratungs- und anderen Kontexten beleuchtet werden. So ließe sich gegebenenfalls die Art der Trägheit (als fehlender oder negativer Antrieb) ergründen. Zu klären wäre, welches der drei Ziele dominierend ist: möglichst wenig zu tun, Herausforderungen aufgrund fehlenden Selbstvertrauens zu vermeiden oder das Aufschieben von als wichtig erkannten Aktivitäten bei gleichzeitiger Beschäftigung mit einer Vielzahl von Belanglosigkeiten (Ricard 2008, S. 312).

Ebenso wie die Sinnelemente sind auch die Charaktereigenschaften nicht statisch und werden durch neue Erfahrungen, sinnstiftende Kommunikation und die permanent revidierten Selbsterzählungen bis zu einem gewissen Grad veränderbar.

Diese Unsicherheiten werden durch den derzeitigen gesellschaftlichen Rahmen eher verstärkt als vermindert. Opitz (2012) beschreibt sie als »Zustand rasenden Stillstands, in dem zwar alles ständig in Bewegung ist, aber keine Entwicklung mehr stattfindet« (S. 275). Wäre ein Internetabhängiger in diesem Sinne also die adäquate Verkörperung unserer rasenden und gleichzeitig erstarrten Zeit?

Kurzzusammenfassung

Mögliche Antworten auf die Fragen nach dem Sinn, der Liebe und dem Glück sind so vielfältig wie die Menschen selbst. Und doch scheint vieles darauf hinzudeuten, dass die gelebte Liebe (auch im »Kleinen«), erkennbar an Zuneigungsbekundungen, Freundlichkeit und selbstloser Hilfsbereitschaft, sowie eine dankbare Achtsamkeit und Wertschätzung von Begegnungen, Natur und Dingen glückliche Momente implizieren können. Ein glückliches Leben und die Erfahrung der eigenen Potenzialentfaltung auf körperlicher, geistiger, emotionaler und Beziehungsebene wiederum generieren einen Sinn an sich. Sollte darüber hinaus noch transzendenter Sinn (welcher sich aus der Verbundenheit mit etwas ergibt, das über die eigene Existenz hinausreicht) erfahrbar sein, könnten Sinnhaftigkeit und Glückserleben weiter verstärkt werden. Zur Entwicklung der Fähigkeit, Glück zu empfinden, werden vielfach Achtsamkeits- oder Meditationsübungen empfohlen.

3.2 Mögliche Themen und Fragen zu Liebe, Sinn und Glück

In Familiensystemen sollten die Fragen entsprechend der systemischen Grundlagen, das heißt überwiegend zirkulär und ressourcenorientiert, gestellt werden. Wenn sich während des therapeutischen Gespräches Gelegenheiten bieten, Thesen und Auswirkungen während der direkten Kommunikation zu prüfen, sollte davon so oft wie möglich Gebrauch gemacht werden.

Macht, Regeln und Kontrolle

- Wer gilt (oder galt) in der Familie in den meisten Fällen als Entscheider? In welchen Fällen berücksichtigt dieser Beratung aus dem Familiensystem? Warum?

- Auf welche Weise und in welchem Ausmaß werden Entscheidungen beeinflusst?
- Welchen Zielen dienen die Entscheidungen und Regeln in der Familie?
- Wer hat den größten Nutzen, wenn die Entscheidungen und Regeln umgesetzt werden? Woran ist das erkennbar? Wie und was denken die einzelnen Familienmitglieder darüber?
- Wie wird die gegenseitige Kontrolle ausgeübt? Wie fühlen sich der Kontrollierende und der Kontrollierte dabei? Welche Rückmeldungen werden dazu gegeben? Wie würden die Beteiligten bei vertauschten Rollen denken, fühlen, agieren?
- Wer übernimmt für wen oder was in welcher Form Verantwortung? Welche Auswirkungen hat das auf die jeweiligen Beteiligten? Welche Verantwortlichkeiten werden lieber delegiert? Warum?
- In welchen Bereichen trifft wer freie Entscheidungen? Wo lässt wer in seinem Tun für sich und andere Sinn erkennen? Wer würde was zum Sinn seines Lebens erklären?
- Wie wird die Kontrolle über die eigene Zeit ausgeübt? Wie wichtig ist der Lebenssinn für die Zeitkontrolle? In welchen Bereichen zeigt wer ein hohes Maß an Gelassenheit?

Gedanken über sich und andere

- Wessen Gesichtszüge, Mimik, Gestik, Körperhaltung könnte wer wie genau beschreiben? Was sagt eine bestimmte Mimik, Gestik, Körperhaltung über den Zeigenden, sein Verhältnis zum Gegenüber und seine Ansprüche an ihn? (Als Beispiel könnte die Kommunikation in der Beratung genutzt werden.)
- Wie oft kreisen die Gedanken um eigene Befindlichkeiten und Gefühle? Wie oft versetzt sich wer in die Gedanken- und Gefühlswelt eines anderen? Welches Verhältnis wäre günstig? Was wäre dann anders?
- Was könnte zum Nachvollziehen des Erlebens anderer hilfreich sein? Wie ließe sich eine mögliche Wirkung testen?
- Welche Kulturgüter interessierten und interessieren die Familienmitglieder? Gab oder gibt es gemeinsame Nutzungsrituale? Welchen Sinn könnte die jeweilige Nutzung haben? Wie könnte es jeweils auf die (einen) Beobachter wirken?

- Welche schönen Gedanken hat wer über sich? Welche Anlässe gibt es dafür? Wer nutzt was, um sich einmal eine Gedankenauszeit zu gönnen? Wie gut und wie lange gelingt das? Was ist danach zu spüren? Wie reagieren andere darauf?
- Wer tröstet sich auf welche Weise nach einem missglückten Versuch? Welche Wirkung hat das auf das Angehen eines erneuten Versuches?
- Auf welche Weise sind bei wem welche Leidenschaften entstanden? Mit welchen inneren Bildern sind diese Leidenschaften verknüpft? Wodurch wird die Entstehung dieser inneren Bilder angeregt? Wem ist es unter welchen Bedingungen wie gelungen, aus der Leidenschaft kein einengendes Verlangen werden zu lassen?
- Wer würde von wem sagen, dass er eine große innere Stärke besitzt? Woran ist diese erkennbar? Wie wichtig nimmt sich der innerlich Starke? Wie ließe sich prüfen, ob die Vorstellung von großer eigener Wichtigkeit für das Zusammenleben eher hilfreich oder hinderlich ist?
- Wer hat welche Erfahrungen mit Krankheit und Tod? Wer hat mit wem in welcher Art darüber geredet? Wessen Tod und welche Beerdigungen wurden erlebt? Welche religiösen Überzeugungen bestehen bei wem? Welche Einstellungswandlung könnte sich bei wem vollzogen haben? Wer könnte über welche Fantasien und Träume in Bezug auf Sterblichkeit und Tod berichten?
- Worauf möchte wer in 20 Jahren zurückschauen? Welche glücklichen Momente werden sich für wen ereignet haben? Was wird das Selbst besonders gestärkt haben? Welche Momente werden besonders wichtig gewesen sein?

Als Übung: Stellen Sie sich regelmäßig (täglich) Ihr bestmögliches Selbst vor – Sie haben hart gearbeitet und erfolgreich Ihre Lebensziele erreicht. Welche Bilder und Gedanken tauchen auf? (Bucher 2009, S. 187).

Gedanken über die Welt

- Welche Emotion ist besonders charakteristisch für menschliches Zusammenleben? Wie ist das zu erklären?
- Welche guten Seiten hat die Endlichkeit irdischen Lebens?

- Welche Beziehung lässt sich in welcher Form zu einem technischen Gerät wie dem Computer (Smartphone) aufbauen? Welche Potenziale können sich dadurch entfalten, welche eher nicht?
- In welchem Takt funktioniert (klingt) derzeit die Welt (in Deutschland)? In welchem Takt sollte sie klingen? Wie vertaktet ist das Leben dadurch für wen? Welcher Takt wäre für wen wünschenswert? Wie könnte dieser erreicht werden?
- Woran ließe sich ein »richtiges« (gutes, zufriedenes etc.) Leben erkennen?
- An welchen Plätzen und in welchen Situationen ist heute noch Stille zu erleben? Wer setzt sich heute noch der Stille aus? Wofür könnte es gut sein, Stille auszuhalten? Auf welche Weise könnte dieses wieder erlernt werden?
- Welche guten Gründe könnte es geben, niemals Stille erfahren zu wollen? Welche Ängste können uns wovor schützen?

Ernsthaftigkeit, Konzentration und Anstrengung

- Wie ernst ist das Leben? Was genau bedeutet Ernsthaftigkeit? Was wäre anders, wenn das Leben weniger ernst oder ernster genommen werden würde? Wer würde das woran merken? Welche Auswirkungen hätte das kurz- oder langfristig in Bezug auf Beziehungen? Welche Auswirkungen hätte das kurz- oder langfristig in Bezug auf die Umsetzung von Zielen?
- Wer würde welche Aktivitäten als sinnvoll und wichtig bezeichnen? Welche der eigenen Aktivitäten tragen zum Wohlergehen welcher Menschen bei? Welche sinnvollen Aktivitäten hat wer für welche Zeit aufgeschoben bzw. wird sie aufschieben? Wie ist das zu erklären? Wer hat bei welchen Herausforderungen manchmal das Gefühl, sie nicht zu meistern? Was wäre hilfreich?
- Welche Ansprüche stellt wer an sich? Wem ist es wobei gelungen, sich Herausforderungen zu stellen, die im ersten Moment die Fähigkeiten zu übersteigen scheinen?
- In welchen Bereichen gelingt eine längere Konzentration besonders gut? In welchen Bereichen zeigt sich wer besonders diszipliniert? Von wem wird das auf welche Weise gewürdigt? In welchen Bereichen könnte sich wer eine Verbesserung gönnen? Wie ließen sich entsprechende Übungen kreieren? Wer könnte dabei wen in welcher Weise unterstützen?

- Zu welcher Zeit zeigt wer auf welchem Gebiet besondere Einsatzfreude und Anstrengung? Wann erhält er welche Würdigung dafür? Auf welchen Gebieten könnte etwas mehr Anstrengung einen angenehmen Effekt erzielen? Welche Effekte wären das? Wer würde das auf welche Weise honorieren?
- Welche Aktivitäten bewundert wer bei wem? Warum gerade diese Aktivität? Wie könnte ein Hauch dieser Aktivität selbst gelebt werden?
- Welche (größeren und kleineren) Herausforderungen hat wer noch bewältigt? Welche Art von Zuversicht entstand dadurch für die Bewältigung ähnlicher Aufgaben? Wie kommuniziert und redet wer mit sich und anderen darüber? Welche Kommunikation wäre hilfreich? Welche Experimente ließen sich kreieren, um das Selbstvertrauen (die gefühlte Bewältigungskompetenz) zu stärken?
- Welchen Wert könnte permanentes Nichtstun haben?

Realität und Bedeutsamkeit

- Wer spürt wann und bei welchen Aktivitäten besondere Lebendigkeit? Wie ist das zu erklären? An welchen Anzeichen lässt sich das erkennen?
- Was sind realistische Einschätzungen oder Bewertungen? Wann sind Einschätzungen oder Prognosen besonders realistisch? Wofür könnte das für wen hilfreich sein?
- Welche Unterhaltungen der vergangenen Wochen (Monate) waren besonders bedeutsam? Wer würde noch sagen, dass sie wichtig waren? Woran lässt sich die Wichtigkeit erkennen? Welche Gedanken, Haltungen, Meinungen oder Handlungen wurden dadurch beeinflusst?
- Woran sind glückliche Momente zu erkennen? Wer hat zurzeit die meisten Glücksmomente? Wie werden diese organisiert? Was ist dabei hilfreich? Woran sind glückliche Menschen zu erkennen?
- Wann befindet sich wer im Flow? Wie geht es ihm danach? Was tut er, um sich wieder in einen Flow-Zustand zu bringen? Wie wichtig ist wem Wettbewerb? Wer misst sich mit wem? Was ist das Ziel dabei – eher sich selbst zu verbessern oder den anderen zu besiegen? Wie ist das zu erklären?

- Welchen Unterschied gibt es zwischen momentanem Wohlbefinden und langfristigem Zufriedenheitserleben? Wer führt welche Tätigkeiten aus, um sich langfristig wohlzufühlen?
- Was würde wer wem empfehlen, um sich kurzfristige Glücksmomente zu schaffen? Was würde wer wem empfehlen, um sich langfristig wohler zu fühlen?
- Wann hat wer in den vergangenen Wochen kleine Treffen mit Freunden oder der Familie – zum Reden, Kochen, Backen, Spielen oder Sporttreiben – arrangiert? Wenn auch die Vorbereitung etwas Aufwand gekostet hat, welche schönen Momente bleiben im Gedächtnis?
- Wann zeigt wer in der Familie Anzeichen von Weisheit und Wissen, Mut, Liebe und Humanität, Gerechtigkeit, Mäßigung, Spiritualität und Transzendenz?
- Wer hat was in den vergangenen Tagen verziehen? Welche kleinen Wohltaten wurden von wem geleistet?
- Wer hat sich in welche Lebensexperimente begeben, um Glücksstrategien zu finden? Welches Lebensziel wird von wem auf welche Weise verfolgt? Was hat wer in den vergangenen Tagen nur für sich getan? Was war daran für das Zusammenleben gut?
- Was hat wer heute (gestern) für sich und andere getan, dass er sagen könnte, es war ein sinnvoller (guter) oder glücklicher Tag? Welche Gedanken, Gefühle und Körperempfindungen stellen sich ein, wenn (kein) Sinn erkennbar wird? Wie geht wer damit um? Was tut dann wer?

4 Spurensuche und Thesen: Mögliche unbewusste Wirkprinzipien

Hier sollen einige Aspekte des Erlebens von Klienten aufgeführt werden, die im Zusammenhang mit exzessiver Bildschirmmediennutzung einen besonderen Stellenwert besitzen. Gleichwohl handelt es sich um menschliche Erlebnisbereiche, die in vielen anderen Kontexten eine ähnlich bestimmende Dynamik entfalten können.

Für Berater und Therapeuten kann es hilfreich sein, den Fokus zeitweise konsequent auf einen der unten beschriebenen Erlebensaspekte zu legen und daraus ggf. Interventionen zu entwickeln.

4.1 Umgang mit Ängsten und Depressionen

»Irgendwie habe ich eine wahnsinnige Angst vor Ablehnung. In der Schule habe ich bei Vorträgen immer eine Scheißegal-Stimmung vorgetäuscht.«

(Christoph, 27)

Sehr entscheidend für den Umgang mit Ängsten kann die Art der Beziehung zum Leben sein, von der Schmid (2012) u. a. die im Folgenden kurz skizzierten Varianten identifiziert hat. Bei der »Befreundung mit dem Leben« werden dessen Eigenheiten akzeptiert und mitunter kritisch gewertet. Bei der »ausschließenden Beziehung« wird das Leben abgelehnt und zurückgewiesen – diese führt zum Selbstausschluss aus dem Leben. Die »funktionale Beziehung« ist auf ein reibungsloses Funktionieren ausgerichtet – Spaß, Erfolg und ewige Jugend sollen sich realisieren – Schmerz, Krankheit, Älterwerden und Tod »beleidigen den modernen Anspruch auf Autonomie« (S. 68). Das Klagen über widrige Umstände ist hierbei wesentlich präsenter als der Mut, Schwierigkeiten zu meistern und ungewöhnliche Möglichkeiten zu verwirklichen.

In der »virtuellen Beziehung zum Leben« kann es »ganz auf der Ebene des Denkens und Träumens« (ebd.) verbleiben. »Der elektronisch erzeugte virtuelle Raum bietet die Möglichkeit, online einsam mit aller Welt zusammen zu sein, immer auf Distanz zur Wirklichkeit offline« (ebd.). Körperliche und seelische Bedürfnisse sind dabei jedoch nicht gänzlich zu negieren.

In Abhängigkeit davon, welche Beziehung zum Leben gewählt wird, beeinflusst durch Persönlichkeitsmerkmale, Erfahrungen im sozialen und kulturellen Umfeld sowie die eigenen Erklärungsstrategien, Deutungen und Bewertungen, ergeben sich bestimmte Erwartungen an das Leben. Werden diese enttäuscht, wird das Leben als unbefriedigend empfunden. So wird beispielsweise die erhoffte Fülle des Lebens oft nur im Rückblick deutlich, »in der Gegenwart ist das Leben, von gelegentlichen Verdichtungen abgesehen, porös« (a. a. O., S. 69). Nur eine Akzeptanz der Gegensätzlichkeiten des Lebens, der willkommenen und unwillkommenen Zufälligkeiten und Unabänderlichkeiten sowie der Veränderungsnotwendigkeit und Widerständigkeit kann zu einer Liebe zum Leben oder wenigstens Kooperation führen. Dadurch wird die Angst eines Menschen vor Erfahrungen und Herausforderungen reduziert. Sinngebung erleichtert diese Akzeptanz, wobei neben einem dezidierten Lebenssinn auch »der Sinn der Sinnlichkeit, der Sinn der Beziehungen zu anderen oder der Sinn des Nachdenkens über Zusammenhänge« denkbar wäre (a. a. O., S. 70 f.).

Oft sind Menschen, die Bildschirmmedien exzessiv nutzen, bemüht, sich von realen Herausforderungen und Erfahrungen abzulenken und ihre Ängste zu kompensieren. Dies ist schon bei Grundschulkindern zu beobachten. Je stärker eine Angst empfunden wird, desto massiver kann sich das Verlangen nach permanenter Flucht in virtuelle Welten entwickeln. Von Schlippe und Schweitzer (2012) haben festgestellt, dass das Erleben geringen familiären Zusammenhalts und chronischer Konflikte zwischen den Eltern die Ängstlichkeit bei Kindern fördert. Starre Werte und Überzeugungen in der Familie gelten als Risikofaktor für soziale Phobien. Früher oder dramatischer Verlust sowie innere oder äußere Überforderung können ebenso zu einer Verstärkung von Angsterleben beitragen (S. 90 f.).

Die etymologische Bedeutung von Angst (lateinisch: Enge), die auf körperliche Enge und Einengung des Handlungsspielraums hindeutet, hat in Bezug auf exzessive Bildschirmmediennutzung eine weitere Bedeutungsebene. Der Handlungsspielraum wird einerseits auf die Interaktion mit einem Bildschirm verengt und gleichzeitig mental wie durch ein virtuelles Fenster ins Unendliche ausgedehnt. Durch die erlebte Vielfalt an Handlungsmöglichkeiten wird die Angst aufgelöst oder in den Treibstoff für virtuelles Agieren verwandelt. Dieser Effekt kann so befreiend sein, dass für Mediennutzer vergleichbare Wirkungen durch alternative Aktivitäten nicht mehr vorstellbar sind. Auch der wichtige Hinweis, dass es für einen Organismus unmöglich ist, Angstreaktionen über einen längeren Zeitraum aufrechtzuerhalten, ist dann wertlos.

Nach Ansicht Mückes (2007) entwickeln sich symptomatische Ängste (soziale, Agora-, hypochondrische Phobien, generalisierte Angststörungen), wenn eine starke Loyalitätsseite dafür sorgen will, dass man von signifikanten anderen akzeptiert und angenommen wird. Die Autonomie- oder Bedürfnisseite wird unterdrückt, und es besteht die Gefahr der potenziellen Selbstaufgabe. Aus diesem Grund holt sich die Bedürfnisseite die Angst zu Hilfe. So können Ängste Bindungen steuern, vor sozialen Forderungen bewahren (Nähe-Distanz-Regulation) und Selbstfürsorge organisieren (a. a. O., S. 415 ff.).

Von Schlippe und Schweitzer (2012) empfehlen, die Ausgewogenheit von Anspannung und Entspannung zu prüfen, ob negative Gefühle angemessenen Ausdruck finden können und ob lebensgeschichtliche Veränderungen umgesetzt werden müssten, also ein »Reformstau« vorliegt (S. 94).

In Beratungsgesprächen mit Familien wird oft von der Sorge um die fehlende Leistungsbereitschaft im schulischen Bereich bei den (mitunter erwachsenen) Kindern berichtet, gleichzeitig jedoch die Angst um das Kind in dramatischen Situationen in Verbindung mit Alkohol- oder Drogenkonsum, Kriminalität oder Gewalt geschildert, wenn es den PC eben nicht so exzessiv nutzen würde. Die kontinuierliche Wahrnehmung dieser Ängste durch den Jugendlichen oder jungen Erwachsenen kann ihn aus Loyalität den Eltern gegenüber weiter an diese Exzessivnutzung binden. In diesen Fällen bietet sich an, ausführlich zu erörtern, was eine Wunderbehandlung, die alle Sorgen in Bezug auf eine Medienabhängigkeitsentwicklung nehmen würde, zur Folge hätte: Wer würde es wann und woran bemerken? Was wäre der erste Moment, in dem jemand denken würde, es wäre doch besser, wenn diese Sorge noch da wäre (beispielsweise wenn der Jugendliche abends allein aus dem Haus gehen würde)?

Der oben angesprochene Sinn durch Nachdenken über Zusammenhänge ist dann bereichernd, wenn dieses Nachdenken nicht in permanente Grübelei und letztlich Schwermut umschlägt, welcher verstetigt in eine Depression münden kann. Auch hier ist also eine gute Balance notwendig, ein ständiges Austarieren zwischen Intro-

und Extraspektion, zwischen Aktion und Muße, zwischen Den-Dingen-auf-den-Grund-Gehen und dem So-sein-Lassen.

Da diese Fähigkeit zum Austarieren wie alle Fähigkeiten von den eigenen Anlagen, Erfahrungen und jeweiligen Gegebenheiten abhängt, können sich bei vielen Menschen zeitweise depressive Stimmungen zeigen. Schon in der Grundschule leiden etwa zwei Prozent der Kinder an Depressionen – während der Pubertät erhöht sich der Anteil noch einmal deutlich. Geringe familiäre Kommunikationsintensität, Vernachlässigung und Anfeindungen wirken sich verstärkend aus. Intensives Computerspielen oder exzessives Onlinekommunizieren kann für eine gewisse Zeit durchaus helfen, um einem Stimmungstief zu entrinnen. Die Gefahr, dass es zur einzigen Stimmungsregulation wird, ist aufgrund der immer umfassenderen virtuellen Möglichkeiten heute allerdings größer als je zuvor. Umgekehrt kann der in massiver Onlinekommunikation erlebte Stress oder eine beginnende Computerspielabhängigkeit depressive Symptome durchaus verstärken.

Depression und Medienabhängigkeit könnten also eine rückbezügliche Dynamik entwickeln. Die Symptomatik einer Medienabhängigkeit selbst enthält mitunter depressive Elemente. Depression kann als »unbewusste und unwillkürliche Lösung gegen erdrückende Forderungen begriffen werden, die an einen gestellt werden oder die man sich selbst stellt« (Mücke 2007, S. 364). Wesentliche, von außen beobachtbare Symptome ähneln sich auffallend: Interessenverlust, Freudlosigkeit bei äußeren Anregungen, verminderter Antrieb und abnehmende Konzentrationsfähigkeit, geringes Selbstwertgefühl und Selbstvertrauen, Schlafstörungen sowie negative und pessimistische Zukunftsgedanken. Welches Symptom welcher Störung zuzuordnen ist, ist nur selten eindeutig zu klären. Letztlich entscheidend sind hilfreiche Interventionen. Um diese zu entwickeln, kann das Wissen um mögliche Auslöser von Bedeutung sein. Eine Depression könnte beispielsweise durch eine Hinderung am Ausdruck von Bedürfnissen, Gedanken, Gefühlen und Bewegungsimpulsen, eine länger andauernde Unterforderung oder Überforderung sowie Ziellosigkeit begünstigt werden.

Gerade bei exzessiven Computerspielern ist häufig festzustellen, dass sie Anforderungen als Unter- oder Überforderung erleben – ohne zu prüfen, ob die Anforderungen auch Anspruchsvolles und Ansprechendes (bei Unterforderungsvermutung) enthalten oder sie den Anforderungen gerecht werden könnten (trotz Überforderungsvermutung). Dies steht oft in engem Zusammenhang mit der Angst vor Abwertung oder Kontrollverlust. Die erlebte Unter- oder Überforderung muss also nicht zwangsläufig einer tatsächlichen entsprechen, da durchaus Anspruchsvolles oder Leistbares in den Aufgaben enthalten ist.

Die Symptomatik einer Depression dient demzufolge u. U. dazu, Bedürfnisse deutlich werden zu lassen, die anders nicht artikulierbar sind. Dies kann beispielsweise für das Gleichgewicht in einer Partnerschaft bedeutend sein oder die Balance zwischen familiären Loyalitätsverpflichtungen und eigenen Bedürfnissen unterstützen, gerade dann, wenn Konfliktfreiheit und Zusammenhalt als oberste Priorität gelten oder ein starker Perfektionsdruck herrscht. Auch diese Phänomene sind in Familien, die eine problematische Nutzung eines oder mehrerer Kinder wahrnehmen, überproportional häufig zu beobachten. Hier ist es lohnenswert, die unbewusst vermittelten Werte und Prinzipien offenzulegen, um eine nachhaltige Verhaltensänderung zu ermöglichen (siehe hierzu auch Kap. 8.10 »Das Familiengesprächsstruktogramm«).

Als weitere mögliche sinnstiftende Elemente für depressives Verhalten gelten das Ruhenehmen, Verantwortungsabgabe, die Aufwertung anderer (als Retter) und das Einfordern von Zuwendung (von Schlippe u. Schweitzer 2012, S. 78 ff.).

4.2 Umgang mit Langeweile

»Die Medien vermitteln Unzufriedenheit und Langeweile auslösende ›Traumwelten‹, die sich vielerorts verhängnisvoll auf das Beziehungs- und Familienleben auswirken.«

(Kern 2009, S. 58)

Als eine der häufigsten Begründungen für eine intensive Nutzung von Kleincomputern (Smartphones, Tablets, portable Spielkonsolen), Fernseher, Standkonsolen oder PC wird Langeweile angegeben. Auch wenn auf den ersten Blick klar zu sein scheint, was damit gemeint ist, lohnt es oft, das konkrete Erleben genauer zu ergründen.

Für Maria T. Kern (2009) steht im Vordergrund aller Ursachen von Langeweile die Sinnfrage. Nur Sinnwerte als Ziel menschlicher Existenz könnten den Menschen so bewegen, dass die Zeit vergeht. »Wir alle haben das Bedürfnis, uns um etwas zu kümmern, um nicht ohne Grund und Sinn zu sein […] Wenn wir nur um uns selbst kreisen, beginnen wir unweigerlich, uns furchtbar zu langweilen« (a. a. O., S. 32).

Als weitere begünstigende Rahmenbedingungen für das Erleben von Langeweile gelten Stimulationsarmut und Überreizung. Dabei ist die gesellschaftliche Bedeutung des Wartens oder Nichtstuns nicht unerheblich. War das Warten früher integraler Bestandteil des Lebens, gilt es heute eher als Handlungshemmung und Zeitvergeudung. Hieraus ergibt sich eine positive Konnotation des Beschäftigterscheinens, die sich bis in die kleinste gesellschaftliche Zelle, die Familie, durchgesetzt hat.

Formen von Langeweile sind zum einen die situative, überdrüssige und existenzielle Langeweile, die perspektivlos und sinnentleert erlebt wird, und zum anderen die schöpferische Langeweile, die der inneren Sammlung, dem Reifen und Klären von Absichten und Ideen dient.

Die Art des Langeweileerlebens wird durch Persönlichkeitsmerkmale bestimmt – wenn Sinnarmut und »Warten ohne Erwartung« (a. a. O., S. 38) dominieren, kann sich eine chronische Langeweile entwickeln. Äußere Bedingungen wie fehlende Stimulation, Motivation und Abwechslung erzeugen die eher flüchtige Gelegenheitslangeweile, welche sich kurzfristig durch mitunter lustlose Ablenkung mit äußeren Reizen beheben lässt. Bei dauerhafter Nutzung gleicher Ablenkungsreize kann es allerdings zu einer »Entreizung« kommen und die Ablenkungsaktivitäten können chronisch werden, wie beispielsweise fernsehen oder Computer spielen (a. a. O., S. 39).

Ein sich langweilender Mensch ist gleichzeitig voller Leere und Spannung. Bei chronischer, existenzieller Langeweile besteht ein Bedürfnis nach intensiver psychischer Betätigung, aber gleichzeitig ein Mangel an Anregung bzw. eine Unfähigkeit, sich anregen zu lassen.

Nach Fromm (1980) langweilen sich Menschen, die auf aktivierende Reize positiv reagieren können, nicht.

Als weitere Ursachen benennt Kern (2009) Unterforderung (entsprechend dem Flow-Modell von Csikszentmihalyi); einen unsicheren Bindungsstil, welcher mangelhafte emotionale und soziale Kompetenz zur Folge haben kann); fehlende angemessene (u. a. zeitliche) Interaktion im Kleinkindalter (stattdessen: Überhäufung mit vielen oder ungeeigneten Spielsachen), welche innerliche Anspannung und Leere auslösen kann; mangelnde Selbstständigkeit, Autonomie und

Individualität in Verbindung mit mangelndem Selbstwirksamkeitserleben; fehlende Wechsel und Varietät sowie einen geringen Wissenshunger.

Dem entgegenwirken können Neugier, das Interesse, Dingen auf den Grund zu gehen, Abenteuerlust, Spieltrieb, Verantwortungsbewusstsein, Sinnorientierung und Sinnerfahrung.

Die in der Jugendphase verstärkt auftretende Langeweile ist im Normalfall eine Übergangslangeweile. Studien zeigen, dass die Motivation für Freizeitaktivitäten in dieser Phase in zwei Fällen steigt: Die Jugendlichen können frei wählen, und Eltern kennen sich in diesen Aktivitäten aus (Sharp et al. 2006).

Klienten geben in Beratungsgesprächen mitunter eine Vielzahl von Gründen an, warum sie bestimmte Aktivitäten nicht ausprobieren können, und beschreiben gleichzeitig ein Erleben von tief greifender Langeweile, die sich nur durch die Bildschirmmediennutzung verdrängen ließe. Hier als Berater immer neue Beschäftigungen vorzuschlagen erweist sich oft nicht als hilfreich. Das Prüfen entsprechender Einstellungen des Klienten und deren Auswirkungen auf sein Handeln und Erleben (siehe auch »Langeweilecheck« Kap. 8.4) könnte eher zu einer Veränderung führen.

4.3 Umgang mit Anforderungen und Neugier

»Ich kann mir nicht merken, wie alt ein Elefant ist.
Bei allen Dingen bin ich immer nur Mittelmaß ...«
(Mathias, 32)

Über das richtige Maß von Anforderungen, die weder als Unter-, noch Überforderung erlebt werden, wurde hier schon mehrfach gesprochen. Tatsächlich scheint es in unserer Gesellschaft eher schwer, ein individuell richtiges Maß zu kreieren. Die weitgehend von natürlichen Bedürfnissen entkoppelte Arbeit, die ausschließlich zur Existenzsicherung dient, erzeugt nicht selten ein Gefühl der Über- oder Unterforderung. Ein auf Effizienz ausgerichtetes System vernachlässigt häufig individuelle Bedürfnisse, sodass manche Menschen »ausbrennen« oder »abstumpfen«.

Dieses Erleben hat letztlich auch Folgen für den Umgang mit Kindern in Familien. Gut meinende Eltern versuchen ihre Kinder zu »Funktionierern« zu erziehen, damit diese es später in Beruf und

Gesellschaft leichter haben. Individuelle Voraussetzungen, Besonderheiten und Rahmenbedingen bleiben dabei oft unberücksichtigt. Auch wenn Eltern gerade dadurch ihre Liebe zu zeigen meinen, wird sie für die Kinder eher verschleiert. In der Schule setzt sich dieses Erleben in ähnlicher Weise fort – auch hier spielt weniger die Liebe zu den Kindern und die Achtung vor ihnen eine Rolle als die Um- und Durchsetzung von standardisierten Normen, denen möglichst alle in gleicher Weise gerecht werden sollen.

Das Erleben adäquater Anforderungen, die die eigenen Ressourcen aktivieren, nach einem Misserfolg zu einem neuen Versuch anspornen und bei Erfolg eine tiefe Befriedigung und die Freude auf neue Aufgaben erzeugen – wie es im Kleinkindalter regelmäßig der Fall ist – wird von einigen nur noch selten erlebt.

Verfestigt sich dieses Erleben, können dauerhafte Frustration und eine Ablehnung gegenüber allen Anforderungen die Folge sein. Nicht selten stellte sich in Beratungsgesprächen mit Familien, die ihr Kind als nahezu ausschließlich computeraffin erleben, heraus, dass im Kindesalter eine fast unbändige Neugier vorhanden war. Kinder mit einem ausgeprägten Forscher- und Entdeckerdrang versuchen, den Phänomenen auf den Grund zu gehen, und nehmen ggf. persönliche Risiken in Kauf. Stoßen sie permanent an Grenzen, die diese Entdeckerlust in Verbindung mit den selbst gestellten Anforderungen und Aufgaben hemmen oder sie als unangemessen disqualifizieren, wird dieses Bedürfnis nachhaltig unterdrückt.

Die natürliche Neugier, das tief greifende Interesse an Beziehungen und Dingen verkümmert, da ein entsprechendes Agieren immer auch zu Herausforderungen führen könnte. Oder das Interesse fokussiert sich auf eine Aktivität, welche entweder die erlebte Diskrepanz zwischen Anforderungen und eigenen Fähigkeiten vergessen lässt (z. B. durch den Konsum von Suchtmitteln) oder die ein separates Erleben erfüllender Herausforderungen ermöglicht, beispielsweise die digitale Light-Variante der Beziehungsanbahnung und -pflege oder das Vertiefen in virtuelle (Spiel-)Welten.

Eine therapeutisch hilfreiche Chance liegt in diesen Fällen u. U. im Aufdecken dieser Zusammenhänge und im Einladen zu Experimenten, die diese verfestigte Annahme irritieren könnten.

Untersuchungen zeigen, dass manche Menschen sich immer wieder an schwierige, gefährliche oder frustrierende Episoden erinnern und darauf bedacht sind, Gefahren, Scheitern und Ansehensverlust zu vermeiden, statt nach Erfolg, Liebe, Glück, Spaß, Aufmerksamkeit usw. zu streben. Welche Erinnerungen überwiegend präsent sind, entscheidet über das Selbstbild und die Art und Weise, wie auf die Umwelt reagiert wird. Das Bewusstmachen dieser selbstdefinierenden Erinnerungen als verdichtete und durch starke Emotionen und Symbole angereicherte Episoden kann dazu beitragen, Ziele und Bedürfnisse im Leben (neu) zu definieren.

Die Erinnerung an Krisen und Konflikte kann dann produktiv werden, wenn eine Lehre oder Konsequenz für die Zukunft daraus gezogen wird. Eine gezielte und bewusste Auseinandersetzung gelingt z. B. durch die Betitelung von Zeit- oder Lebensabschnitten, eine Auflistung der dominierenden Motive und die Reflexion der jeweils ausgelösten Emotionen während der Erinnerungen.

Douwe Draaisma (2009) fand heraus, dass zwischen dem 10. und 25. Lebensjahr die nachhaltigsten Erfahrungen gemacht werden. In diese Zeit fällt auch das Erleben der Folgen der ersten wichtigen Entscheidungen und verantwortungsvollen Aufgaben und Anforderungen. Negative Erfahrungen können durch ein ständiges Aufrufen in selbstdefinierenden Erinnerungen, die symbolhaft und metaphorisch Leistungs- und Beziehungserleben verdichten, für ein ganzes Leben prägend werden. Gelingt es jedoch, positive Erinnerungen herauszuarbeiten oder negative umzudeuten, können jene abwertenden und beschränkenden Selbsterzählungen modifiziert werden.

4.4 Suche nach Nähe und Kontrolle

»Wenn mir im Chat jemand auf den Wecker geht, klick ich ihn weg – wenn mich alle nerven, logg ich mich aus.«

(Bernd, 42)

Viele Menschen haben eine tiefe Abneigung gegen Unsicherheit – sie reagieren auf Unbekanntes und Verunsicherndes ängstlich und vorsichtig. Wie vor 10.000 Jahren fungiert das Gehirn als Gefahrensensor, rechnet überwiegend mit dem Schlimmsten und erzeugt Unbehagen in unsicheren Lebenslagen. In konkreten Bedrohungssituationen ist das nach wie vor hilfreich. Wenn allerdings kognitive Unsicherheit oder Ungewissheit hervorgerufen wird, wirkt dieser Mechanismus kontraproduktiv. Gedanken an Kontrollverlust und Unvorhersagbarkeit führen zu Hilflosigkeit.

Das Fehlen traditioneller Lebenszusammenhänge und eine zunehmende Individualisierung der Gesellschaft können eine tief greifende Verunsicherung bei jungen Menschen zur Folge haben. Diese wird mitunter verstärkt, indem Eltern ihre Kinder mit verunsichernden Verboten und Einschränkungen belegen, da sie selbst permanent von Horrorszenarien ausgehen. So wird der natürliche Bewegungsdrang weniger frei ausgelebt, und die Neugierde auf Neues und Unbekanntes wird nicht gestillt. Die neben den möglichen Risiken bestehenden Chancen auf Erweiterung der Handlungs- und Funktionsfähigkeiten werden nicht genutzt (Nuber 2012, S. 20 ff.).

Der Katastrophenforscher und Soziologe Wolf R. Dombrowsky (2012) formuliert: »Je wohlhabender, gesättigter und abgesicherter Gesellschaften sind, desto unfähiger werden sie, mit starken Rückschlägen umzugehen, sich umzuorientieren und neu zu denken.« Für den Einzelnen bedeutet es analog die Abnahme der Fähigkeit, mit Unsicherheit umzugehen, wenn unsichere Situationen nicht mehr erfahren werden. Damit gehen das sensorisch und körperlich Seiende, die Lust am Leben und die Sinnlichkeit, das alles in seinen Facetten spüren zu können, in unserer Kultur verloren.

Aus evolutionsbiologischer Sicht ist ebenfalls relativ leicht nachvollziehbar, warum das Bedürfnis nach Nähe so elementar ist: Die Überlebenschance von Menschen war in der Gemeinschaft ungleich höher als allein. Der Wille zur Gemeinschaft hat sich auf diese Weise quasi genetisch etabliert.

Interessanter ist die Frage, warum sich gerade in der jetzigen Zeit der uneingeschränkten technisch unterstützten Kommunikationsmöglichkeiten die erlebte Diskrepanz zwischen Nähebedürfnis und sozialer Realität, also die Einsamkeit, nahezu epidemisch ausbreitet. Laut Sozialforschungsumfragen fühlt sich ein Viertel der Menschen in Deutschland oft einsam. Die Anzahl der Vertrauten sinkt im Vergleich zu den 1980er-Jahren.

Die Soziologin Turkle (2012) vermutet eine zunehmende Angst vor Intimität und zu großer Nähe. Beziehungsverunsichert würden in digitalen Welten Beziehungen geführt, vor denen man gleichzeitig sicher ist. Die Anstrengungen und Verpflichtungen, die sich aus der Pflege tiefer Freundschaften ergeben, werden eher gemieden. Weitgehend unverbindliche Internetkontakte erscheinen als attraktivere Alternative.

Mitunter wird jedoch gerade dadurch das Einsamkeitserleben verstärkt. Unverbindlichkeit schützt zwar vor zu großer Nähe, verhindert allerdings oft auch die Herstellung der angestrebten, intensiv spürbaren Nähe. Dies wird immer dann besonders schmerzlich bewusst, wenn einschneidende Ereignisse wie Krankheit, Trennung o. Ä. bewältigt werden müssen. Tritt die erhoffte Zuwendung, die über eine virtuelle hinausgeht, dann nicht ein, werden alle auf diese Weise gepflegten Beziehungen infrage gestellt.

Einsamkeit fungiert als vorübergehender Zustand im Sinne eines Alarmsignals der Gefährdung des Gruppenanschlusses. Verfestigt sie sich, kann die Steuerung des Denkens und Fühlens und vor allem des Einfühlens in andere beeinträchtigt werden. Die Widrigkeiten des Alltags erscheinen dann dramatischer; Nervosität, Ängstlichkeit und Ärger nehmen zu. Einsame Menschen empfinden die Welt bedrängend und erleben ihren Schlaf weniger erholsam (Cacioppo u. Patrick 2011).

Eine der quälendsten Erfahrungen ist das Gefühl der Ausgeschlossenheit. Die Möglichkeiten des Internets bieten auf scheinbar einfache Weise die Chance, einer solchen quälenden Erfahrung für immer zu entgehen. Erfüllt sich diese Hoffnung nicht nachhaltig, wird mitunter durch eine weiter gesteigerte Onlinekommunikation dieses Gefühl zu unterdrücken versucht.

Ein anderer Weg, der Vereinsamung zu entgehen, ist das Vermenschlichen technischer Geräte. Die Namensgebung von Fahrzeugen, die Ansprache an einen Computer (wenn er beispielsweise nicht so funktioniert wie erwartet), der liebevolle Umgang mit dem Smartphone (der mitunter inniger wirkt als mit Mitmenschen) sind nur einige Beispiele. Gleichzeitig erhöht die Anthropomorphisierung das Gefühl von Kontrolle über eine immer komplexer und unverständlicher werdende Welt.

Gerade exzessive Nutzer bauen auf diese Weise eine Art Beziehung zu den genutzten Geräten auf. Eine Veränderung der Nutzungszeiten entspricht damit auch der Veränderung einer oft über längere Zeit hilfreichen Beziehung, verringert das Sicherheit vermittelnde Kontrollerleben und erhöht die Gefahr verstärkter Einsamkeit. Erst wenn eine Kompensation dieser ungünstigen Entwicklungsoptionen plausibel erscheint und bestenfalls erfahrbar wird, ist eine nachhaltige Modifikation des Nutzungsverhaltens möglich.

4.5 Suche nach Herausforderungen und Abenteuer

»Oft reden meine Eltern, um zu reden. Belangloses ist blöd.«
(Maik, 14)

In den frühen Jahren kindlicher Entwicklung erscheint vieles überaus spannend. Jeder Tag, jeder Moment kann zu einem Abenteuer werden, bei dem Neues entdeckt und ausprobiert wird. Innere Kräfte werden aktiviert und entwickelt, die Möglichkeiten des eigenen Potenzials konsequent ausgelotet. Auch wenn Mädchen den Schwerpunkt ihrer Erkundungen eher auf die Herstellung und Gestaltung von Beziehungen und Jungen eher auf die Untersuchung von Dingen und das Kräftemessen legen, sind Menschen weit überwiegend mit einer Abenteuerlust ausgestattet. Lernzuwachs wird im Gehirn durch die Ausschüttung von Opiaten belohnt und erzeugt damit einen Anreiz für die Suche nach weiteren Herausforderungen.

Solange dieser natürliche Drang nicht blockiert wird, sucht ein Mensch die damit verbundenen erfüllenden Erfahrungen. Studien lassen immer wieder erkennen, dass dieser Drang jedoch bei einer Vielzahl von Menschen mit Beginn einer Lebensphase (vorübergehend) abnimmt oder unterdrückt wird: mit Beginn der Schulzeit. An dieser Stelle soll kein Disput über die Grundlagen des Schulsystems in Deutschland, dessen Auswirkungen und Widersprüchlichkeiten sowie die weitreichende Missachtung neurobiologischer, psychologischer und erziehungswissenschaftlicher Erkenntnisse geführt werden. Dennoch wird durch die Anerkennung der tief greifenden Frustration von Schülern, die sich teilweise als sinnlos erlebten Anforderungen und gleichzeitig extremem Leistungsdruck gegenübersehen, besser verständlich, warum virtuelle Welten, die ganz und gar den eigenen Bedürfnissen angepasst werden können, so attraktiv erscheinen. Während die Herausforderungen in der Schule nicht selten zu Versagensängsten und Depressionen führen, werden die virtuellen Aktivitäten oft als abenteuerlich, belohnend und bereichernd erlebt. Zeitweise können sie stimmungsaufhellend und entspannend wirken, was sich auch im familiären Miteinander entlastend auswirken kann.

Diese Erfahrungen können dann leicht in eine exzessive Nutzung münden. Da das Fehlen der wichtigen körperlichen und haptischen Komponenten – intensive Bewegung, Körperkoordination, Koordination im Raum, Änderung der Atem- und Pulsfrequenz, Berührungen

u. v. m. – beim Agieren im Internet nicht adäquat wahrgenommen wird, kann sich das Gefühl einer nahezu vollständigen Bedürfnisbefriedigung einstellen. Irritiert wird dieses Erleben erst, wenn Eltern, Lehrer oder Freunde, die eine ungünstige Entwicklung befürchten und eine Wesensänderung beobachten, versuchen, massiv gegen die ausufernden Nutzungszeiten zu intervenieren.

Die Abenteuer des Alltags, die mitunter v. a. in häuslichen Pflichten wie Müllrausbringen oder Spülmaschineausräumen und dem Erledigen von Hausaufgaben bestehen, verblassen erwartungsgemäß gegen die virtuellen Verlockungen. Ohne die Intentionen des Jugendlichen wahrzunehmen, kann so ein sich selbst verstärkender Konfliktkreislauf aus Abwertung, Autonomieverletzung, Machtkampf und Resignation entstehen. Ob dann ein behutsames Herausführen aus dieser Situation möglich, eine abrupte Beendigung notwendig oder professionelle Unterstützung angezeigt ist, hängt wesentlich von der aktuellen familiären Situation, den individuellen Voraussetzungen aller Beteiligten und der Art der Bindungen und Beziehungen ab.

4.6 Suche nach Identität und Orientierung

»Vielleicht bin ich so, wie ich bin, nicht richtig.«
(Andreas, 19)

Die meisten neueren Ansätze der Identitätsforschung sehen den identitätsbildenden Prozess nicht als Mittel, um am Ende der Adoleszenz eine gesicherte Identität zu besitzen, sondern als einen lebenslangen Entwicklungsantrieb.

Heiner Keupp (1997) beschreibt, dass eine Collagenbildung aus vorhandenen Lebensstilen und Sinnelementen zu eigenen lebbaren Konstruktionen führt. Der klassische Typ der Identität, welcher sich über seine Geordnetheit und Voraussehbarkeit definiert, wird unter »Zugewinn kreativer Lebensmöglichkeiten« von dem Typus der Patchworkidentität verdrängt, wobei dieser durchaus eine innere Kohärenz aufweisen kann (Keupp u. Höfer 1997, S. 17 ff.).

Entscheidend für die Auffassungen der Identitätskonstruktionen von Keupp ist die Annahme der »Entwicklung optionaler Selbste« (Keupp 1999, S. 194). Er geht von einer Ausrichtung des Handelns an Fragen wie »Wer will ich sein?«, »Wohin will ich mich entwickeln?«

aus. Identitätsentwürfe werden in Identitätsprojekten und damit in der alltäglichen Lebensführung umgesetzt. Auch wenn Identitätsentwürfe utopisch oder überzogen sind, energetisieren sie die Identitätsprojekte und tragen vor allem meist zur Selbstreflexion bei.

Grundlegend für die Identitätsarbeit ist die Ressourcenlage, wobei besonders relevant sei, was ein Subjekt an Ressourcen wahrnimmt, erschließen und nutzen kann. Hierzu gehören ökonomische, kulturelle und soziale Ressourcen. Primärquelle ist die Herkunftsfamilie, wobei die Weitergabe des Kulturkapitals von der dafür nutzbaren Zeit abhängig ist – es bedarf also sinnhafter Kontakte mit Erwachsenen, die dieses bewusst weitergeben. In einer Zeit etablierter Orientierungslosigkeit könnte die Nutzung dieser Ressourcen tief greifend gestört sein.

Neben Anerkennung und Autonomie gelten als weitere Identitätsziele: Integration – das Zugehörigkeitsgefühl zu einer bestimmten Gruppe –, Selbstachtung und Originalität. Die Authentizität, die empfunden wird, wenn die Ambivalenzen und Widersprüche in der Identitätsarbeit in ein für die Person akzeptables Spannungsverhältnis gebracht wurden, manifestiert sich im Selbstgefühl. Dabei wird gespeichert, ob und wie – möglichst der aktuellen Identität entsprechend – selbst gesteckte Ziele erreicht wurden (a. a. O., S. 264).

Die Identitätsarbeit ist ein »Passungsprozess, bei dem vergangene, gegenwärtige und zukunftsbezogene Selbsterfahrungen unter verschiedenen Identitätsperspektiven reflektiert und zu Teilidentitäten zusammengefasst werden« (a. a. O., S. 207). Dieser Prozess ist voller Ambivalenzen, Spannungen und Widersprüche. Passung bedeutet, ein Verhältnis herzustellen, das für das Subjekt lebbar ist.

Menschen können heute inhaltlich unterschiedliche Teilidentitäten haben, wobei oft eine dominierende Teilidentität existiert, die davon abhängt, welche jeweils am besten aktuell organisiert ist – und damit mehr Sicherheit in Anerkennung, Selbstachtung, Autonomie und Originalität vermitteln kann – und welche in einer bestimmten Lebensphase eine höhere Relevanz besitzt. Das Identitätsgefühl ist ein »inneres Regulationsprinzip, dem alle Selbstthematisierungen unterliegen« (a. a. O., S. 225). Positive Gefühle entstehen, wenn hoch bewertete Anforderungen und zentrale Standards erfüllt wurden. Diese Anforderungen zu erkennen bzw. für sich zu formulieren fällt Jugendlichen heutzutage mitunter schwer, sodass positive Identitätsgefühle eher seltener eintreten.

Im Zuge des Testens verschiedener Persönlichkeitsmuster und durch das parallele Arbeiten an unterschiedlichen Identitäten kommt es zwangsläufig zu einer verschiedenartigen Ausrichtung von Weltorientierung. Jede Identität impliziert eine ganz konkrete Weltsicht – eine Varianz von Identitäten erfordert also immer auch eine Varianz von Orientierungen und Präferierungen.

Werte bilden die zentralen Merkmale der Persönlichkeit und liegen den Einstellungen und Handlungen zugrunde. Sie spiegeln neben individuellen Bedürfnissen auch kognitive Repräsentationen von gesellschaftlichen und institutionellen Forderungen.

Im Jugendalter werden individuelle Werthaltungen als »reflektierte Deutungsmuster und Handlungsorientierungen durch ein entsprechendes Verhalten probeweise auf ihre Wirksamkeit getestet« (Schlöder 1993, S. 154). Nur auf diese Weise erhalten Werthaltungen eine individuelle Bedeutung. Beim Fehlen dieses persönlichkeitskonstituierenden probeweisen Verhaltens kann die Relevanz von Werthaltungen nicht mehr erfahren werden. Eine mögliche Folge wäre ein zunehmendes »Verblassen« von Wertvorstellungen.

Der Erwerb von Kompetenzen durch Kommunikation und Interaktion führt letztlich zur Sozialisation. Nach Schlöder wirken Werturteile prinzipiell dynamisch und dienen einer fortschreitenden Wertkongruenz.

Eine gelingende Identität ist abhängig von der sozialen, politischen und wirtschaftlichen Praxis der Gesellschaft sowie ihrem Werte- und Normensystem. Nach Keupp hat zwar die herkömmliche Arbeits- und Erwerbsgesellschaft ihr Ende erreicht, aber in der Bildung, in den Medien, in der Unterhaltung und der Politik wird immer noch der klassische Weg der Identitätsfindung propagiert – Flexibilisierung, Verfügbarkeit, Anpassungsfähigkeit in Bezug auf Verwertungsanforderungen des Kapitals, Durchsetzungsfähigkeit, Dominanzstreben usw. (Keupp 1999, S. 283). So ist vor allem für Jugendliche, die weder durch Familie oder Freunde noch durch Schule und Gesellschaft eine konsequente und anwendungsfähige Wertorientierung erfahren, der Zustand einer gelingenden Identität immer schwerer herzustellen. Intensives Agieren im Internet scheint für junge Menschen auch in dieser Hinsicht zunächst verheißungsvoll – bei fehlender Offlineidentitätsarbeit wird diese Hoffnung jedoch oft enttäuscht.

Neuere Untersuchungen zeigen, dass Persönlichkeitseigenschaften viel entscheidender von den situativen Bedingungen abhängen, als bislang angenommen, wobei ein relativ stabiler Kernbereich von Eigenschaften existiert, der in allen Situationen deutlich wird. In welchem Maße sich jemand dieses Kernbereiches bewusst ist, hängt einerseits von den Eigenschaften selbst ab – beispielsweise von der Art der Selbstreflexion und der Kritikfähigkeit – und andererseits von der Häufigkeit und Intensität des Feedbacks durch andere.

Rückmeldungen über das Wirken des Verhaltens und der Kommunikation sind für den Entwurf des Selbstbildes sehr entscheidend, weshalb das Interesse daran i. d. R. hoch ist. Neben direktem Feedback kann es erfragt oder indirekt erschlossen werden.

Virtuelles Agieren dient vielfach auch der Generierung umfassender Rückmeldungen. Diese können sich allerdings nur auf die Wahrnehmung eines sehr kleinen Teils der entsprechenden Persönlichkeit beziehen: die Art und Intensität der verbalen Netzkommunikation, die virtuelle Selbstdarstellung, den Umgang mit kontroversen Meinungen oder das mehr oder weniger erfolgreiche Spielehandeln. Ängste, Ärger, Einsamkeitserleben oder Trauer lassen sich im Netz wesentlich einfacher verbergen als in direkter Kommunikation, bei der Körperhaltung, Mimik, Gestik oder Tonlage den aktuellen mentalen Zustand widerspiegeln.

Rückschlüsse auf die Gesamtpersönlichkeit sind nur sehr bedingt möglich und führen bei der Suche nach Identität oft zu inadäquaten Selbsteinschätzungen. Bei exzessiven Spielern kann das spielinterne, softwaregenerierte Feedback das eigene Selbstbild weiter verzerren. Die im Spiel erlebte Omnipotenz und Allmacht zieht bei der Bewusstwerdung der Diskrepanz zur realen Wirkmächtigkeit mitunter eine völlige Verstörung des Selbstbildes nach sich. Ohne sensible Unterstützung kann dies selbstzerstörerische Folgen haben – beispielsweise durch eine Entscheidung für weiterhin nahezu ausschließliche Internetaktivitäten.

Selbstredend kann ein intensiver virtueller Austausch auch zum besseren Kennenlernen eines anderen und zur Selbsterkenntnis beitragen. Dies erfordert jedoch ein offenes und ehrliches Einlassen auf existenzielle Fragen und Themen. Derartige Kompetenzen werden meines Erachtens jedoch kaum im Internet erworben, sondern setzen eine Reihe realer Erfahrungen voraus. Nur hier ist es durch das direkte Beobachten entsprechender Reaktionen möglich, einzuschätzen, wie authentisch die Kommunikation geführt wird.

Nach Heiko Ernst (2012) trägt ein einigermaßen realistisches Selbstbild auch dazu bei, andere besser beobachten zu können. Die eigene Wirkung auf andere im Wesentlichen zu kennen ist ein wichtiger Teil der sozialen Intelligenz. Dabei ist die »Illusion der Transparenz« (a. a. O., S. 28) zu berücksichtigen, die in der Annahme besteht, dass durch einen kontinuierlichen Umgang miteinander die Kenntnis voneinander besonders gut ist. Da jedoch der Einblick in die Gedanken, Absichten und Gefühle fehlt, sind die Beobachtungen weniger gut und sorgfältig als erhofft. »Wir vergessen nämlich, dass jeder selbst Schauspieler auf einer Bühne und viel zu sehr mit der eigenen Performance beschäftigt ist« (ebd.).

Virtuelle Kommunikation kann immer nur einen Teil zur Entwicklung sozialer Intelligenz beitragen. Eine Sozialisation, die überwiegend digital stattfindet, wird die Entwicklung adäquater sozialer Kompetenzen nicht umfassend fördern.

4.7 Der Computer als Freund und erweitertes Ich

»Jede Zuwendung meiner Eltern war mit der Forderung einer Gegenleistung verknüpft. Mit 14 bin ich dann einfach in meinem Zimmer geblieben, wenn meine Mutter was von mir wollte.«

(Andreas, 19)

»In der Konsumgesellschaft wird Technik systematisch benützt, um abhängig oder süchtig zu machen«, konstatiert Wolfgang Schmidbauer (2012). Mit Maschinen wird das Machtempfinden gesteigert und das Verwöhnungsbedürfnis bedient. Die Nutzung der Konsumgüter bereitet jedoch nur unzureichend auf die unausweichlichen Enttäuschungen des Lebens vor – schon kleine Funktionsstörungen lösen Frustration oder Wut aus. Dies deutet darauf hin, dass es für Menschen schwerer geworden ist, Kränkungen zu verarbeiten.

In der Beratungspraxis mit exzessiv oder süchtig computernutzenden Klienten fällt ihre geringe Frustrationstoleranz gegenüber irritierenden Verhaltensweisen oder verstörender Kommunikation auf. Oft fühlen sie sich schnell persönlich attackiert und reagieren entsprechend massiv. Eine Wiedereingliederung in berufliche oder Ausbildungsstrukturen wird dadurch häufig erschwert, was erneut als Niederlage empfunden wird und das Selbstvertrauen verringert. Nach Möglichkeit sollte also in therapeutischen Gesprächen der

Umgang mit anderen so intensiv wie möglich thematisiert werden. Übungssequenzen, die auf die Begegnung mit anderen vorbereiten und im therapeutischen Prozess ausführlich reflektierbar sind, können ebenfalls hilfreich sein.

Die mitunter bestehende Illusion des Klienten, dass der Computer der einzig verlässliche und »wahre« Freund ist, muss dabei nicht zwingend aufgegeben werden. Für eine gewisse Zeit kann diese Annahme Halt bieten – sollten intensive zwischenmenschliche Kontakte zustande kommen, werden diese die vermeintlich unersetzliche Mensch-Computer-Beziehung sukzessive modifizieren.

»Wachsam durch die Welt zu wandern ist die Grundbeschäftigung des Menschen – nicht vor einem Bildschirm zu sitzen und die Welt wegzuzappen, wenn sie nicht schön genug ist« (a. a. O., S. 46). Neues ist zu entdecken, indem es mit Vertrautem verglichen wird. Umso weniger Eindrücke und Situationen vertraut erscheinen, desto schwieriger wird es, Unbekanntes zu erforschen, ohne dass es verunsichernd oder beängstigend wirkt. Hier zeigt sich ein Effekt aller exzessiven Tätigkeit: Durch den auf eine konkrete Aktivität fokussierten Erfahrungszuwachs kann Neues nur in diesem Bereich gelassen und entspannt integriert werden. Temporär kann dies durchaus günstig sein, um beispielsweise selbstbestimmte Ziele zu realisieren. Auf Dauer führt es jedoch zu nicht kompensierbaren Defiziten.

Eine Balance der Nutzung von körperlichen und geistigen Kräften führt i. d. R. am sichersten zu einem erfüllten Leben. Wird davon ausgegangen, dass heutige Handlungsintentionen mit denen vergleichbar sind, die weit vor der Entwicklung technischer Hilfsmittel existierten, ist vor allem körperliche Bewegung wichtig und sinnstiftend. Viele Produktentwicklungen dienen heute jedoch der Erhöhung von Bequemlichkeit, also dem Einsparen von Muskel- und Sinnestätigkeit. Die gewonnene Zeit führt dann wiederum zu Langeweile, die vorwiegend durch ablenkende Bildschirmmedien eingedämmt wird.

> »Wir leben heute in einem extrem sicheren und extrem autoritären System. Wir haben die Anarchie abgespalten und verbannen sie in die Fantasiewelten der Computerspiele und Vorabendserien hinein, wo nach Herzenslust, aber vorgefertigt Gesetze gebrochen und Emotionen ausgelebt werden, die den Konsumenten für seinen ereignislosen Tag entschädigen. Er ist zu erschöpft von seiner Langeweile, um noch zu mehr in der Lage zu sein, als die Animation aus der Konserve in sich hineinzuschütten wie Dosenbier.« (a. a. O., S. 48)

Der Tag eines Klienten mit suchtartigem Medienkonsum wirkt in der Beschreibung oft eintönig und mehr oder weniger sinnentleert. In der Rückschau bewerten auch die Klienten selbst dies meist ähnlich. Die während des virtuellen Handelns als angenehm empfundenen Wirkungen wie Spaß, Erfolg und Kommunikation sind dann kaum noch präsent. Eine nachhaltige Wirkung fehlt offenbar. Die latente, eher hintergründige Bewusstheit dieses Fehlens kann dazu führen, das vorrangig genutzte Gerät weiter mit Bedeutung aufzuladen. Lebenssinn wird also aus dem Umgang mit einem technischen Hilfsmittel generiert und verfestigt das Gefühl eines dadurch erweiterten Ichs.

4.8 Ein paar Thesen zur Prüfung

Aus den vorstehenden Überlegungen ergeben sich einige Thesen, die gemeinsam mit einem Klienten geprüft werden könnten und aus denen sich ggf. direkt oder indirekt Interventionen ableiten lassen.

These 1

Ein exzessiver Mediennutzer sucht seinen »Beruhigenden Ort«, einen Ort des So-sein-Könnens, an welchem z. B. Stille erträglich oder Tätigkeit im Flow (bei dem das Selbst nicht mehr explizit wahrgenommen wird) möglich ist.

Wenn das Erleben nach einer bestimmten Zeit nicht mehr im Flow-Kanal liegt, spürt der Nutzer zwar Veränderungswillen, die ausgeprägte Gewohnheit und die Erinnerung an den ruhigen Ort wirken jedoch fesselnd.

Naheliegende Angebote:

- Alternativen zu dem »Beruhigenden Ort« entwickeln
- konkrete Zielsuche mit der Chance, einen neuen erfüllenden Ort zu finden

These 2

Das eigentliche Leben findet für einen Internetabhängigen auf dem Bildschirm statt.

Das (von vielen) als Reallife (RL) definierte wird eher als Zweitleben empfunden. Die in Offlinezeiten ständig sich aufdrängenden

Bilder, die die Wichtigkeit des virtuellen Agierens suggerieren, erzeugen einen Drang, möglichst schnell wieder in die »wahre« Welt zurückzukehren.

Mögliche Angebote:

- Erkundung der Art des intensiven Erlebens
- während des virtuellen Handelns Strategien entwickeln, um echtes von unechtem Leben unterscheiden zu können – ähnlich wie bei luzidem Träumen (Verweis auf den Film »Inception«)

These 3

Langeweile ist als Begründung für exzessiven Medienkonsum nicht ausreichend (zumindest nicht bei nicht chronifizierter – sog. Trait – Langeweile).

Angebot:

- genau ergründen, was den Nutzer bei seinen Aktivitäten hält – Situationen bis ins Detail (v. a. emotionale Auslotung) dekonstruieren – ggf. Alternativen suchen

These 4

Es gibt wichtige Kompetenzen oder Fähigkeiten während oder für die exzessive Mediennutzung, die sich auf das RL übertragen lassen.

Angebote:

- detaillierte Herausarbeitung entscheidender Kompetenz(en) im Internet
- Annahme formulieren, eine Kompetenz ließe sich auf das RL übertragen, und Klärung, welche das sein könnte und auf welche Weise das gelingen könnte
- Erstellung eines entsprechenden Stufenplans und Integration von Feedbackschleifen

These 5

Fehlende Erfahrungen der Wertschätzung im RL führten zur exzessiven Internetnutzung (ggf. können auch Depressionen oder Angststörungen als auslösend gelten).

Angebote:

- tröstende Rituale organisieren, die einen Abschied von der exzessiven Mediennutzung ermöglichen
- ohne längeren Disput den Klienten zum Handeln motivieren – er sollte so viel wie möglich ausprobieren – einen Plan für Optionen und Forschungsaufträge entwickeln
- das tollste Bild des Klienten von sich ausführlich entwerfen lassen (Wer will ich gewesen sein?) – dazu ermutigen, ein Prozent davon probeweise zu leben

These 6

a) Der Beginn einer förderlichen Aktivität ist eher mit Anstrengung verbunden – der Punkt des Lustvollen muss mit Mühe erreicht werden. Je schneller sich Lust und Spaß bei einer Handlung einstellen, desto weniger nachhaltig (entwicklungsfördernd, potenzialentfaltend) wirkt diese Aktivität (z. B. das Anschauen von Filmen oder Serien, Computerspielen, exzessiver Austausch in Webcommunities, Pornokonsum etc.).

b) Jeder könnte etwas finden, was lustvoll zu ihm passt, wobei die Anstrengungsphase bis zu einem bestimmten Grad aus- und durchgehalten werden muss. (z. B. Tanzen – monatelang anstrengend und eher frustrierend – dann mit richtiger Musik und Partnerin der ultimative Flow).

Angebote:

- Testen dieser These durch kleine selbst oder gemeinsam entwickelte Forschungsaufträge – beispielsweise durch das Reaktivieren von Tätigkeiten, die bislang nicht als lustvoll empfunden wurden, und die Beobachtung der Erlebensveränderung mit der Zeit
- viel Verschiedenes ausprobieren – bei Abbruch das Bisherige als Übung der Übung ansehen – und permanentes, hilfreiches Feedback organisieren

5 Wegweiser: Mögliche Inspirationsrichtungen

5.1 Verständnis für die Situation und sich selbst

»Mein innerer Schweinehund ist fast so groß wie ich – braun und schlammig. Wenn ich an ihn denke, wird mir mulmig.«

(Georg, 20)

Jeder nachhaltige therapeutische Prozess ist eng mit der Fähigkeit und dem Willen des Klienten (und des Therapeuten) zur Selbsterforschung verbunden. Wie bei einer archäologischen Erkundung könnten die einzelnen mentalen Bausteine, die für die derzeitig dominierende Stimmung und Beziehungssituation maßgeblich verantwortlich sind, herausgearbeitet und ausführlich untersucht werden. Dazu wären beispielsweise die o. g. selbstdefinierenden Erinnerungen als Schlüsselmomente der Erinnerung aufzurufen sowie auf Häufigkeit und Heftigkeit ihres Auftretens zu prüfen. Das jeweilige Empfinden von Glück, Traurigkeit, Angst, Hoffnung, Enttäuschung, Stolz, Frustration, Überraschung, Interesse oder Unsicherheit in den wichtigen erinnerten Episoden kann letztlich Hinweise auf die Erwartungen, Bedürfnisse, Wünsche und Ziele im Leben geben. Ein eventuell existierendes dominierendes Bedürfnis oder Vermeidungsbestrebungen können offengelegt werden.

Die erinnerten Episoden lassen sich dann in Beziehung zueinander setzen – welches Ereignis wird am glücklichsten, welches sehr belastend erinnert. Wenige wichtige positive Erinnerungen können dabei viele negative überlagern, wenn es gelingt, sie intensiv zu betrachten und mit Bedeutung zu versehen. Das aktuelle Erleben wiederum könnte zu einer möglichen zukünftigen Erinnerung verdichtet und deren Wirkung in Bezug auf erklärte Wünsche und Ziele diskutiert werden.

Gleichzeitig ließen sich die Umstände thematisieren, die zu den erinnerten Episoden geführt haben. Die aktuelle Situation wird ebenfalls auf ihre emotionalen Hoch- und Tiefpunkte und die begünstigenden Umstände untersucht. Das individuelle Erleben des Klienten wird eingebettet in die bestehende Beziehungsdynamik und die möglichen Erinnerungen wichtiger Bezugspersonen.

Wird dieser Erkenntnisprozess in angemessen intensiver Weise angeregt, kann er zu einer neuen Bewertung der erlebten Situation führen und die Selbsterkenntnis stärken. Wege, die in eine andere Richtung als die gegenwärtig verfolgte und als auf Dauer problematisch identifizierte führen, lassen sich so leichter finden und beschreiten.

5.2 Stärkung des Mutes

»Ich habe mich schon immer verkrochen, wenn etwas nicht lief. Durch das Onlinespielen kann ich das Gefühl unterdrücken, ein Außenseiter zu sein.«

(Cornelia, 23)

Menschen, die ihr eigenes Verhalten und Handeln tief gehend erforschen und alternative Optionen prüfen wollen, brauchen vor allem eines: Mut. Gerade dann, wenn die Selbsterzählungen vielfach von Niederlagen handeln, ist das Aufbringen des Mutes besonders schwer. Die Erinnerungen suggerieren: Es lohnt sich nicht, kostet nur Kraft und führt mit hoher Wahrscheinlichkeit zu einer neuen Enttäuschung.

Intensive Computerspieler sind häufig im realen Leben entmutigt worden und leben ihr virtuelles Draufgängertum in den Onlinespielen aus – hier ist das Enttäuschungspotenzial abschätzbar, die Anzahl der Versuche unendlich und die Möglichkeit des Aufbaus einer neuen Spieleridentität stets gegeben. Exzessive Onlinekommunikatoren bevorzugen die Light-Variante direkter Interaktion, da ihr Beziehungsmut in der haptischen Welt bisher als nicht ausreichend oder lohnend erfahren wurde.

Auch Onlinesexsüchtigen fehlt mitunter der Mut, Wünsche und Bedürfnisse in der Partnerbeziehung direkt zu artikulieren und sie wählen den indirekten Weg über exzessiven Pornokonsum. Hierin findet neben dem Wunsch nach sexueller Varianz auch das Bedürfnis nach Autonomie, einem gleichzeitig aufregenden und entspannenden, vom Partner unbeeinflussten Erleben seinen Ausdruck.

Führen diese Verhaltensweisen zu tief greifenden Konflikten, die letztlich die soziale und biologische Existenz bedrohen können, entschließen sich die Betroffenen manchmal zu einem mutigen Schritt: Sie suchen eine Beratungsstelle oder einen Therapeuten auf. Dieser

Mut sollte ausführlich gewürdigt werden, da sich daraus neue mutige Strategien entwickeln lassen.

Mut bedeutet, Ungewissheit zuzulassen und auszuhalten, Kontrolle aufzugeben – wird er aufgebracht, können ungeahnte Kräfte freigesetzt werden. Lebensmut kann beispielsweise mithilfe hypnotherapeutischer Verfahren, durch die der sogenannte innere Heiler oder der innere Held aktiviert wird, als Gegenspieler der existenziellen Grundangst vor der Einsamkeit weiter angefacht werden. Die beharrliche Weigerung, durch Angst die eigenen Handlungen bestimmen zu lassen, führt zu einer stetigen Vergrößerung des Mutes.

In einer Beratung können gemeinsam kleine Mutexperimente entworfen werden, um das Erleben lähmender Angst zu überwinden. Für einen Spieler könnte es der Mut sein, nach Monaten oder Jahren der Isolation einen ehemaligen Freund anzurufen, sich nach seinem Befinden zu erkundigen und evtl. ein Treffen zu vereinbaren; für jemanden, der es gewohnt ist, täglich über mehrere Stunden online mit Internetbekanntschaften zu kommunizieren, einen Tag der Nichtpräsenz im Internet anzukündigen und nach Alternativen zu suchen. Ein Pornokonsument könnte ermutigt werden, eines seiner beeindruckendsten oder bedrängendsten Bilder oder Szenen zu beschreiben.

Gelingen diese kleinen Experimente, ließen sich immer verwegenere Handlungen entwerfen. Undenkbares wird wieder denkbar, scheinbar Unmögliches möglich. Gelingen die Experimente vorerst nicht, werden sie »nachjustiert« – zeitlich, räumlich neu kontextualisiert – oder verworfen. Nach Möglichkeit werden ermutigende Unterstützer identifiziert und die Art und Weise ihrer Ermutigungen besprochen.

Wichtig ist, dass der Mut zu experimentieren nicht erlischt. Der Mut, bekannte Situationen und Phänomene neu zu betrachten, zu erklären und zu bewerten, sollte als Voraussetzung für Veränderungen eingehend positiv konnotiert werden, um weitere mutige Handlungen zu beflügeln.

5.3 Gegenseitige Unterstützung

»Dass meine Mutter mir nicht vertraut, finde ich nicht gut.«
(Andrea, 21)

Gegenseitige Unterstützung besitzt im Grunde immer (wenigstens) zwei entscheidende Komponenten: Die Unterstützung durch andere ist Ausdruck für die Einbettung in ein soziales Gefüge (das basale Bedürfnis nach Verbundenheit wird befriedigt), und zum Zweiten ist die Unterstützung des oder der anderen ein sozialer, in einem gewissen Grad selbstloser Akt, eine der sichersten Möglichkeiten, Lebenssinn zu generieren.

Im systemischen Verständnis ist derjenige, der eine ungünstige Verhaltensweise oder ein Symptom zeigt, i. d. R. durch die Interaktion im System unbewusst dazu veranlasst worden bzw. reguliert auf diese Weise bestimmte Bereiche der maßgeblichen Beziehungen. Eine Veränderung des als Problem definierten Verhaltens gelingt umso effektiver, je mehr Systemmitglieder aktiv und zielgerichtet daran mitwirken, wobei schon die Variation der Kommunikation eines Mitgliedes auf das gesamte System wirkt.

Schuhler und Sobottka (2013) identifizierten bei Klienten mit pathologischem PC-Gebrauch als herausragendes Unterscheidungsmerkmal zu anderen Klientengruppen eine geringere Ausprägung des Persönlichkeitsmerkmals Gewissenhaftigkeit. Diese Fähigkeit ließe sich bei jüngeren Klienten im Kreis der Herkunftsfamilie, bei älteren im Kreis der Hinkunftsfamilie trainieren. Ein Trainingsprogramm mit wohlwollenden Rückmeldungen könnte in der Beratung oder Therapie entwickelt werden.

Ein Symptomträger sollte eine Veränderung der aktuellen Situation als gemeinsame Herausforderung erleben. Selbst in den Fällen, in denen es nicht gelingt, Angehörige in die Therapie einzubinden, sollten deren mögliche und tatsächliche Reaktionen abgeschätzt und thematisiert werden. Ihre Mitverantwortung für den Prozess kann gleichzeitig entlastend und belastend auf den Klienten wirken. Im Gegenzug sollte auch seine Verantwortung gegenüber dem System nachdrücklich verdeutlicht werden. Nur die Wahrnehmung eigener Verantwortung berechtigt zur entlastenden Abgabe von Verantwortungsanteilen.

Unterstützung ist in diesem Sinne also nicht auf die soziale Unterstützung des näheren Umfeldes beschränkt, sondern ist auf die

Gesamtverantwortung des Systems für eine Modifikation der Interaktion bezogen. Der sogenannte Indexklient agiert dabei genauso als Unterstützer des Systems wie die anderen Mitglieder. Gleichwohl kann die Veränderung seines Verhaltens eine Modifikation besonders effektiv herbeiführen. Die entstehenden intra- und extrapsychischen Konsequenzen für das System sollten stets im Blick gehalten und auf ihre positiven oder ggf. negativen Auswirkungen geprüft werden.

Mit der Annahme einer Mehrseitenpersönlichkeit lässt sich darüber hinaus das innere System als Unterstützerteam etablieren. Während sich bei problematischem Verhalten oft eine Seite dominant zeigt, können im Beratungsprozess die weiteren Persönlichkeitsanteile bewusst gemacht und mit unterstützenden Aufgaben betraut werden. Entsprechende Externalisierungen, welche abschließend die jeweilige aktuelle Funktion einer Seite mit einem inneren Bild, einem Symbol, einer Geste oder einem Ton verbindet, können den Klienten in die Lage versetzen, hilfreiche Ressourcen zu aktivieren.

5.4 Lang- und kurzfristige Ziele

»Es muss eine Lust auf das Leben entstehen.«

(Jörg, 22)

Langfristige Ziele, mitunter entscheidende Lebensziele, gelten nach umfassender Beobachtung als sinnstiftend. Lebenssinn erzeugt Lebensmut. Lebensmut lässt uns übermächtig erscheinende Herausforderungen annehmen. Das Herausarbeiten mindestens eines großen Zieles sollte nach meiner Auffassung Gegenstand von Beratung bei Internetabhängigkeit sein. In einem ersten Schritt beschreibt der Klient so detailliert wie möglich einen gewünschten Zielzustand. Dieser wird dann mit dem aktuell erlebten verglichen.

Dabei kann der Berater ein leichtes Reframing der aktuellen Situation anbieten, um eine möglicherweise bestehende oder eben kaum vorhandene Diskrepanz zum Zielzustand zu verdeutlichen. Exzessive Computerspieler leben beispielsweise vieles von dem, wonach andere mitunter ein Leben lang streben: Sie finden in bestimmten Spielaktivitäten tiefe Entspannung, sie lassen sich kaum von äußeren Bedingungen, Anforderungen oder Verpflichtungen treiben, sie verfügen über einen unermesslichen Zeitwohlstand, sie dürfen jedem Spielimpuls nachgeben, sie übernehmen keine Verantwortung, und sie gehen der vielleicht abwechslungsreichsten, abenteuerlichsten und dabei körperlich ungefährlichsten Freizeitbeschäftigung nach. Nur wenn der Klient genügend Argumente findet, einen Berater von einer notwendigen Veränderung dieses Zustandes zu überzeugen, ist er auch in der Lage, sich selbst zu überzeugen.

Nachdem ein mit der derzeitigen Lebensführung unvereinbares Lebensziel als langfristiges Ziel identifiziert wurde, sollte es in mittel- und kurzfristige Ziele aufgeschlüsselt werden, die bestenfalls bis in die aktuelle Sitzung reichen (siehe Kap. 8.2 »Die Zielfindung«). Sinnbildlich vergleichbar mit einem starken Kabel, welches das Jetzt mit einem entfernten Ziel verbindet. Feine Adern werden zu einem Aderstrang verflochten, welcher wiederum mit anderen Strängen zur starken Zielverbindung verwoben wird. Die Inspiration zu zielorientiertem momentanen Denken und Handeln bildet eine erste feine Ader.

5.5 Eine verantwortungsvolle Aufgabe

»Wenn was wirklich wichtig ist, mache ich das auch.«

(Karsten, 21)

Wie oben beschrieben, gehört das Übernehmen von Verantwortung vor allem bei jüngeren Computerspielern (bis ca. 25 Jahre) in der physischen Welt eher selten zu ihrem permanenten Erfahrungsbereich. Sie meiden die notwendige Anstrengung und Disziplinierung sowie die damit verbundene Einschränkung selbstbestimmter Handlungsoptionen. Das Risiko, einer übertragenen Verantwortung nicht in vollem Umfang gerecht zu werden, wirkt auf sie beängstigend.

Wenn die Chance gelingender Verantwortungsübernahme – das entgegengebrachte Vertrauen und die offene Wertschätzung durch andere, die in eine Erhöhung des Selbstwertes mündet – nicht mehr gesehen werden kann oder im Vergleich zu den Einschränkungen und Risiken als marginal eingeschätzt wird, ist die Motivation dazu sehr gering. Hier gilt es, das Erleben dieser Chance (wieder) behutsam erfahrbar zu machen. Zu Beginn könnte eine kleine überschaubare Aufgabe für die Gemeinschaft (Familie) gewählt werden, bei der die Erfolgskriterien sehr klar und diskussionslos erkennbar sind. Sie sollte den Interessen des Klienten entgegenkommen und ein hohes Erfolgspotenzial aufweisen. Regelmäßiges Einkaufen, Wohnungssäubern, Müllentsorgen oder stetiger Küchendienst sind dafür eher ungeeignet. Zum einen erfordern permanente Aufgaben ein hohes Maß an Selbstdisziplin, und zum anderen hängt die Beurteilung des Erfolges zu sehr von der Stimmungslage und dem Stresspegel der Gruppenmitglieder ab.

Für einen handwerklich interessierten Klienten wäre beispielsweise eine kleine Reparatur im Haus oder der Bau eines einfachen Vogelhäuschens denkbar; für einen kreativen Klienten die Umdekoration eines bestimmten Bereiches im oder am Haus; für einen naturverbundenen das Einsäen oder Ernten von Pflanzen; für einen sozial engagierten der Besuch der Großeltern oder die Betreuung von Nichten und Neffen. Der Klient sollte die grundlegenden Entscheidungsoptionen besitzen. Da gerade Computerspielabhängige es gewohnt sind, sich nahezu ausschließlich ihre eigenen Impulse und Intentionen bewusst zu machen und entsprechend zu handeln, empfinden sie es oft als unerträglich, wenn ihnen eine Handlung und deren genaue Ausführung vorgeschrieben werden. Sie sollten für die ersten Aufgaben also so viel Freiraum wie möglich erhalten. Falls sie dann selbst entscheiden, ideelle oder körperliche Unterstützung zu nutzen, könnte diese in dosierter, wohlwollender Weise gewährt werden. Das Erfüllen des Auftrags sollte eine dem Klienten plausible Bedeutung haben und nicht primär der Beschäftigung oder dem Fernhalten vom Computer dienen.

Bei der Bewertung des Erfolgs müssen die positiven Aspekte im Vordergrund stehen, ohne die Ausführung in unangemessener Weise zu beschönigen. Gibt es nachbesserungswürdige Bereiche, kann über deren sukzessive Bearbeitung statt über die Gründe für Unzulänglichkeiten diskutiert werden. Jeder positive Gedanke in Bezug auf das Handeln oder Artikulieren des anderen sollte nachdrücklich ausgesprochen, von den eher negativ gefärbten Gedanken sollte mindestens jeder zweite verschwiegen werden.

Muss der Auftrag in allen Bereichen als unerfüllt gelten, ist dessen Adäquatheit zu prüfen. Ein 18-jähriger wurde von seinen Eltern verpflichtet, einmal täglich den Hund auszuführen, was dem jungen Mann nur zweimal gelang. Auf die enttäuschten Anschuldigungen seiner Eltern, ihm nicht einmal so eine einfache Aufgabe zumuten zu können, entgegnete er: »Ich habe nur ja gesagt, weil ich wusste, dass ihr sonst keine Ruhe gebt.« Dieser Auftrag entsprach in diesem Umfang also nicht den Intentionen des jungen Mannes.

Zweifelsfrei liegt der glücklichste Fall vor, wenn es dem Klienten gelingt – evtl. von eindrucksvoll geschilderten Optionen inspiriert –, völlig autonom und selbstständig eine Aufgabe für sich zu finden. Dies ist sehr eng mit seinen Wert- und Zielvorstellungen verknüpft. Auf die Möglichkeit einzugehen, soziale Verantwortung wahrzunehmen, setzt voraus, dass der aktiven Einbindung in eine Gemeinschaft durch den Klienten ein Wert zugeschrieben wird. Hierzu könnten entsprechend vorhandene Erfahrungen thematisiert oder ein Disput über Sinn und Wert des Lebens angeregt werden. Letztlich weist auch die Verantwortung für die Unbeschadetheit des eigenen Körpers und die stetige Entwicklung des Geistes über den reinen Selbstzweck, ein langes interessantes Leben zu führen, hinaus. Wie oben dargelegt (Kap. 3 »Ein Weg am Horizont«) ist das Erleben gelingender Beziehungen – auf Freundes-, partnerschaftlicher und familiärer Ebene – der exponiert sinnstiftende Faktor.

Falls keine adäquate und für alle akzeptable Aufgabe gefunden werden kann, liegt die Frage nahe, ob die Zeit für eine mitunter anstrengende nachhaltige Veränderung tatsächlich gekommen ist und die inneren und äußeren Bedingungen entsprechend gegeben sind. So schwer es auch scheinen mag, eine erste gute verantwortungsvolle Aufgabe zu finden, so groß ist auch das Potenzial durch das Erleben erfolgreicher Verantwortungsübernahme.

6 An- und Aussichten: Perspektivenvielfalt der Internetaktivitäten

6.1 Computerspiele aus Sicht des Gamers, der Angehörigen und Lehrer

Der Gamer

»Ich bin zwar mediensüchtig, aber meine Kumpel sind mir wichtiger – die lasse ich nicht im Stich.«

(Martin, 18)

Richard Powers (2002) beschreibt in seinem Roman *Schattenflucht*, wie ein intelligentes, aufgewecktes und neugieriges Kind den ersten Kontakt mit einem Computer(-spiel) erleben könnte:

> »Die elf Jahre, die es auf der Welt war, hatten das Kind schon verbittert. Das Leben war nichts weiter als eine eintönige Plage, in der alles vorhersehbar war, ein sehr begrenzter Lohn für grenzenlose Entbehrungen. Fernsehen war ein sadistischer Trick, [...] Sport war ihm unbegreiflich, Mädchen blieben ihm ein Rätsel, Essen ein notwendiges Übel. Aber das hier: [...] Das war Erlösung. In so einer Welt hatte er immer leben wollen. Er stand am Basislager unbegrenzter Möglichkeiten [...] Er blickte zu seinem Vater, hilflos vor Glück.« (S. 141)

In den Beratungsgesprächen wird oft deutlich, wie tief und einschneidend der erste Kontakt mit einem Computer in früher Jugend erlebt wurde. All das, worauf gerade Jungen in der Adoleszenz hoffen – eigene Entscheidungsräume, Unbekanntes, Herausforderndes, Abenteuer, die Möglichkeit, seine Kräfte zu entwickeln und seinen Verstand zu schärfen, Wettstreit, Anerkennung und der Ausbau von Macht als Beweis eigener Omnipotenz – ist in der virtuellen Welt zu finden. Die präsenten spürbaren Bedürfnisse können durch einen einzigen Knopfdruck so umfassend, bequem und risikofrei gestillt werden, dass ein als natürlich empfundener Drang entsteht, so oft wie möglich das Medium zu nutzen.

In der Anfangsphase einer intensiven Nutzung wird dies von der Umwelt – in erster Linie den Eltern oder anderen Angehörigen – positiv begleitet. Sie sind erfreut über die neuen (wichtigen?) Erfahrungen ihres Kindes durch den Umgang mit moderner Technik. Sie hinterfragen kaum, welche Spiele in welchem Umfang mit welchen Spielintentionen genutzt werden. Erfolge im Spiel stellen sich ein, die relevante Internetgemeinde wird zum zweiten, einem virtuellen Zuhause.

Die Angehörigen der ersten Heimat ändern jedoch scheinbar plötzlich ihre positive Haltung, verlangen eine Reduktion der Bildschirmzeiten und die Erfüllung repressiver Aufgaben, drohen sogar mit einem Entzug der von ihnen für das Kind erworbenen Technik. In einfühlsamen Familien gelingt es den Angehörigen, ihren Sinneswandel dem Computerspieler rational nachvollziehbar darzustellen. Die intensiv erlebte Bindung an das virtuelle Handeln wird dadurch jedoch oft nicht gelöst, es entstehen massive Konflikte bis hin zum Kommunikationsabbruch. Der fast vollständige Rückzug in virtuelles Agieren erscheint dem Betroffenen paradoxerweise mitunter als einzig mögliches Mittel, um die Familie nicht auseinanderbrechen zu lassen.

Eltern und andere Angehörige

»Im Grunde bin ich froh, dass mein Sohn abends nicht draußen rumhängt und Dummheiten macht.«

(Maria, Mutter eines 15-Jährigen)

Hat ein Sohn, Partner oder Bruder ein interessantes, modernes Hobby gefunden, das ihn ausfüllt, vielleicht sogar bereichert und durch die notwendigen zu erwerbenden Kompetenzen zu den Spezialisten seiner Generation gehören lässt, sind Angehörige in der ersten Zeit nicht selten begeistert. Letztlich sind sie (zumindest als Eltern) mitverantwortlich für die geistigen und materiellen Ressourcen, die eine solche Freizeitbeschäftigung ermöglichen.

Die positive Wahrnehmung der Computeraffinität gewinnt für viele Eltern auch durch den Umstand an Attraktivität, dass sich das Kind scheinbar jederzeit ausdauernd selbst beschäftigen kann und damit Freiräume und Entlastungsmomente für die Erziehungsverantwortlichen geschaffen werden.

Irritiert wird die positive Haltung zunächst durch die Veränderung familiärer Kommunikation. Der Jugendliche tritt zunehmend aggressiver und fordernder auf und ist im Gegenzug immer weniger bereit, seinen schulischen oder Haushaltspflichten nachzukommen. Er fordert die Beachtung seiner Privatsphäre und Autonomie massiv ein: Er verschließt mitunter sein Zimmer und entscheidet sich immer öfter gegen die Teilnahme an gemeinsamen Mahlzeiten oder Aktivitäten.

Die permanente Computernutzung wird zum stetigen Ausgangspunkt von Diskussionen, die nicht selten in gegenseitigen Vorwürfen enden. Unterschiedliche Standpunkte der Eltern erhöhen das Konfliktpotenzial. Die Persönlichkeit des Jugendlichen scheint sich in einer ungünstigen Weise zu verändern.

Signalisiert die Schule zudem, dass die Leistungen sich in mehreren Unterrichtsfächern verschlechtert haben und das Auftreten des Schülers gegenüber Lehrern und Mitschülern unangemessen – überheblich und aggressiv – sei, kann das zu Empfindungen großer Hilflosigkeit bei den Eltern führen. Diese wird durch Zukunftsängste, die durch unentschuldigte Unterrichtsfehlzeiten ausgelöst werden, weiter genährt. Eltern – vornehmlich Mütter – sehen durch die nun permanent und massiv auftretenden Konflikte die Familie gefährdet und ihre bisherige Erziehungsarbeit infrage gestellt. In dieser Grundstimmung verschärfen sich die Auseinandersetzungen.

Naturgemäß enthalten diese auch die entwicklungstypischen Konflikte wie das gesunde Streben nach Autonomie und die Ablösung vom Elternhaus. Die wahrgenommene Einseitigkeit der Computernutzung bei Vernachlässigung aller (wichtigen?) Aufgaben und zunehmender Isolation – auch bezüglich eines real aktiven Freundeskreises – lässt dies jedoch unangemessen ausufern.

Für Eltern ist es kaum nachvollziehbar, warum sich der Jugendliche quasi plötzlich den Herausforderungen der Welt entzieht und damit die Chance auf Erfolg, Anerkennung und eine erfüllende Zukunft verwirft. Stattdessen scheint er sich selbst einzusperren und vor einem flimmernden Plastikkasten festzusetzen. Der Vergleich mit eigenen – zumindest temporär – exzessiv verfolgten Aktivitäten greift selten, da nur wenige Beschäftigungen äußerlich derart statisch wirken.

Lehrer

»Warum kann man diese ganzen Spiele, von denen man weiß, dass sie den Kindern nicht gut tun, nicht einfach verbieten?«

(Peter, Gymnasiallehrer)

Einem aufmerksamen Lehrer in einer Klasse mit überschaubarer Schülerzahl (also unter 25 Schülern) könnten Pausen- oder Unterrichtsgespräche auffallen, die sich ausschließlich mit dem Computerspiel- bzw. Internethandeln nach der Unterrichtszeit befassen. Trotz überdurchschnittlicher Intelligenz können sich diese Schüler kaum über längere Zeit auf den Unterrichtsstoff konzentrieren. Vor- oder nachbereitende Aufgaben für zu Hause bleiben oft unerledigt, viele Unterrichtsinhalte werden immer wieder nachgefragt, da sie i. d. R. nicht verinnerlicht wurden.

Auch exzessive Gamer wirken oft sozial integriert, da sie sich ständig mit einigen Mitschülern der eigenen oder anderer Klassen austauschen. In vielen Fällen spielen mehrere Schüler einer Schule dasselbe Onlinespiel, sodass täglich neuer Gesprächsstoff vorhanden ist: Aktionen des Vortages werden ausgewertet, neue Aktionen vorbereitet. Für einen Pädagogen ist an einer Änderung des Sozialverhaltens eine immer intensivere Spielaktivität eines Schülers dementsprechend schwer erkennbar.

Die Leistungen vieler Schüler variieren innerhalb eines Schuljahres mehr oder weniger. Nicht jede Änderung kann bzw. sollte hinterfragt oder mit den Eltern diskutiert werden. Verschlechtern sich die Leistungen eines Schülers innerhalb weniger Wochen oder Monate allerdings in mehreren Fächern, könnte der Klassenlehrer die Eltern zu einem Gespräch bitten. Falls sich in dem betrachteten Zeitraum eine intensive Internetnutzung etabliert hat, könnte auf die langfristigen Folgen hingewiesen werden. In extremen Fällen sollte den Eltern angeboten werden, zu einem nächsten Gespräch einen Berater einzuladen, um sich über mögliche hilfreiche Schritte auszutauschen.

Bei einer Häufung unentschuldigter Fehlzeiten eines Schülers wäre in jedem Fall zeitnah ein Elterngespräch zu führen. Eine mögliche exzessive Internetnutzung könnte dabei thematisiert werden, da den Eltern die Konsequenzen einer hohen und permanenten Spielinvolviertheit ihres Kindes für die Bewältigung schulischer Anforderungen kaum bewusst sind.

Um mögliche Anzeichen ungünstiger Entwicklungen im Zusammenhang mit der Nutzung von Bildschirmmedien erkennen zu können, ist es für Lehrer und Eltern sinnvoll, an entsprechenden Präventiv- oder Informationsveranstaltungen teilzunehmen oder sie zu initiieren.

6.2 Onlinesex aus Sicht des Agierenden und des Partners

Der süchtig Agierende

»Ich verstehe mich selbst nicht.
Alle moralischen und ethischen Werte scheinen keine Rolle mehr zu spielen.
Das erzeugt in mir ein Gefühl von Jämmerlichkeit.«

(Dieter, 56)

In der therapeutischen Praxis suchen vor allem Klienten mit exzessivem Pornokonsum professionelle Hilfe. Oft wird während des Beratungsprozesses deutlich, dass zumindest zu Beginn der intensiven Nutzung nicht die Kompensation einer als unbefriedigend erlebten Sexualität im Vordergrund stand. Vielmehr diente der Konsum dem Abbau beruflichen oder privaten Stresses.

Bilder oder Szenen mit sexuellem Inhalt fesseln die Aufmerksamkeit eines Mannes i. d. R. stark. Andere belastende Gedanken werden ausgeblendet. Erregende, lustvolle Spannung baut sich auf. Diese Spannung kann sich dann durch (zumindest anfänglich) genussvolle Masturbation entladen. Die dabei vom Gehirn als evolutionäres Erbe reichlich ausgeschütteten Botenstoffe Dopamin und Serotonin verursachen die tief empfundenen Lust-, Genuss- und Glücksgefühle. Eine Ablenkung vom belastenden Alltag und kurzzeitige intensive Entspannung sind gelungen. Diese nachhaltige Erfahrung kann sich letztlich zu einem Drang entwickeln, da keine andere Aktivität eine so schnelle und entlastende Stressreduktion ermöglicht.

Das Bewusstwerden der nach wie vor unerledigten beruflichen oder Beziehungsaufgaben, führt mitunter zu einer erneuten Erhöhung des empfundenen Stresses. Der mentale Kraftaufwand, sich auf diese Aufgaben zu konzentrieren, wird noch größer. So könnte schon nach einer geringen Zeitspanne eine kurze Entspannung als einziger Ausweg erscheinen. Die sich nachhaltig im Gedächtnis verfangenden eindrücklichen Bilder stehen immer präsenter und automatischer zur Verfügung. Ein Teufelskreis schließt sich.

Wird dieses Tun durch die Partnerin entdeckt, kommt es oft zu einer massiven Beziehungsirritation, was sich nicht zuletzt auf das gemeinsame sexuelle Erleben auswirkt. Die durch die Internetbilder aufgeladenen Fantasien, Bedürfnisse und Wünsche des Mannes werden brüskiert abgelehnt – eine erfüllende Intimität erscheint für beide Partner immer unmöglicher.

Als erste Anlässe für exzessiven Pornokonsum werden auch Langeweile oder Orientierungslosigkeit genannt. Zahlreiche Studien belegen, dass männliche Studenten, erstmals frei in ihrer Zeiteinteilung und ohne soziale Kontrolle, sehr intensiv pornografische Angebote nutzen. Jenen Studenten, denen es kaum gelingt, ihre Freizeit mit interessanten Aktivitäten zu füllen und neue soziale Kontakte zu knüpfen, könnten diese Angebote als wichtige Alternative erscheinen. Ebenso begünstigt eine empfundene Unsicherheit in Bezug auf die Wahl des richtigen Studienganges eine intensivere Nutzung, um sich von zweifelnden Gedanken oder einer endgültigen Entscheidung abzulenken.

Die Partnerin

»Der Bruch geht durch mich hindurch.
Die Lügen kontaminieren alle Bereiche des Zusammenlebens.«

(Edith, 51)

Frauen, die einen exzessiven Pornokonsum ihres Partners entdecken, sind oft mehrfach schockiert, desillusioniert und verunsichert. Zum einen gilt ihnen die heimliche Konsumpraxis ihres Partners als Beleg für dessen Unehrlichkeit. Die Schlussfolgerung, dass sich Unwahrheiten nicht nur auf den Bereich des geistigen Fremdgehens beziehen, liegt für sie nahe. Viele Handlungen, Äußerungen und Liebesbekundungen des Mannes werden rückwirkend in einen neuen Kontext gesetzt und negativ konnotiert.

Frauen, die vorher kaum mit pornografischem Material in Berührung gekommen sind, sind mitunter schockiert über die Trivialität der dargebotenen sexuellen Handlungen und das vermittelte Frauenbild: ein unterwürfiges (gut proportioniertes) Wesen als bloßes Lustobjekt zur Befriedigung des Mannes. Kann jemand, der auf derartige, teilweise menschenverachtende Banalitäten anspricht, ein wertvoller Mensch sein? Sind die sozialen Attitüden als Ehemann, Vater, Freund und die intellektuellen Ansprüche und Diskurse nur Masken, um das niedere Wesen zu verschleiern?

Eine dritte Verunsicherung bezieht sich auf das Intimleben. Sind oder waren die empfangenen Zärtlichkeiten wirklich Ausdruck von Zuneigung oder nur gezwungenermaßen gewährtes Beiwerk zur Erreichung des einzigen Zieles, der Triebabfuhr? Könnte diese nicht mit vielen anderen Frauen oder Praktiken gleichermaßen oder noch befriedigender realisiert werden? Wie weit ist die eigene Erscheinung von den attraktiv-erotischen Idealvorstellungen des Mannes entfernt? Was löst eine vorhandene Diskrepanz im Partner an Gedanken und Gefühlen aus?

Die Partnerinnen von Onlinesexsüchtigen erleben also eine massive Irritation ihrer Partnerschaft bzw. ihrer familiären Geborgenheit und damit ihres gesamten Lebenskonstruktes. Beteuerungen des Mannes, dass es selbstverständlich nicht so dramatisch sei, wie die Partnerin befürchtet, bleiben vorerst wirkungslos, da sie als Schutzbehauptungen abgewiesen werden. Jegliche Bemühungen des Mannes, ein normales (was immer das für den Einzelnen heißt) Beziehungsleben wiederherzustellen, werden mitunter bis zur Absurdität analysiert. Viele Monate etabliert sich dementsprechend eine spannungsvolle Kommunikation. Nicht selten nutzt der Mann dann wiederum das bewährte Mittel zur Spannungsreduktion. Wieder verbunden mit Lügen und Verheimlichung. Entdeckt die Frau dieses erneut, sieht sie sich in ihren größten Befürchtungen bestätigt.

6.3 Exzessive Onlinekommunikation aus familiärer Perspektive

> *»Meine Freunde im Netz sind die Ersten, die mir wirklich zuhören. Sie sind immer für mich da – auch wenn sie über 800 Kilometer weit weg wohnen.«*
>
> (Karina, 16)

Wie bei den oben beschriebenen Gamern kann das Gewahrwerden der Möglichkeit unbeschränkter Onlinekommunikation für manche Menschen ebenso tief greifend, erlösend und einschneidend sein. Mitunter werden erstmalig sehr persönliche Dialoge geführt, die unter den Bedingungen der direkten Kommunikation so nicht möglich waren. Beispielsweise aufgrund ihres Aussehens selbstunsichere Menschen oder jene, die mehrfach negatives Feedback zu ihrem Verhalten oder ihren Äußerungen erhalten haben, können sich viel intensiver auf den Inhalt der Botschaften konzentrieren. Das gesamte Spektrum nonverbaler Signale wird beim Chatten ausgeblendet. Der Austausch scheint massiv entlastet. Videotelefonie lässt zwar einen gewissen Anteil nonverbaler Botschaften zu, der sich jedoch auf die Tonmodulation und Mimik beschränkt. Für längere Kommunikation wird diese Art des Onlinedialogs in überwiegendem Maße nicht gewählt, da sie eine dauerhafte Präsenz vor dem Rechner erfordert.

Innerhalb weniger Tage gelingt es, einen virtuellen Bekanntenkreis aufzubauen, der in Teilen jederzeit erreichbar ist. Im Gegenzug wird eine ausdauernde Onlinepräsenz erwartet. Für Menschen, die sich bis dahin nur selten in einer (selbst gewählten) Gemeinschaft aufgehoben gefühlt haben, ist das ein geringer Preis für den Gewinn, den sie aus dem virtuellen Miteinander ziehen können.

Der Austausch über am Tag Geschehenes, die Belastungen der realen Beziehungen sowie die vielen begleitenden Gedanken und Gefühle kann mühelos mehrere Stunden am Tag füllen. Eine ähnlich intensive Kommunikation mit mehreren Onlinebekanntschaften und die zusätzliche Nutzung gemeinsamer Spiele, die über die Kommunikationsplattformen angeboten werden, potenzieren den Zeitbedarf.

Da diese Aktivitäten gleichermaßen anregend wie entspannend empfunden werden können, bilden auch sie einen möglichen Fluchtpunkt vor einem anstrengenden und belastenden Alltag. Die Gewissheit, am Nachmittag und Abend in die virtuelle Gemeinschaft »einzutauchen«, lassen die Anstrengungsbereitschaft für reale Erfordernisse u. U. sinken, Beziehungsarbeit im Familien- und Bekanntenkreis wird vernachlässigt. Die daraus entstehenden zusätzlichen Probleme können den Drang, so oft und so lange wie möglich im Internet zu verweilen, verstärken.

Das familiäre und schulische Umfeld eines exzessiv online kommunizierenden Jugendlichen, dessen Freizeitinteressen sich in dieser Tätigkeit erschöpfen, nimmt einen sukzessiven Rückzug aus dem gewohnten Alltag wahr. Familiäre und schulische Belange werden für den Heranwachsenden scheinbar immer unwichtiger. Die Bedeutung der virtuellen Kommunikation nimmt stetig zu.

Um möglichst häufige und lange Onlinesitzungen zu realisieren, äußert der Jugendliche verstärkt Halb- und Unwahrheiten. Das Misstrauen des Umfeldes wächst, was zu einer weiteren Erhöhung des Konfliktpotenzials beiträgt. Die Mutter einer 14-jährigen berichtete, dass ihre Tochter das Passwort ihres Rechners (der in der Wohnung als Server fungierte) entschlüsselte, die Einstellungen für die Internetzeitbeschränkungen aufhob und daraufhin ein neues Passwort festlegte. So konnte die Mutter ihren Computer nur noch im Beisein der Tochter hochfahren. Zur Rede gestellt, begründete die Jugendliche, dass sie nachts ein wichtiges Gespräch habe führen müssen, welches nicht unterbrochen werden durfte. Im Übrigen sei es für die meisten ihrer Freunde unverständlich, sie nach 24 Uhr nicht mehr online zu treffen.

7 Neue Wege: Allgemeines zum therapeutischen Setting

7.1 Das Spannende am Ungewissen

Das Treffen von Unterscheidungen gehört zu den grundlegenden Prinzipien systemischer Beratung und Therapie. Der Indexklient sollte nie den Eindruck gewinnen, dass sich für ihn hinlänglich Bekanntes nur mit veränderter Besetzung wiederholt. Dies gilt insbesondere für Gespräche im Beisein von Angehörigen, welche ihre (mitunter berechtigten) Sorgen und Befürchtungen äußern und vielfach vom Berater erwarten, ihre Position zu unterstützen, um damit quasi die Veränderungsdringlichkeit professionell untermauern zu lassen. In Bezug auf weitere Angehörige, Lehrkräfte oder Ausbilder ist dieses – meist unbewusste – Anliegen i. d. R. erfüllt worden. Die Einreihung des Beraters in diese Riege der Mahnenden macht für den Indexklienten in den meisten Fällen keinen entscheidenden Unterschied, sondern verfestigt nur Altbekanntes. Bei Jugendlichen verfestigt es mitunter eine bestehende Trotzhaltung, bei jungen Erwachsenen autonome Bestrebungen, die vor allem Gegenentwürfe zu den Ansichten der Elterngeneration erzeugen sollen. So besteht die erste Aufgabe des Beraters darin, die Erwartungen der Angehörigen in dieser Hinsicht offen und offensiv zu enttäuschen. Unter günstigen Bedingungen könnte er sogar eindringlich die argumentative Seite des Indexklienten vertreten. Für diesen wäre das sicher ein Unterschied im Erleben von mit dem Thema der exzessiven Mediennutzung befassten Autoritäten und könnte ihn langfristig zum Überprüfen der genannten Argumente einladen.

Diese Argumente könnten z. B. sein:

- Nichts ist so spannend wie das Erleben im Internet (Spiel, Kommunikation, Sex).
- Bei keiner anderen Aktion kann so viel Spaß erzeugt werden.
- Da alle wichtigen Freunde stets online sind, kann nur im Internet wirkliche Geborgenheit erreicht werden.
- Nur für die Freunde und Bekannten im Internet ist man wirklich wichtig.

- Nur online kann man sich so ausdrücken, dass die anderen einen wirklich verstehen.
- Ohne online zu sein, kommt sofort bedrängende Langeweile auf (Einsamkeit, schlechte Gedanken in Bezug auf die Familie, Schule, die Zukunft, ...).
- Nur online ist echte Entspannung möglich – nichts hilft so gut gegen Stress.
- Die Anstrengung, etwas anderes zu tun, verdirbt einem schon die Lust daran.
- Es gibt nichts, wofür sich das permanente Onlinesein aufzugeben lohnen würde.

In Einzelgesprächen mit dem Indexklienten ließen sich die für ihn entscheidenden Argumente natürlich kritisch prüfen. Hier könnten dann Überlegungen aus dem Kapitel 3 »Ein Weg am Horizont« einfließen und Überprüfungsexperimente kreiert werden, die sich beispielsweise aus dem Hinweis ergeben, dass Pauschalisierungen wie »immer«, »nie« oder »nur« nur selten stimmen. Die Bewertungsneutralität sollte dabei aufseiten des Beraters gewahrt bleiben.

Eine detaillierte Rekonstruktion des Onlineerlebens erhöht die Möglichkeiten der Selbstreflexion. Die konsequente Unterscheidung der Beschreibung eines Phänomens von dessen Erklärung und Bewertung kann zu einer Reihe neuer Informationen führen. Erläutert ein Klient beispielsweise, wie angenehm es für ihn ist, nach Hause zu kommen, den Rechner anzuschalten, sich einzuloggen und von drei Onlinebekannten ein sofortiges freudiges Feedback zu erhalten, könnten Vergleiche zu dem Erleben vor der (exzessiven) Internetzeit oder zu derzeitigen Offlineinteraktionen angeregt werden. Die konsequente Dekonstruktion der begleitenden Emotionen und Gedanken sowie deren Bewertung geben Aufschluss über unbewusste Ziele. Gemeinsamkeiten der Onlinerituale könnten identifiziert und die Wiederholung gleichartiger Prozesse deutlich gemacht werden. Zur Erhöhung des Spannungsmoments ist ein variiertes Internethandeln inspirierbar. Dies würde dem Neugieraspekt entsprechen und dem Spannenden am Ungewissen – wie zu Beginn der intensiven Internetnutzung – neuen Raum geben.

Neben neuen Onlineerfahrungen werden auf diese Weise parallel neue Offlineerfahrungen möglich. Ein konsequenter Fokus auf die Variation des Verhaltens der verschiedenen Umgebungen könnte spielerisch die Lust am Ungewissen erhöhen. Darüber hinaus wird ein neuer emotional-gedanklicher Möglichkeitsraum auslotbar, der das bisherige Erleben teilweise integriert, modifiziert und erneuert.

Entscheidend ist die behutsam entwickelte Bereitschaft, trotz berechtigter Ängste vor unberechenbaren Reaktionen, das bereichernde Potenzial des Ungewissen wahrzunehmen. Jeder gewagte Schritt in dieses Reich sollte deutlich als heldenhaft konnotiert werden, um zu neuen Heldentaten zu ermuntern.

Unterstützende Fragen

- Wie hast du deine Eltern (Freunde/Angehörige/Lehrer) lange nicht erlebt – würdest es aber gern einmal wieder?
- Was hast du lange nicht getan und würdest es demnächst gern einmal wieder tun?
- Was hast du lange nicht erlebt und würdest es gern einmal wieder?
- Wie hast du dich lange nicht erlebt und würdest es gern ab und zu einmal wieder?
- Was hast du noch nie erlebt und willst es irgendwann?
- Was hast du schon erlebt und willst es nie wieder?
- In welcher Situation hast du bisher die größte Angst gespürt und wie hast du diese überstanden?
- Wobei hast du bisher größte Freude oder Glück verspürt? Welche Ängste hast du dafür überwunden?
- Worin liegt für dich das Reizvolle (die Lust) am Ungewissen? Welches Glück, welche Freude stellt sich mit Gewissheit ein?
- Welche Onlinesituationen sind besonders aufregend und spannend? Wie erklärst du dir das?

7.2 Helden erkennen und Feigheit benennen

Evolutionär drängt es uns Menschen eher dazu, im Miteinander unsere Vorzüge herauszustreichen. Auf diese Weise etablieren wir unseren Platz in der Gemeinschaft, was in früher Vorzeit das Überleben sicherte. Heldenhaftes geben wir demzufolge gern, schnell und oft preis. Unsere eher ängstlichen oder nur auf das eigene Wohl oder eigene Vorzüge gerichteten Taten verheimlichen wir in aller Regel – oft auch vor uns selbst.

Für das Leben hinter den Masken, die vor allem unser Selbstwertgefühl schützen und unsere Ängste verbergen sollen, ist diese Taktik sicher hilfreich. Im Zusammenleben mit Kindern oder Partnern, die mitunter schonungslose Ehrlichkeit einfordern, taugt sie nur begrenzt.

Gerade Jugendliche und Kinder suchen die Persönlichkeiten ihrer Eltern hinter den Masken. Heranwachsende nehmen sehr genau wahr, in welchen Situationen sich Menschen aufrichtig zeigen – auch sich selbst gegenüber. Erleben sie häufig, dass die Mittel der Beschönigung und des Verdeckens gewählt werden, übernehmen sie dieses Prinzip entgegen ihrem eigenen Anspruch der Wahrhaftigkeit oder sie lehnen dieses Verhalten vollkommen ab.

Bei einer Übernahme werden deutlich wahrnehmbare Veränderungen des eigenen jugendlichen Verhaltens eher geleugnet und versucht, es als normales Verhalten zu plausibilisieren. Dies könnte auch als Aufforderung an die Eltern gedeutet werden, sich selbst aufrichtiger zu zeigen.

Eine vollständige Ablehnung des Elternverhaltens steht im Widerspruch zur naturgegebenen Verbundenheit mit den Eltern, was zu einem inneren Konflikt führt, welcher beispielsweise mit einer intensiven Zuwendung zum Internet zu überdecken versucht wird. Dies kann auch als Fluchtverhalten interpretiert werden, das letztlich dem Erhalt der Familie dient, da es nicht zum offenen Austragen des Konfliktes kommt.

Den Mut aufzubringen, den eigenen »feigen« Anteil an einer ungünstig getroffenen Entscheidung oder der Entstehung eines Konfliktes einzugestehen, hat oft etwas zumindest nachträglich Heldenhaftes. Die Annahme, durch logisch erscheinende Begründungen eines deutlich als ungerechtfertigt oder ängstlich wahrnehmbaren Verhaltens, die eigene Position im Nachhinein zu verbessern, ist meist trügerisch. Sie verhindert in aller Regel eine adäquate Selbstreflexion, irritiert das Beziehungsgefüge und etabliert ungünstige Vorbildwirkungen.

Gelingt im Gegensatz dazu die Verdeutlichung der Größe, die gerade im Eingestehen von »Schwächen« liegt, kann eine wichtige – vielleicht die wichtigste – Komponente des Heldentums offengelegt werden.

Daneben ist es jedoch ebenso notwendig, ohne falsche Bescheidenheit die eigenen Heldentaten zu benennen. Gerade in schwierigen

Situationen, die Mut und Vertrauen in die eigenen Kräfte erfordern, sollte ein Mensch sich seiner inneren (und äußeren) Ressourcen bewusst sein. Eltern, Angehörige oder Lebenspartner, die aufgrund des Verhaltens eines geliebten Menschen in den Abgrund zerstörerischer Selbstzweifel schauen, sollten sich ihre Heldengeschichte ins Gedächtnis rufen. Allein das Ertragen eines exzessiven oder süchtigen Verhaltens eines Mitmenschen über mehrere Wochen ist heldenhaft. Die überzogenen Anfeindungen, Aggressionen und Abwertungen würden viele verzweifeln lassen. Einige können immer wieder erneut verzeihen, zeigen sich empathisch bis zur Selbstaufgabe und versuchen jeden Tag einen Neubeginn.

Heldenhaftes und Feigheit zu benennen kostet Mut, der sukzessive gestärkt werden kann. Allen Beteiligten sollte dementsprechend ermöglicht werden, das neue, ehrliche Benennen an weniger folgenreichen Situationen zu erproben, um dadurch etwaiges positives Feedback zu erhalten. Grundvoraussetzung in der Beratung bzw. Therapie ist die (schonungslose) Ehrlichkeit des Therapeuten, der auch das eigene Verhalten offen reflektiert und sich nicht scheut, auch unangenehme Hypothesen und Themen aus- und anzusprechen, wenn es angebracht ist.

Letztlich zählen die Größe des aufgebrachten Mutes und die ganz individuelle Höhe der zu überwindenden Hindernisse, um die Heldenhaftigkeit abzuschätzen. So kann ein- und dieselbe Handlung für den einen eine Heldentat, für den anderen ein Alltagshandeln sein. Große Heldentaten sollten in der Beratung gut vorbereitet und ausführlich nachbesprochen werden – der zu leistende (mentale) Schweiß und das (mental) fließende Blut sollten so saftig wie möglich beschrieben und ausdifferenziert werden.

Hilfreiche Fragen

- Welches Wagnis hat deine Mutter (Vater, Bruder, Schwester, Ehepartner, Freund) unternommen, vor dem du besonderen Respekt hast? Was könnte ihm/ihr den Mut dazu verliehen haben? Welche besonderen Kräfte oder Fähigkeiten haben sich dadurch gezeigt oder entwickelt?
- Bei welchen Entscheidungen haben die wichtigen Seiten der Vorsicht und des Zögerns das Handeln bestimmt? Wofür könnte die getroffene Entscheidung gut gewesen sein?

- Welche Taten würdest du als Heldentaten bezeichnen? Was genau ist das Heldenhafte daran? Welche Gemeinsamkeiten haben aus deiner Sicht Heldentaten?
- Wer würde welche deiner Taten als Heldentaten bezeichnen?
- Welche Heldentat würde dir wer zutrauen?
- Welche Heldentaten traust du dir selbst zu? Was wäre dein möglicher Gewinn? Was wäre ein möglicher Preis?
- Welche Entscheidungen willst du zurzeit nicht treffen? Wann könntest du heldenhaft genug sein zu entscheiden?
- Welche Heldentat wirst du in deinem Leben auf jeden Fall vollbringen? Warum gerade diese? Für wen wäre das (außer dir) ein besonderer Gewinn?

Eventuell könnte auch eine Dokumentation zu dem Thema angeregt werden (vgl. dazu Abb. 8).

Situation (kurze Beschreibung):

	Wer?	**Was?**	**Warum?**
Heldenhafte Gedanken			
Heldenhaftes Handeln			
Feige Gedanken			
Feiges Handeln			

Alternative Entwicklung:
Was wäre geschehen, wenn der Feigling als Held gehandelt hätte (und umgekehrt)?

Abb. 8: Dokumentationsbogen zu heldenhaftem und feigem Denken und Handeln (gekürzt)[3]

3 Die Langversion des Dokumentationsbogens steht im o. g. PDF zur Verfügung (www.carl-auer.de/programm/materialien/systemische_interventionen_bei_internetabhaengigkeit.

7.3 Im Reich des Ungeheuren

Für einen Computerspieler, der wochen- oder monatelang in Fantasy- oder Horror-Welten bzw. täuschend echt nachgebildeten Kriegsszenarien agiert hat, haben diese Welten längst ihren beängstigenden Charakter verloren (wenn sie für ihn denn jemals mit Angst besetzt waren). In diesen Umgebungen ist der Spieler auf alle Eventualitäten gefasst, er kann das Verhalten der Mitspieler oder computergenerierten Gegner einschätzen und einordnen. In dem (ungewöhnlichen) Fall, dass er sich doch genervt, bedrängt oder verängstigt fühlt, kann er sich aus dem Spiel ausloggen – sich der belastenden Situation also sofort entziehen.

Der Handlungsspielraum wird mitunter immer weiter auf die Optionen Angriff oder vollständiger Rückzug eingeschränkt. Diese sind in der nicht virtuellen Welt jedoch nur die extremen Eckpfeiler eines reichhaltigen Handlungsspektrums, welches beispielsweise auch das offene Austauschen von Argumenten und ein kompromissbereites Ausrichten auf gemeinsame Ziele enthält.

Das eingeschränkte Verhaltensrepertoire eines langjährigen exzessiven Spielers führt bei dem Versuch realer Interaktion nicht selten zu Frustrationen und damit schnellem Rückzug in die gewohnte Welt der Lichtpunkte. Die Herausforderungen der haptischen Welt sind für ihn ungeheuer(lich).

Diese Ungeheuerlichkeit – auch der kleinsten, mittlerweile ungewohnten Handlungen – könnte in einer Therapie immer wieder thematisiert werden. Ein 25-jähriger Klient, der seit zwölf Jahren mit kurzen Unterbrechungen exzessiv spielte, kam stets im Trainingsanzug in die Beratungsstelle. Es war die einzige Kleidung, die ihm noch passte. Ein Bekleidungsgeschäft hatte er seit sieben Jahren nicht mehr betreten. Er berichtete, wie ihn die Blicke der Verkäuferinnen und Kunden irritierten: »Die gucken immer so komisch. Ich weiß nie, was die von mir wollen.« Den Einkauf von Lebensmitteln erledigte er in den frühen Morgenstunden (bevor er sich schlafen legte), wenn nur wenig Menschen den Discountmarkt um die Ecke betreten hatten.

Nachdem mit einem Klienten ausführlich seine Spiel- oder anderen Internetnutzungsintentionen eruiert wurden, kann auf das Heldenhafte dieses Handelns eingegangen werden. Zweifellos war die Anfangszeit durch eine Reihe von Handlungen geprägt, die Neugier,

Mut und Engagement erforderten. Nach mehreren Monaten intensiver Nutzung wird das meiste jedoch in Routinen aufgegangen sein.

Mit dem Klienten könnte erarbeitet werden, dass Heldentaten für ihn nun eher in der Bewältigung eines seinem Alter angemessenen Alltags bestehen.

Hierbei ist es sehr wichtig, den Grad der Angst, am üblichen gesellschaftlichen Leben teilzunehmen, immer wieder neu abzuschätzen. Zum einen kann er tageweise stark differieren, zum anderen hat die Intensität des Angsterlebens entscheidende Auswirkungen auf die angebotenen Interventionen. Eine bewusste Entscheidung für einen Realitätsrückzug durch das Fehlen eines zielegenerierenden Lebenssinns impliziert beispielsweise völlig andere therapeutische Anregungen.

Im Falle von Ängsten könnten diese schrittweise durch die Analyse als bedrängend erlebter oder imaginierter Situationen bzw. Episoden herausgearbeitet und strukturiert werden. Beginnend mit der am geringsten angstbesetzten Situation wird ein parallelweltliches Handlungsszenario entworfen. Die Beschreibung der entsprechenden Umgebung erfolgt mit den charakteristischen Zügen des innerlich abgebildeten Bedrängungsspektrums. Dabei können Analogien zu den im Internet virtuell durchschrittenen Räumen soweit wie möglich herangezogen werden. Die beteiligten Personen werden ausführlich mit ihren Angst einflößenden Verhaltensoptionen imaginiert. Hierbei sollte durchaus auch dramatisch überzogen werden. Mitunter lassen sich ebenfalls Analogien zu Onlinespielfiguren finden, wodurch der Anschluss an oft durchlebte Interneterfahrungen gegeben wäre. Um den Klienten einzuladen, derartige Situationen intensiv (psychisch) vorzubereiten, könnte gemeinsam oder einzeln eine passende Geschichte oder Metapher entworfen werden (siehe Kap. 8.9 »Metaphern und Geschichten«).

Die Herausforderung einer so beschriebenen Situation könnte mit dem Erreichen eines »realen« Levels verglichen werden. Wird sie nicht beim ersten Versuch gemeistert, kann in der Beratung eine taktische Modifikation erarbeitet werden. Dazu wird die Entwicklung der Situation minutiös analysiert, mögliche Denk- und Verhaltensvarianten werden auf ihre Nützlichkeit geprüft. Ist die Herausforderung angemessen bewältigt, werden die positiven Konsequenzen für ähnliche und größere Herausforderungen – quasi für einen Levelaufstieg – erörtert.

Unterstützende Fragen

- An welche beängstigende Situation(en) erinnerst du dich öfter zurück? Was hat dir dabei am meisten Herzklopfen bereitet? Welche Farbe, Höhe, Helligkeit (Merkmale) hat der Ort/Raum in deiner Erinnerung? Welche (ggf. parallelweltliche) Gestalt haben die beteiligten Personen?
- Wie hast du damals reagiert? Auf welche Weise reagierst du in deinen Gedanken daran? Welche Möglichkeiten würde es noch geben? In welcher Weise würden sie sich auswirken?
- Das Bestehen welcher Situation würdest du eher als niedriges Level bezeichnen? Welches Equipment brauchst du dafür? Was könnte der Gewinn sein? Wohin könnte das höchste Level führen?

7.4 Die Sprache einer anderen Welt

Ein Nichtspieler, der einen Dialog von Spielern anhören würde, bei dem die Auswertung vergangener oder die Planung zukünftiger Spielstrategien diskutiert wird, hätte i. d. R. große Schwierigkeiten, dem Gesprächsverlauf zu folgen. Das wäre weniger darin begründet, dass er die Strategien inhaltlich intellektuell nicht erfassen könnte, als vielmehr in der Unkenntnis der verwendeten Begrifflichkeiten.

Während einer systemischen Beratung oder Therapie hat der Therapeut in den mehrfach initiierten Phasen des Pacings immer wieder ausführlich Gelegenheit, sich mit den für den Klienten relevanten Bezeichnungen vertraut zu machen. Für eine weitere Vertiefung des Verständnisses kann als Nach- bzw. Vorbereitung von Sitzungen das Internet verwendet werden, in dem alle Begriffe (beispielsweise bei Wikipedia) erläutert werden. Das Anschauen von Spielsequenzen (z. B. in den von Spielern erstellten Let's-play-Videos) ist ebenfalls hilfreich. Während einer folgenden Sitzung könnten dann die Erkenntnisse des Therapeuten mit den Intentionen des Klienten abgeglichen werden.

Hier wird bewusst darauf verzichtet, den Versuch der Auflistung eines nahezu vollständigen Vokabulars zu wagen. Zum einen ändert und erweitert sich das Begriffsrepertoire ständig, zum anderen ist es oft hilfreicher, sich als Berater wichtige Begriffe vom jeweiligen Klienten erläutern zu lassen. Dabei kann besser herausgearbeitet werden, welche konkreten Bilder und Ideen ein Klient mit dem jeweiligen Begriff verbindet, als bei einer vermeintlichen Klarheit bzgl. der vom Klienten verwendeten Bezeichnungen. Darüber hinaus können die ausführlichen Erläuterungen durch den Klienten diesem ein positives Gefühl von Kompetenz und Wissen vermitteln und die Klient-Berater-Beziehung stärken.

Die anschließend aufgeführte kleine Auswahl bezieht sich überwiegend auf einige spielübergreifend verwendete Bezeichnungen sowie auf Begriffe aus den viel diskutierten Onlinerollenspielen.

Nerd

(engl.: Langweiler, Sonderling, Streber, Außenseiter, Fachidiot) Nerd wird heute vorrangig synonym für Computerfreak verwendet, wobei diese Bezeichnung unter exzessiven Nutzern als echtes Kompliment gilt. Außenstehende meinen Nerd tendenziell abwertend auch im Sinne von Eigenbrötler.

Noob

Noob steht für Newb, was eine Verkürzung des Begriffes Newbie darstellt. Als Newbie (engl. Kunstwort aus »new« und »boy«) wird demnach ein Neuling bzw. Anfänger im Zusammenhang mit Computern bezeichnet, zum Beispiel in Internetforen oder Netz-Communities (Newsgroups, Onlinespielen).

Während Neulinge im IT-Bereich mitunter freundlich aufmunternd als Newbie bezeichnet werden, ist die schärfere Bezeichnung Noob in Onlinecomputerspielen oftmals als Ausdruck für die fehlende Kenntnis grundlegender Spielregeln oder die mangelnde Befähigung zum hilfreichen Mitspielen gemeint.

Avatar

Avatar wird am häufigsten als Bezeichnung für den grafischen Stellvertreter einer Person in der virtuellen Welt beispielsweise in einem Computerspiel verwendet.

Das Wort leitet sich aus dem Sanskrit, der Sprache der klassischen indischen Kultur, ab. Dort bedeutet »Avatara« Abstieg, was sich auf das Herabsteigen einer Gottheit in irdische Sphären bezieht.

In einigen Internetforen wird das Benutzerbild ebenfalls Avatar genannt.

Teilweise wird auch intelligente Software, mit der Anwender in natürlicher Sprache kommunizieren können, als Avatar bezeichnet. Sie beraten und unterstützen den Nutzer nicht nur im Internet, sondern auch in der Kommunikation mit technischen Systemen (Mensch-Maschine-Schnittstelle).

Mod (gespr.: Mott)
Modifikation von Computerspielsoftware, die teilweise von den Nutzern selbst vorgenommen wird (Bsp.: »Counter Strike« ist aus Mods von »Halflife« hervorgegangen)

Char (gespr.: Schaar)
Kurzform von »character« als Bezeichnung einer konkreten virtuellen Spielfigur (unter Onlinerollenspielern wird selten von Avataren gesprochen)

Map (gespr.: Mäpp)
(engl.: Karte) der virtuelle Spielplan – die kartografische Darstellung der Spielumgebung oder synonym für die Spielumgebung selbst

Mob (gespr.: Mopp)
Mobiles Monster in Computerspielen (z. B. Diablo, World of Warcraft)

Base
Basislager oder Heimatregion

Gilde
Gruppe von Spielern, die sich gegenseitig unterstützend gemeinsam Spielziele verfolgt – Kommunikation oft über »Teamspeak«

Equip
Abkürzung für »equipment« (engl. Ausrüstung) – virtuell angelegte Ausrüstung einer Onlinespielfigur oder das grundsätzlich vom Spieler verfügbare Reservoir an Gegenständen, die den Charakter stärken und seine Eigenschaften verbessern (Rüstung, Waffen, Schmuck etc.) bzw. ihr äußeres Erscheinungsbild (Kleidung, Haare etc.)

XP, EP, EXP
Abkürzungen für »experience points« (engl. Erfahrungspunkte), die Spieler durch das Besiegen von Gegnern oder durch das Erfüllen von Aufgaben als Belohnung erhalten – sie sind ein Maß für die Charakterentwicklung: Je mehr Erfahrungspunkte desto mächtiger erscheint die Spielfigur, die neue Aktionen und Fertigkeiten erlernen und somit schwierigere Aufgaben erfüllen kann.

Raid
(engl. Überfall, Raubzug) bezeichnet v. a. in MMORPGs den (mitunter kurzfristigen) Zusammenschluss mehrerer Spieler mit dem Ziel, Aufgaben zu lösen, die für wenige Spieler kaum zu bewältigen sind (i. d. R. einen oder mehrere sehr mächtige Gegner – Mobs – zu besiegen); auch genutzt für Plünderung oder Überfall auf ein Spielgebiet.

Aggro
Bedrohungsgebärden des eigenen Chars oder die Angriffsbemühungen des Gegners

Tank (gespr.: Tänk)
(engl. Panzer) Computerspielfigur, die auf die Konzentration der gegnerischen Aggro optimiert ist – soll durch eigene Aggro die Aufmerksamkeit auf sich ziehen (Reduzieren von Schaden durch Rüstung und hohe Lebenswerte sowie durch die Möglichkeit zum Ausweichen, Blocken oder Parieren)

Damage (gespr.: Dämädj)
bezeichnet den selbst erlittenen oder dem Gegner zugefügten Schaden (i. d. R. in Schadenspunkten).

Dungeon (gespr.: Danjen)
(engl. Verlies oder Kerker) ein (meist) unterirdisches Raum- und Gängesystem mit i. d. R. düsterer Atmosphäre, in dem Monster bekämpft werden und nach für die Handlung relevanten Gegenständen oder Schätzen gesucht wird

Mana (gespr.: Mahnah)
Ausdruck für Magiepunkte (hawaiianisch Macht) – die Höhe dieser Form von spiritueller Energie gibt an, wie groß die Anwendungsmacht von Magie der entsprechenden Charaktere ist

Mithilfe eines gemeinsam erstellten (individuellen) Lexikons für das verwendete Gamer-Vokabular könnten analysierte oder zukünftig zu modifizierende Verhaltensweisen umformuliert werden. Damit hat der Berater während der Erstellung ausführlich Gelegenheit, die Intentionen und das Spielerleben des Klienten zu hinterfragen. Der Spieler selbst könnte die Aufzeichnungen von Sitzung zu Sitzung in eine ansprechende Form bringen und somit ermöglichen, dass der therapeutische Dialog direkt an das gewohnte Vokabular des Spielers anschließt.

Hier einige Beispiele:

- Persönlichkeit – *Char*
- äußere Erscheinung – *Equip*
- Freunde – *Gilde*
- Familienmitglieder – *Home-Gilde-Members*
- eine Anforderung bestehen oder eine Herausforderung annehmen – *»ein Raid gehen«* oder *»ein Battle bestehen«*
- den inneren Widerstand überwinden – *den eigenen Mob besiegen*
- Fähigkeiten entwickeln – *XPs erhöhen* (bis zum Levelaufstieg)
- psychische Energie bzw. mentaler Zustand – *aktueller Mana-Wert (MP)*

Für die Zeit zwischen den Sitzungen bieten sich die hier mehrfach beschriebenen gemeinsam kreierten Experimente an. Eines könnte die Wirkung der Teilnahme an einem gemeinsamen Abendessen testen.

> »Nimm am Sonnabend um 19 Uhr am Abendessen (AE) der Familie teil. Bereite dich äußerlich darauf vor, in dem du dich gepflegt präsentierst und dein Zimmer weitgehend in Ordnung hast. Innerlich solltest du eine gelassen-entspannte Grundstimmung anstreben. Versuche zu beobachten, in welcher Stimmung die anderen sich befinden. Aggressive Äußerungen oder Handlungen sollten möglichst vermieden werden. Bei sehr stark empfundenen Verletzungen könnte ein ruhiger Rückzug mit dem Angebot eines neuen gemeinsamen Treffens erfolgen. Je länger ein angenehmes Beisammensein möglich ist, umso besser.«

Unter Verwendung gemeinsam ausführlich besprochener Begriffe könnte der vorstehende Alltagsauftrag umformuliert werden:

»Das AE-Raid beginnt Sa, 19 Uhr. Equip: möglichst frisch, gepflegt. Base: beräumt. Aktuelles Level der beteiligten Chars ermitteln. Das Raid möglichst als Tank bestehen, ohne selbst viel Aggro aufzubauen. Wenig Damage für Home-Gilde-Members. Bei niedrigem Mana: gepflegter Rückzug mit Hinweis auf Mod-Termin. Je länger die Raid-Time, desto mehr EP.«

Um als systemischer Berater oder Therapeut für eine Reihe von Methoden gut an die Sprache eines Internetgamers anzuschließen, können die angebotenen Methoden entsprechend umbenannt werden:

- Narrative Genogrammarbeit wird zur »Heldengeschichte«.
- Strukturaufstellungen werden zu Betrachtungen der »inneren und äußeren Gilde«.
- Die Lebenslinie oder Timeline wird zur Auflistung des »Skill-Inventars«.
- Die Betrachtung der Vorteile des Unerwünschten wird zum Dialog über die »Macht der dunklen Seite«.

7.5 Hypothesenpoker

So wie Menschen laut Watzlawick nicht nicht kommunizieren können, können wir nicht ohne ständiges Hypothetisieren existieren. Jede Handlung, jede Interaktion mit unserer Umwelt führt zur Modifikation oder Erweiterung unserer Hypothesen über uns selbst und die Welt. Jede Geste, jedes Wort eines Mitmenschen bestätigt oder irritiert eine bestehende Hypothese über dessen Persönlichkeit oder führt zu einer neuen Theorie.

Jede Situation wird von den daran Beteiligten auf ihre jeweils individuelle Art interpretiert und in die jeweils vorherrschenden Hypothesen integriert. Dabei sind weniger die von einem Außenstehenden beobachtbaren Interaktionen und Abläufe entscheidend als vielmehr die jeweils innerpsychischen Prozesse, welche wesentlich durch die konkrete hirnphysiologische Struktur – geprägt von genetischen Dispositionen und frühkindlichen Erfahrungen – und Erinnerungen an vergleichbare Situationen bestimmt sind. Ähnlich wie das Bild, das in unserem Kopf von unserer Umwelt erzeugt wird, nur zu 15 Prozent von der reinen Projektion auf der Netzhaut abhängt. Die Konstruktion und Verteilung der Sehsinnrezeptoren, die konkrete Art und der konkrete Ort der Sehdatenverarbeitung im Gehirn, der Vergleich mit ähnlichen Sinneseindrücken – das konkrete Einspielen von Erinnerungsbildern, das Verknüpfen mit erinnerten Gedanken und Emotionen sowie eine Reihe weiterer (vorwiegend unbewusst ablaufender) psychischer Prozesse – sind letztlich für die Wahrnehmung (haupt-)verantwortlich. Schon bei dieser bloßen Bildentstehung im menschlichen Gehirn kann im Sinne Schmidts eher von einer »Wahrgebung« statt Wahrnehmung gesprochen werden.

Gerade während innerfamiliärer Kommunikation werden aufgrund der mitunter vollständig verschiedenen Perspektiven völlig unterschiedliche Hypothesen befeuert.

Ein 14-jähriges Mädchen, das durch eine intensivierte Onlinekommunikation erstmalig in ihrem Leben das Gefühl hat, in eine außerfamiliäre Gemeinschaft integriert zu sein, die gleichzeitig ihre Autonomie angemessen würdigt, empfindet beispielsweise (für eine gewisse Zeit) intensives Glück, Freude und innere Gelassenheit. Ihre Hypothese könnte lauten: Die derzeitige Art meiner Internetinteraktion sichert das Wesentliche meiner psychischen Existenz. Mit ihren Worten etwa: Im Moment ist nichts besser, als ständig zu chatten.

Die Mutter dieses Mädchens beobachtet anfänglich ein mentales Aufblühen der Tochter (Hypothese: Das Internet tut ihr gut.), welches jedoch schnell von einem sich verstärkenden Rückzug aus dem gemeinsamen Familienalltag begleitet wird (Hypothese: Viel Internet gefährdet die Familie). Schon diese Eindrücke verschärfen die Konflikte zwischen Eltern und Kind. Bei ersten Anzeichen eines möglichen schulischen Leistungsabfalls wird die elterliche Hypothese über die Wirkung der mittlerweile exzessiven Internetnutzung negativ verstärkt: Das permanente Chatten macht mein Kind dumm und aggressiv und wird ihr auf lange Sicht die Zukunftschancen verderben.

Die genannten Hypothesen von Eltern und Kind sind unvereinbar und interpretieren doch dieselbe Situation. Hier könnte also ein Ansatz sein, viele verschiedene denkbare Hypothesen zu bilden, um eine Offenheit für andere Perspektiven zu erzeugen. Als »Bewertungskriterien« ließen sich Spektakularität, Absurdität, Begründbarkeit, Komplexität oder Einfachheit heranziehen.

Ein *Spiel* könnte folgendermaßen ablaufen (siehe auch Abb. 10) :

Die Bewertungskriterien werden auf A6-große Karten geschrieben und verdeckt in die Mitte des Tisches gelegt. Jeder Mitspieler erhält ein A5-Blatt und einen Stift.

Der reihum wechselnde Spielleiter denkt sich eine Situation oder einen Sachverhalt aus (z. B. der Vater sitzt am Freitag von 17 bis 24 Uhr vor dem Fernseher) und deckt eine Kriterium-Karte auf. Jeder Mitspieler und der Spielleiter selbst notieren in Kurzform eine mögliche Hypothese, die das Kriterium möglichst gut erfüllt (z. B. Bewertungskriterium: Einfachheit – Hypothesen: Der Vater hat sich alle Fußballspielzusammenfassungen der Woche angesehen; der Vater wollte seinen Arbeitsstress vergessen; der Vater ist eingeschlafen). Gemeinsam entscheiden alle Mitspieler, welche Hypothese das Kriterium am besten erfüllt. Der Gewinner erhält einen Punkt (z. B. in Form eines Knopfes oder einer Schokolinse). Nun fungiert der rechte Nachbar als Spielleiter.

Um sich noch intensiver mit konkreten Hypothesen auseinanderzusetzen, könnte auch über die jeweiligen Gedankengänge der Beteiligten spekuliert werden. Ein entsprechendes Spiel könnte wie oben angelegt werden, wobei wiederum ein Sachverhalt vom Spielleiter beschrieben wird. Statt der Bewertungskriterien wird jetzt jedoch die konkrete Gedankenrichtung auf den Karten vorgegeben (Vorerfahrung in der Familie; Vorerfahrung im Freundeskreis; befürchtetes Zukunftsszenario; erhofftes Zukunftsszenario; konkrete Hypothese). Das auf den A5-Blättern Notierte bezieht sich jeweils auf die Gedankenwelt des Spielleiters, welcher für diese Runde nichts aufschreibt. Er vergibt für die Nähe zu seinen Ideen und Gedanken entsprechend Punkte – für große Nähe ebenso viele Punkte wie Mitspieler. Auf diese Weise erfahren die Spieler, wie gut sie sich gegenseitig einschätzen können bzw. von den anderen eingeschätzt werden.

In einem therapeutischen Dialog können die unterschiedlichen Perspektiven der an einer Situation Beteiligten ebenfalls systematisch thematisiert werden (vgl. Abb. 9).

Sachverhalt:

____

____

Beteiligte:	A	B	C	D
mögliche Vorerfahrungen:	A	B	C	D
mögliche Zukunftsszenarien:	A	B	C	D
Hypothesen:	A	B	C	D

Abb. 9: Schema eines therapeutischen Dialogs zu Hypothesenbildung und Vergleich

Kriteriumskarten (verdeckt in die Mitte des Tisches)

spektakulär	absurd
einfach	komplex
plausibel	unwahrscheinlich
....	....

Spielablauf

1. Der reihum wechselnde Spielleiter nennt eine Situation oder einen Sachverhalt.
2. Eine Kriteriumskarte wird aufgedeckt.
3. Jeder Mitspieler notiert eine Hypothese, die das Kriterium möglichst gut erfüllt.
4. Der Spieler mit der besten Erfüllung (gemeinsame Entscheidung) erhält einen Punkt.

Gewinnpunkte

Abb. 10: Spielmaterial und Kurzanleitung zum Hypothesenpoker

7.6 Der Berater als Avatar

Gelingt es dem Berater für kurze Zeit, die Rolle des für den Klienten wichtigsten Avatars anzunehmen, können neue Informationen über die Beziehung zwischen Spieler und Spielfigur gewonnen werden. Letztlich spiegelt ein Avatar eine Reihe der vorhandenen oder erwünschten Eigenschaften seines Kreateurs wider. Die Lebenszeit, die ein Spieler für die Entwicklung seiner Figur aufwendet, zeugt von einer zumindest temporären Entscheidung für die virtuelle und gegen die physische Welt. Energie und Ressourcen wurden aktiviert, um die Figur entsprechend zu vervollkommnen.

Jeder Anblick des auf dem Bildschirm erscheinenden Avatars verbindet den Spieler bewusst oder unbewusst mit den vielen Stunden, die er in seine Kreation investiert hat, mit den dramatischen Kämpfen gegen übermächtige Gegner und den erhabenen Momenten der humorvollen, freundschaftlichen und anerkennenden Kommunikation.

Die Beziehung eines Gamers zu seinem Mainchar (Hauptcharakter) ist demzufolge sehr intensiv. Teilweise nimmt sie irrationale Züge an. »Auf meinen Charakter habe ich aufgepasst wie auf ein Kind.« In jedem Fall haben Spieler, die sich plötzlich und konsequent von ihrer Spielfigur abwenden, oft ein unbestimmtes Gefühl von Verrat und Vertrauensbruch. Interpretierbar vielleicht am ehesten als Verrat an sich selbst, da sich die Investitionen in das Geschaffene durch den Beziehungsabbruch als wertlos oder sogar schädlich offenbaren.

Durch das Aufrufen des Avatars konnte der Spieler sich immer wieder mit einem Teil seines Selbst (seiner Persönlichkeit, seiner Entwicklung) verknüpfen, welches er meist als erfolgreich, wertgeschätzt und integriert erlebt hat. Ohne das Erinnern oder Erkennen von zumindest auf lange Sicht angemessenen Alternativen wird es einem exzessiven Rollenspieler sehr schwerfallen, sein Spielverhalten zu ändern. Besonders günstig wäre eine möglichst kurzfristig organisierte Erfahrung von optionalem Handeln in einer Gruppe Gleichgesinnter, die sich sportlichen Tätigkeiten oder gemeinsam zu bewältigenden kreativen Aufgaben widmet.

Um die konkreten Mechanismen, Qualitäten und Ziele der Spieler-Avatar-Beziehung zu eruieren, könnte ein Berater dem Klienten anbieten, für eine gewisse Zeit als Avatar zu kommunizieren. Möglich ist dieses allerdings nur, wenn grundlegende Eigenschaften der

Figur für den Berater klar erkennbar geworden sind und eine Idee für dessen Beziehung zum Spieler existiert. Eine Vorstellung über die Schaffensintentionen lässt sich beispielsweise durch die unten beschriebene Methode der Avatar-Externalisierung erzeugen.

Der Dialog des Avatars mit dem Gamer könnte durch die gemeinsame Erarbeitung von Fragen und Themen vorbereitet werden. Der Berater könnte vor der ersten Sequenz kurz darauf eingehen, dass in der systemischen Arbeitsweise von einem kollektiven Unbewussten ausgegangen wird, dass er seine Gedanken und Ideen im Verlauf des Dialogs zur Verfügung stellen wird – nicht, um wahrhaftig wie ein Avatar zu antworten, sondern um neue Ideen und Informationen anzuregen.

Mögliche Themen

- Anlass für die Kreation genau dieses Chars
- Klassen-, Rassen- oder Fraktionszugehörigkeit
- Entwicklung (Erstausstattung, Leveling) des Avatars
- Zufriedenheit des Avatars mit seiner Erscheinung und seinen Fähigkeiten

Mögliche Fragen

- Autonomie des Avatars – Was tut er, wenn er nicht mit dem Gamer in Kontakt steht?
- Wie würde der Char seine Beziehung zum Gamer beschreiben?
- Wie würde der Char den Gamer selbst beschreiben?
- Wofür braucht der Spieler seinen Avatar?
- Wie feindlich ist für den Avatar seine (virtuelle) Welt?
- Wie feindlich erlebt der Spieler seine (reale) Welt?
- Was bindet den Gamer an den Avatar?
- Welche Auswirkungen hat die Bindung auf die familiären Beziehungen des Spielers?
- Welche Auswirkungen hat die Bindung auf den Freundeskreis des Spielers?
- Welche Auswirkungen hat die Bindung auf andere Aktivitäten des Spielers?
- Worin gleichen sich Gamer und Avatar?
- Was sind die größten Unterschiede zwischen Spieler und Avatar?
- Was würde der Avatar gern einmal tun?

- Welche Ideen hat der Avatar für seine eigene Zukunft?
- Welche Ideen hat der Avatar für die Zukunft des Gamers?
- Wie geht es dem Avatar ohne die Verbindung zum Spieler?
- Wie ginge es evtl. dem Spieler ohne Verbindung zum Avatar?
- Was wäre ein gutes Abschiedsritual?
- Was würde sich als Erstes im Leben des Gamers verändern?

Durch den Dialog können sich neue Erkenntnisse oder Perspektiven in Bezug auf den Grad der Personifizierung der virtuellen Figur durch den Spieler ergeben. Weitere Aspekte sind die Beziehungsintensität und die Höhe der Identifikation des Gamers mit den virtuellen Eigenschaften und Fähigkeiten des Avatars.

7.7 Reframing – ein Spiel für die ganze Familie

Alle Handlungen, verbale und nonverbale Äußerungen finden in einem spezifischen Kontext statt – sozial, kulturell, historisch, institutionell etc. Ihre Sinnhaftigkeit und Bedeutung ergibt sich vor allem aus dieser kontextuellen Einbettung. Ein- und dieselbe Handlung oder Äußerung kann in unterschiedlichen Kontexten völlig verschiedenen Sinn aufweisen (Bsp.: Ein in sich versunkener Skirennfahrer geht im Rennfahreraufenthaltsraum vor dem Rennen in Gedanken die Slalomstrecke mehrfach durch und erhöht dadurch seine Erfolgschancen. Würde er dieses am Abend zuvor in einer Gaststätte neben seiner Begleitung tun, könnte er auf seine Umgebung wie ein Sonderling mit autistischen Zügen wirken).

Gleichzeitig ist die innere Perspektive, die Sicht auf die Welt, der an einer Handlung Beteiligten oder der diese Beobachtenden für die Sinngebung maßgeblich. So könnte beispielsweise das permanente Anschauen von Dokumentationen als Zeichen eines überbordenden Interesses an der Welt interpretiert werden. Andererseits ließe es sich aufgrund der Vernachlässigung von realen Handlungen auch als Rückzug aus der Realität beschreiben. Ebenso entscheidend wie die Einstellung des Beobachtenden ist dabei der Kontext, in welchem das Anschauen stattfindet: z. B. in einem Gefängnis, in dem nur sehr eingeschränkt Alternativen zur Verfügung stehen, oder in einem Umfeld, das alle Optionen sportlicher, geistiger oder karitativer Aktivitäten bietet – etwa in einer gut situierten Wohngemeinschaft, die über eigene Pferde, Tischtennis- und Tennisanlagen sowie einen Quad-Parcours verfügt.

Beim Reframing, einer Methode, die u. a. in der systemischen Therapie vielfach eingesetzt wird, wird durch die (imaginierte) Veränderung des äußeren Rahmens (engl. frame) oder/und die Modifikation der inneren Perspektive eine neue Bedeutungsgebung erzielt. In diesem Sinne wird diese Methode auch als »Umdeutung« bezeichnet.

Als Vorübung zum eigentlichen Familien-Reframing-Spiel könnte in der Beratung Folgendes angeboten werden:

Der Berater bittet alle Anwesenden, auf einem Blatt jeweils fünf Verhaltensweisen, Situationen oder Einstellungen zu notieren, durch die sie sich schon lange und in besonderer Weise »genervt« fühlen. Das Notierte sollte sich für diese Vorübung nicht auf die Familie beziehen. Der Berater kann sich ebenfalls an der Auflistung beteiligen. Im nächsten Schritt werden die Listen an einen anderen Anwesenden (z. B. den linken Nachbarn) weitergegeben. Dieser versucht, jedes aufgeführte Ärgernis umzudeuten, sodass es als positiv und sinnvoll interpretiert werden kann.

Beispiele zur Illustration:

- *Hundekot auf Gehwegen* – Hundeliebhaber lassen uns an ihrer Freude über die Begleitung durch einen Vierbeiner teilhaben und regen uns zum Nachdenken darüber an, selbst einen Gefährten zu halten.
- *Ironische Begrüßungen wie »Schlecht geschlafen?«* – Zeichen für anteilnehmende Kontaktaufnahme und Eröffnung der Möglichkeit eines intim-privaten Gespräches.
- *Beleidigende Kommentare von Fußgängern, die man als Radfahrer vorsichtig umfahren hat* – diese Kommentare sind als gut gemeinter Hinweis auf bestehende Regeln zu verstehen (bei dauerhafter Regelmissachtung könnte es zu Unfällen kommen), und da sich der Radfahrer über den Kommentar ärgert, stellt er sein riskantes Verhalten ein (die Beleidigungen sind also psychologisch fundierte Unfallprophylaxe).
- *Verteuerte Lebensmittel* – Erinnerung an die Bedeutung von Lebensmitteln für unser Wohlbefinden und Aufforderung, sie konsequent auszuwählen (lieber gut statt viel).
- *Scheinheilige Politiker* – offene Scheinheiligkeit zeugt von der Ernsthaftigkeit des Politikers: Die Wirksamkeit der Politiker-

persönlichkeit wird nicht in unrealistischer Weise überbetont, sondern er gibt sich als Darsteller auf der gesellschaftlichen Bühne deutlich zu erkennen.

- *Schlechter Fernseh- oder Kinofilm* – guter Anlass, um gemeinsam etwas zu tun und eine gemeinsame Position dazu zu finden (etwas als schlecht zu bewerten ist oft einfacher als positive Aspekte zu benennen) sowie die Anregung zum Nachdenken darüber, ob man auch etwas anderes gemeinsam tun könnte.

Im Anschluss an diese Übung erhält die Familie den Auftrag, dieses *Reframing-Spiel* auf familiäre Ärgernisse zu beziehen. Die notierten Umdeutungen sollten ohne impliziten Kommentar, Ironie, Pauschalisierung oder Abwertung erfolgen.

Beispiele zur Illustration:

- *X erfüllt seine Haushaltspflichten nicht* – X wägt genau ab, was ihm wichtig erscheint, und lässt sich nicht für andere Auffassungen »einspannen«.
- *Y hat nie wirklich Zeit für mich* – Y überlässt es mir, die Initiative zu ergreifen, und möchte mich animieren, die Zeit einzufordern.
- *Z provoziert mich ständig* – Z ist mutig und angriffslustig und versucht, meine Einstellungen infrage zu stellen, um neue Perspektiven zu diskutieren.
- *K ist oft launisch* – K ist sensibel, sehr emotional und mitfühlend.
- *L zieht sich permanent zurück* – L sucht momentan nach eigenen Wegen, beobachtet aus der Distanz und verschafft sich Abstand.

Darüber hinaus könnten 5 bis 10 Ärgernisse (je nach Vereinbarung) im Zusammenhang mit dem Computerspielen, übermäßigem Chatten oder anderen Internetaktivitäten gesammelt und notiert werden. Das kann durch die Eltern allein oder die gesamte Familie erfolgen, da mitunter selbst der Betroffene Ärgernisse über sich oder andere Familienmitglieder zu formulieren hat.

Bei dem anschließenden Umdeuten sind wiederum mehrere Optionen denkbar: als gemeinsamer familiärer Ideensammlungs- und Aushandlungsprozess (Was ist die treffendste, coolste, abgefahrenste oder hilfreichste Umdeutung?); als separate Umdeutung durch die Eltern, den Betroffenen und die Geschwister oder als ausschließliche Umdeutung durch den Betroffenen (der auf diese Weise seine Intentionen stärker in das Blickfeld der Eltern rücken könnte).

Im Anschluss an diese möglichst spielerisch durchzuführende Übung bzw. bei einem nächsten familiären Intensivaustausch sollten auf die oben beschriebene Weise mit gleichem Engagement 5 bis 10 Erfreulichkeiten im Zusammenhang mit Computerspielen, übermäßigem Chatten oder anderen Internetaktivitäten umgedeutet werden.

8 Wege ebnen: Konkrete Methoden und Arbeitsblätter

8.1 Die beste Intervention – keine Intervention

Mitunter suchen Klienten eine Beratungsstelle auf, die zwar in der Rückschau auf ihre nahezu ausschließlich mit Onlineaktivitäten verbrachte Zeit ein latentes Unbehagen verspüren, die bei näherer Betrachtung jedoch im Grunde keine Veränderung anstreben. Als Berater hatte ich manchmal den Eindruck, sie kommen wie zu einem Mediziner, der ein Mittel gegen das Unbehagen verschreiben könnte – wäre das verschwunden, wäre eigentlich alles in Ordnung.

Mit diesen Klienten erarbeiten zu wollen, warum sie sich von Zeit zu Zeit unwohl fühlen, ist nicht immer zielführend. Je mehr Nachteile der massiven Nutzung deutlich werden, desto mehr versucht der Klient die Vorteile in den Blick zu nehmen, um auf diese Weise die Balance wiederherzustellen und sein – vielleicht jahrelanges – Handeln nicht völlig infrage stellen zu müssen.

Manchmal führt die intensive Betonung der Vorteile einer exzessiven Internettätigkeit durch den Berater eher zu einem Perspektivwechsel. Der Klient sollte den Berater oder Therapeuten von den ungünstigen Wirkungen seiner Mediennutzung überzeugen können, bevor interveniert wird. Auf diese Weise wird die Initiative vorerst wieder nachdrücklich dem Klienten zugewiesen.

Dies stellt kein Plädoyer für ein Versagen therapeutischer Hilfe dar, sondern trägt der Erfahrung Rechnung, dass sich gerade Computerspieler oft zu einem hohen Prozentsatz mit ihrem Leben zufrieden zeigen. Ein 42-jähriger Onlinerollenspieler, der weder eine Ausbildung abgeschlossen, noch jemals länger als drei Monate einer Erwerbstätigkeit nachgegangen war, beschrieb seine achtzigprozentige Lebenszufriedenheit: Die weit überwiegende Anzahl seiner virtuellen Aktivitäten empfand er als bereichernd, spannend und erfüllend. Nachdem dies deutlich geworden war, schätzte er die Chance auf eine nachhaltige Veränderung seiner Aktivitäten mit null Prozent ein. Damit war sein erklärter Anfangsauftrag von ihm selbst zu jenem Zeitpunkt für unerfüllbar erklärt worden, und wir gingen zu neuen Auftragsverhandlungen über.

Bei hoher Lebenszufriedenheit Veränderungen anregen zu wollen, halte ich für schädlich, da es in den seltensten Fällen gelingt (auch wenn der Anfangsauftrag so lautet) und damit eher zu einer weiteren Eigen- und/oder Fremdabwertung beitragen könnte. Zudem verhindert die erlebte Enttäuschung evtl. die Inanspruchnahme therapeutischer Unterstützung zu einem späteren und adäquateren Zeitpunkt. Hierbei geht es nicht um eine Verschärfung des Leidensdruckes – Gunther Schmidt weist in diesem Zusammenhang auf die therapeutische Unverantwortlichkeit hin, zu warten bis ein Klient auch den Rest seiner erlebten Kompetenzen und Ressourcen verspielt hat –, sondern um eine ehrliche Betrachtung der positiven Aspekte, um die Verhaltensmodifizierungsnotwendigkeit bzw. den erforderlichen Willen dazu genau zu prüfen.

In den Nachgedanken der Beratungsgespräche drängten sich mir immer wieder ähnliche Hypothesen über die Nutzungsintentionen auf, die für eine Vielzahl von Klienten zuzutreffen schienen – ohne dass sie in jedem Fall explizit benannt wurden.

Nachfolgend sind einige dieser möglichen Thesen aufgeführt, um die Sinnhaftigkeit der Bevorzugung ausgiebiger Onlineaktivitäten vor allen anderen denkbaren Tätigkeiten zu begründen. Selbstredend sollten die einzelnen Ideen auf Stimmigkeit für den Klienten geprüft werden. Ebenso sind eine Reihe weiterer oder anderer Argumente denkbar, die sich aus den Ersterzählungen des Klienten ergeben.

Mögliche Argumente für eine dauerhafte exzessive Internetnutzung

- Während der Nutzung ist kein Getriebensein von äußeren Bedingungen, Anforderungen oder Verpflichtungen zu spüren.
- Dabei kann wirklich echt entspannt werden. Nichts anderes wirkt gleichzeitig so fesselnd und beruhigend.
- Es ist nur Verantwortung für etwas zu übernehmen, was gut zu überschauen ist – mit gewachsener Erfahrung und im Notfall durch Wegklicken negierbar.
- Es gilt, überhaupt nichts zu müssen. Niemand versucht einem zu sagen, was zu tun oder lassen ist. Man ist sein eigener Herr (wahlweise: Boss).
- Es darf jedem Kontakt-, Spiel-, Surf- oder Bildlustimpuls nachgegeben werden. Jedes mentale Bedürfnis kann in derselben Sekunde des Auftretens gestillt werden.

- Der Zeitwohlstand ist unermesslich groß (danach streben viele ein ganzes Leben – hasten nach gut bezahlten Jobs, um letztlich eine kaum vorhandene, aber vielleicht spektakulär verbrachte Freizeit zu finanzieren).
- Die Internetnutzung ist die beste aller möglichen Freizeitbeschäftigungen, da unendlich viele Möglichkeiten existieren für die Pflege und Erweiterung von Kontakten, Herausforderungen, Abenteuern u. v. m.
- Es kann ein zweites, drittes oder viertes Leben geführt werden – Neues sehen, Unbekanntes erleben und neue Wege gehen.

Gemeinsam mit dem Klienten könnte auch eine im ersten Moment stimmige Liste von Argumenten erstellt werden, welche dann als Forschungsauftrag bis zur folgenden Sitzung auf ihre Richtigkeit geprüft wird (vgl. Abb. 11). Auch während der Beratung kann die Stimmigkeit – ggf. wiederholt – geprüft werden.

Fragen zur Stimmigkeitsüberprüfung der einzelnen Aussagen

- Wenn Sie diese These auf sich wirken lassen, welches Gefühl stellt sich ein?
- Welche Ideen und Gedanken gehen Ihnen dazu als Erstes durch den Kopf?
- Gibt es evtl. Zeiten, zu denen die These mehr oder weniger stimmt? Wie kommt es zu diesen Unterschieden? Wie erklären Sie sich das?
- Was an der These stimmt ganz genau, was eher weniger? Wie müsste die Aussage umformuliert werden, damit sie noch besser passt?
- Wie ließe sich noch sicherer prüfen, ob die Aussage zutrifft? Wie könnte das vorbereitet werden? Wie könnte ich Sie dabei unterstützen? Wer könnte noch mitwirken und was genau sollte er tun?

Wenn mindestens eine voll zutreffende Aussage gefunden ist, die in ihrer Wirkung so bedeutend war, dass der Klient sich über eine längere Zeit für eine exzessive Internetnutzung entschieden hat, ergibt sich zwingend die Frage, wofür sich etwas ändern sollte. Der Klient sollte den Berater überzeugen können, dass die Relevanz der gefundenen Aussage eine Veränderung des aktuell gelebten Zustandes nicht ausschließt. Diese erste Zielfindung könnte mit folgendem Satz eingeleitet werden:

Nur wenn Sie mich als Berater überzeugen können, etwas ändern zu müssen, können Sie auch sich selbst überzeugen. Ohne diese Überzeugung – keine Intervention.

- Wofür wäre eine Veränderung nützlich?
- Welche Zustände möchten Sie in Zukunft häufiger erleben?
- Welche Gedanken möchten Sie zukünftig öfter über sich denken?
- Wer soll mit besonderer Wärme an Sie denken?
- An wen denken Sie manchmal mit besonderer Herzlichkeit?
- Worin besteht der Preis für die jetzige Art zu leben?
- Welchen Preis hätte eine Veränderung der aktuellen Situation?
- Welche Einstellung müsste sich dafür dauerhaft ändern?
- Was müsste dafür beispielsweise gelegentlich getan werden, ohne dass es im ersten Moment Spaß macht?
- Wer würde einen Neuanfang als Erster bemerken? Woran würde er die deutliche Veränderung erkennen? Was ließe ihn sicher sein, dass die Veränderung von Dauer ist?

Klienten beschreiben häufig eine starke Motivations- und Antriebslosigkeit in Bezug auf realweltliche Aktivitäten. Auch hier ließen sich wie oben verschiedene Thesen prüfen, die nicht von einer defizitären Persönlichkeitseigenschaft, quasi einer Charakterschwäche, ausgehen, sondern von einer sinnvollen Entscheidung für genau das gezeigte Verhalten. Diese Entscheidung kann durchaus unwillkürlich ohne dezidierte Beteiligung des bewussten Denkens getroffen worden sein.

Es wäre demzufolge zu klären, wofür die erlebte Motivations- und Antriebslosigkeit in der äußeren Wirklichkeit (noch) Ausdruck sein könnte.

Thesen für die unbewusste oder bewusste Entscheidung des Nichthandelns als Folge der Antriebslosigkeit im Reallife

- Die möglichen Folgen einer Handlung sollen hundertprozentig abgeschätzt werden können.
- Das Ergebnis einer Handlung ist vorhersehbar und damit uninteressant.
- Der Beitrag zur Erhöhung des erlebten Lebenssinnes ist nicht hoch genug.

- Zu handeln ist erst dann sinnvoll, wenn der eigentliche Lebenssinn geklärt ist.
- Es soll auf keinen Fall ein oberflächliches Leben gelebt werden.
- Durch das Nichthandeln werden andere zum Nachdenken über die Sinnhaftigkeit ihres Tuns angeregt.

An dieser Stelle bietet sich u. U. eine Thematisierung der Auffassungen des Klienten über seinen Lebenssinn an. Dazu könnten Hinweise und Erkenntnisse aus der Forschung, Psychologie und Philosophie angeboten werden (siehe Kap. 3 »Ein Weg am Horizont«).

Die Erkenntnis, dass Sinn sich fast immer aus dem Tun ergibt, selten aus dem ausschließlichen Nachdenken, scheint mir dabei besonders wichtig. Denken ist vor allem notwendig als Voraussetzung für Handlungen. Auch als Voraussetzung für virtuelles Agieren – bliebe jemand beim Nachdenken über mögliche (virtuelle) Handlungsoptionen, würde er niemals eine Wirkung erzielen. Analog müsste auch in der haptischen Welt agiert werden, um Wirkung und damit Sinn zu generieren.

Die Hoffnung oder der Anspruch, zu wissen, was ein »richtiges« Leben ist, muss aufgegeben oder konkretisiert werden.

Unterstützende Sinnfragen

- Wer kann entscheiden, ob wir ein sinnvolles Leben führen? Woran würde es gemessen werden? Welche Gründe könnte es dafür geben?
- Wie können Sie entscheiden, ob Sie sinnvoll gelebt haben? Woran würden Sie es messen?
- Welche Vorbilder oder Orientierungspunkte haben Sie? Wie erklären Sie sich das?
- Wie sehr sind wir von der Suche nach Bequemlichkeit und Unverbindlichkeit bestimmt?

Abschließend könnte ein Forschungsauftrag für die Zeit bis zum nächsten Gespräch formuliert werden: *Was soll so bleiben, wie es ist?* Dafür wird der Klient gebeten, in seinem Alltag genau zu beobachten, welche Erlebenszustände er zu welcher Zeit in welcher Intensität und welchem zeitlichen Ausmaß er besonders angenehm oder erträglich empfindet (vgl. auch Abb. 11).

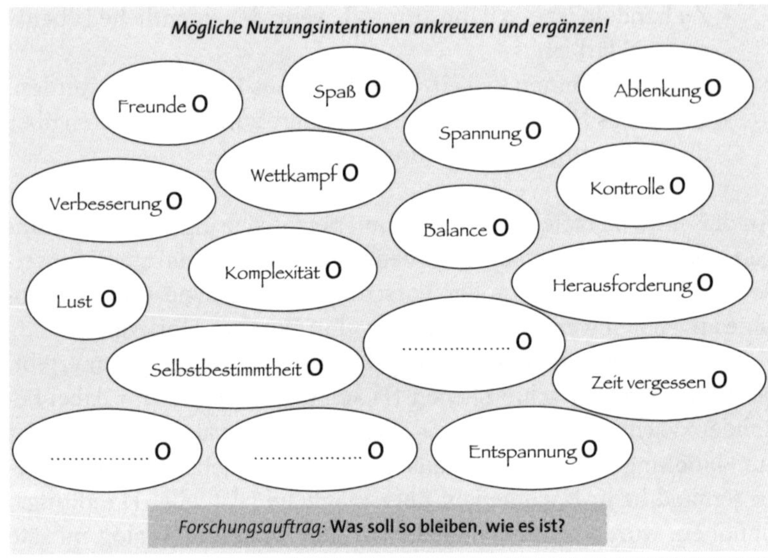

Stimmigkeitsprüfung von Nutzungsargumenten und Nutzungsthesen
(ggf. zu Hause protokolliert):

Gedanken und Gefühle
zeitliche Schwankungen der Stimmigkeit
Entwicklung eindeutiger Prüfkriterien

Keine Intervention

bis Sie mich überzeugt haben, dass sich etwas ändern darf.

Wofür wäre eine Veränderung nützlich?
Welche Zustände möchten Sie in Zukunft häufiger erleben?
Welche Gedanken möchten Sie zukünftig öfter über sich denken?
Wer soll mit besonderer Wärme an Sie denken?
An wen denken Sie manchmal mit besonderer Herzlichkeit?
Worin besteht der Preis für die jetzige Art zu leben?
Welchen Preis hätte eine Veränderung der aktuellen Situation?
Welche Einstellung müsste sich dafür dauerhaft ändern?
Was müsste dafür – zu Beginn mit reduziertem Spaß – getan werden?
Wer würde woran einen Neuanfang bemerken?
Was ließe ihn sicher sein, dass die Veränderung von Dauer ist?

Abb. 11: Arbeitsblatt: Die beste Intervention

Ergänzend ist nachfolgend eine Beispielliste der Nutzungsintentionen von Onlinerollenspielern angegeben. In ihren Intentionen fanden sich häufig wiederkehrende Elemente:

- Freunde treffen
- besser werden
- Spaß haben
- Spannung erleben
- Komplexität bewältigen
- Wettkampf bestehen
- Ablenkung von der Realität
- Kontrollierbarkeit von Situationen
- Verhindern von Langeweile
- Stressabbau
- Balance von (erlebter) Trägheit und Antrieb (im Spiel)

8.2 Jeder Weg beginnt mit einem ersten Schritt – die Zielfindung

»Wenn wir warten, bis sich alle negativen Emotionen, alle Befürchtungen und Ängste gelegt haben, werden wir niemals etwas wagen. Wir werden nie hundertprozentige Sicherheit für bestimmte Entscheidungen erreichen können.«

(Kashdan 2009)

Intention

Vielen Klienten mit süchtiger Internetinteraktion fällt es eher schwer, langfristige und lebensgestaltende Ziele zu formulieren. Durch die überwiegend momentbezogenen Aktivitäten, die ein Nachdenken über eine entferntere Zukunft verhindern (sollen), bedarf es einer behutsamen Heranführung an dieses Thema. Pauschale Äußerungen der Klienten zu Familie, Beruf, Geld und Haus sollten möglichst weit ausdifferenziert und auf ihr orientierungsgebendes Potenzial geprüft werden.

Erst nach erfolgreicher Formulierung der »großen« Ziele (Zielmaximierung) ist eine schrittweise Umsetzung in kleinen Etappen mit entsprechend »kleinen« Zielen (Zielminimierung) möglich.

Ziel

Diese Methode dient der nachhaltigen Bewusstwerdung internaler Wünsche und Lebensvorstellungen, unabhängig von gesellschaftlichen Konventionen und tradierten familiären Ansprüchen.

Es ist durchaus denkbar, dass kein Lebenskonzept gefunden wird, welches die Annehmlichkeiten und Vorzüge des derzeitigen exzessiven Medienverhaltens kompensieren kann. Gegebenenfalls werden dann Einladungen durch den Berater ausgesprochen, alternative Konzepte zu prüfen – eine Verhaltensänderung kann jedoch nicht direkt initialisiert werden (Autopoiese und Veränderungsneutralität). Möglicherweise entschließt sich der Klient zu einem anderen Zeitpunkt zu einer Modifikation.

Kontext

Der Klient sollte ein bis zwei Gespräche mit dem Berater geführt haben und mit systemischen Fragestellungen und Methoden zumindest in Ansätzen vertraut sein. Die Zielfindung ist grundlegend für eine veränderungsorientierte Beratung oder Therapie. Gleichwohl kann hierbei deutlich werden, dass eine Veränderung (noch) nicht angestrebt wird und damit ein entsprechender Auftrag und ein entsprechendes Ziel möglicher Beratungsgespräche neu gefasst werden sollten.

Eigenpacing

Die Vergegenwärtigung des Prozesses der Bildung eigener Lebensziele, Prinzipien und Werte kann hilfreich sein, um das Ringen um die »richtigen« Ziele bei einem Klienten nachvollziehen zu können. Was zu einem bestimmten Zeitpunkt selbstverständlich und logisch erscheint, kann zu einem anderen, insbesondere früheren Zeitpunkt, vollkommen unklar, unattraktiv und inkonsequent wirken oder gewirkt haben.

- Wie haben sich die eigenen Lebensziele entwickelt?
- Seit wann bestehen sie in der jetzigen Form?
- Von wem wurden sie inspiriert?
- Wofür sind die Ziele und Werte besonders hilfreich?
- Welche grandiosen Momente wurden dadurch ermöglicht?

Fremdpacing

Ein Klient mit einer exzessiven oder süchtigen Internetinteraktion wird die Frage nach seinen Zielen häufig in vorwurfsvoller oder besorgter Form gehört haben. »Was soll nur aus dir werden?« oder »So wird nie etwas aus dir!« sind dafür moderate Beispiele. Der hier vorgeschlagene Prozess sollte entsprechend sensibel eingeleitet werden, mit der permanenten Unterbrechungsoption für den Klienten.

Beispielsweise bietet es sich an, eine Zielfindung über die Thematisierung von gelungenen Zielerreichungen im virtuellen oder realen Raum zu beginnen.

- Welche Ziele wurden schon erfolgreich umgesetzt? Welche dieser Erinnerungen ist besonders angenehm?
- Was war das Attraktive an diesem Ziel?
- Wie kam es dazu, gerade dieses Ziel zu verfolgen?
- Welche Lust, Freude oder Euphorie war zu spüren, als der erste Schritt getan, die erste Hürde überwunden war?
- Welche lustvollen Gedanken haben den Weg begleitet?
- Mit wem konnte die Freude über das Erreichen des Zieles geteilt werden?
- Wer war über den Erfolg erstaunt?
- Welche neuen Ziele wurden nach dem Erfolg interessant?

Konkrete Zielfindung

Im Grunde wird der Frage nachgegangen, wie eine wünschenswerte Zukunft gestaltet sein könnte – hierbei werden im ersten Schritt auch unrealistische Traumvorstellungen erörtert (vgl. auch Abb. 12).

Die Ideen und Wünsche für die Teilbereiche Freunde, Familie, berufliche und Freizeitaktivitäten sollten vom Berater begleitend auf Moderationskarten notiert werden. Die Intentionen der großen Ziele könnten auf Karten anderer Größe oder Form geschrieben werden.

Zielmaximierung

- Wie viele Freunde wären in einer wunderbaren Zukunft optimal? Welche guten Erfahrungen und Erlebnisse teilen Sie mit jetzigen oder früheren Freunden? Woran erinnern Sie sich besonders gern?
- Würden Sie es vorziehen, die Vorteile des Ungebundenseins zu genießen oder streben Sie eine erfüllte Partnerschaft an?

Von wie vielen Kindern würden Sie gern Vater/Mutter genannt werden?

- Welche produktiven, helfenden, kreativen oder organisierenden Tätigkeiten haben Sie schon einmal als angenehm oder bereichernd empfunden? Welche tägliche Arbeitsstundenzahl würden Sie für sich als ideal bezeichnen? Wofür würden Sie gern berufliche Anstrengung aufwenden?
- Im Internet aktiv zu sein ist oft von Spaß, Entspannung und entgegengebrachter Zuneigung geprägt. Welche Aktivität würden Sie am liebsten in die haptische Welt übertragen, sodass die Erfahrungen noch intensiver werden können? Womit würden Sie sich darüber hinaus noch gern in der Freizeit beschäftigen?
- Wenn Sie die größten Ziele Ihres Handelns, Ihres Lebens benennen würden, wäre das eher Zufriedenheit, Ruhe, Liebe, das Vermeiden von Angstzuständen, aktives Entdecken oder das Erleben glücklicher Momente?
- Wann zeigt sich schon ein Hauch der Erfüllung eines Maximalzieles? In welcher Situation konnten Sie schon sagen, dafür lohnt es sich zu leben? Wie ist es Ihnen gelungen, dieses Erleben herbeizuführen?
- Wenn Sie Ihre kreative Seite aktivieren würden und zu Ihrem großen Ziel ein Bild malen, ein Musikstück komponieren oder einen Film drehen würden, was würde man zu sehen oder zu hören bekommen?
- Welche Körperhaltung oder -bewegung würden Sie öfter zeigen, wenn das Ziel erreicht wäre? Was könnte Sie daran erinnern, sich dieses Symbol schon heute von Zeit zu Zeit zu gönnen?

Zieljustierung

Die beschriebenen Moderationskarten werden vom Klienten im Raum in einer für ihn passenden Anordnung abgelegt. Während der Äußerungen zu einem Ziel oder einer Zielintention wird er vom Berater eingeladen, sich jeweils vor der entsprechenden Karte aufzustellen, um die Verbindung mit den Zukunftsvisionen zu intensivieren.

- Welche Empfindungen, welches Lebensgefühl werden durch die für die Teilbereiche benannten Ziele unterstützt?
- Welches Ziel werden Sie als Erstes verfolgen? In welchem Zeitraum (ungefähr) werden Sie es erreicht haben?

- Welche Hypothesen haben Sie darüber, warum Sie dieses Ziel bisher noch nicht konsequent angestrebt haben? Wer hätte eine ähnliche Hypothese? Wer würde ganz andere Ideen dazu haben? Welche Ideen wären das?
- Mit welchen anspruchsvollen Herausforderungen rechnen Sie? Bei welcher Hürde gönnen Sie sich einen zweiten oder dritten Anlauf?

Zielminimierung

Süchtig agierende Internetnutzer sind oft über mehrere Jahre nahezu ausschließlich virtuellen Aktivitäten nachgegangen. Ein Teil ihrer Persönlichkeit hat sich in einer Lichtpunktewelt entfaltet. Ein angestrebter Transfer in die haptische Realität sollte kleinschrittig und mit minimaler Erfolgskonstruktion (der Überprüfbarkeit kleiner erfolgreicher Schritte) inszeniert werden (vgl. auch Abb. 12).

Mitunter kann es hierfür hilfreich sein, einen Therapie- bzw. Beratungskontrakt auszuhandeln, der eine Selbstverpflichtung zu Offenheit, Ehrlichkeit und Anstrengungsbereitschaft des Klienten sich selbst und dem Therapeuten gegenüber für einen begrenzten Zeitraum (vorerst vereinbarte Sitzungsanzahl) enthält.

Auf dem Boden des Beratungsraumes wird durch farbige Klebe- oder Papierstreifen eine Skala von 0 bis 10 angebracht, wobei das Ende (10) möglichst in Richtung eines Fensters weisen bzw. nicht an einer Wand enden sollte.

Der Berater hält die beschriebenen und unbeschriebenen Moderationskarten bereit.

Mit welchem Ziel wollen wir beginnen? [Der Berater legt die entsprechende Karte am Ende der Skala ab.]

Wenn die Skala die Nähe zu diesem Ziel symbolisiert, wo befinden Sie sich jetzt? [Der Berater bittet den Klienten, den benannten Wert auf der Skala einzunehmen. Es könnten sich Fragen zu Körperempfindungen, inneren Bildern und Gedanken anschließen. Mit dem Wert selbst könnte experimentiert werden: Wo wäre es gut oder besser? Wie leicht ist dieser Schritt? Was könnte ihn ggf. leichter werden lassen?]

Welches Teilziel müsste erreicht werden, um den Wert auf der Skala zu erhöhen? [Der Berater notiert dieses Teilziel auf einer neuen Karte.]

Die Markierungen sollen jetzt die Nähe zu diesem Teilziel symbolisieren. [Die Karte am Ende der Skala wird ausgetauscht.] Wie weit sind Sie im Erreichen dieses Teilzieles schon gekommen? [Der Berater bittet den Klienten, den benannten Wert auf der Skala einzunehmen. Es könnten sich Fragen zu Körperempfindungen, inneren Bildern und Gedanken anschließen. Mit dem Wert selbst könnte experimentiert werden: Wo wäre es gut oder besser? Wie leicht ist dieser Schritt? Was könnte ihn ggf. leichter werden lassen?]

Diese Prozedur kann für die weiteren Teilziele in ähnlicher Weise erfolgen. Sollten sich auch die Teilziele noch ausdifferenzieren lassen, können weitere Unterskalierungen angeboten werden.

Anschließend wird ein erstes Teilziel auf seine zeitliche Erreichbarkeit geprüft.

Was könnte innerhalb dieses Monats erreicht werden? [Dies kann dialogisch oder wiederum mithilfe von Skalierungsfragen eruiert werden. Das Ergebnis wird auf einer weiteren Moderationskarte notiert.]

Was könnte innerhalb dieser Woche erreicht werden? [Dies kann dialogisch oder wiederum mithilfe von Skalierungsfragen eruiert werden. Das Ergebnis wird auf einer weiteren Moderationskarte notiert.]

Was ist innerhalb dieses Tages erreichbar? Was ist vorzubereiten?

Was ist innerhalb dieser Stunde erreichbar? Welche konkrete gedankliche Vorbereitung ist hilfreich? Wie stark sind Lust und Enthusiasmus, das Experiment durchzuführen? Wie ist ggf. eine Steigerung zu erreichen? Was werden Sie in einer Stunde über die heutige Sitzung denken? Was werden Sie dann tun?

Bei der Einladung, eines der kleinen Teilziele umzusetzen, sollte immer wieder darauf verwiesen werden, dass es sich um ein Experiment handelt, eine zu testende Möglichkeit. Die Kriterien, wann ein Kleinexperiment als gescheitert gelten kann, werden thematisiert und entsprechend angewendet (Überprüfung der kurzfristig wahrnehmbaren und langfristig erwartbaren Auswirkungen). Mitunter wird dann ein alternatives (Teil-)Ziel, ein neues Experiment, ein ungewöhnlicher Schritt kreiert.

Dem Klienten sollte bewusst sein, dass jeder – auch kleine – Veränderungsprozess anstrengend, aufregend, verstörend, erschütternd, frustrierend und bereichernd sein kann – mit allen entsprechenden

Zielmaximierung

Wie viele Freunde wären in einer wunderbaren Zukunft optimal?

Würden Sie es vorziehen, die Vorteile des Ungebundenseins zu genießen, oder streben Sie eine erfüllte Partnerschaft an?

Welche Internet-Aktivität würden Sie am liebsten in die haptische Welt übertragen, sodass die Erfahrungen noch intensiver werden können? Womit würden Sie sich darüber hinaus noch gern in der Freizeit beschäftigen?

Wenn Sie die größten Ziele Ihres Handelns, Ihres Lebens benennen würden, wäre das eher Zufriedenheit, Ruhe, Liebe, Angstfreiheit, aktives Entdecken oder das Erleben glücklicher Momente?

Wann zeigt sich schon ein Hauch der Erfüllung eines Maximalzieles? In welcher Situation konnten Sie schon sagen, dafür lohnt es sich zu leben? Wie ist es Ihnen gelungen, dieses Erleben herbeizuführen?

Zieljustierung

Welche Empfindungen, welches Lebensgefühl werden durch die für die Teilbereiche benannten Ziele unterstützt?

Welches Ziel werden Sie als Erstes verfolgen? In welchem Zeitraum (ungefähr) werden Sie es erreicht haben?

Skala als Maß für die Nähe zum Ziel

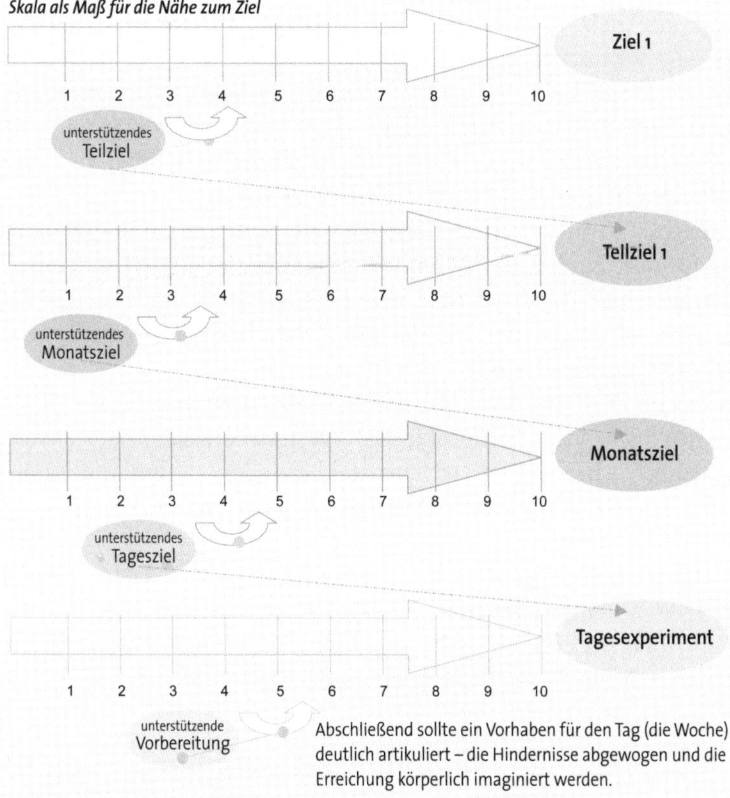

Abschließend sollte ein Vorhaben für den Tag (die Woche) deutlich artikuliert – die Hindernisse abgewogen und die Erreichung körperlich imaginiert werden.

P. S.: Veränderungsprozesse sind mitunter anstrengend, aufregend, verstörend, erschütternd, frustrierend, bereichernd, ...

Abb. 12: Interventionskarte: Zielfindung

Folgen: Schlaflosigkeit, erhöhte Selbstzweifel, quälende Sinnfragen, Erschöpfung etc. Wenn dies jedoch deutlich wird, dann ist es sicher eher ein Zeichen dafür, dass sich etwas verändert. Falls keine massiven Veränderungsfolgen erkennbar sind, könnte es ein Indiz dafür sein, dass der Klient schon auf dem Weg war und der Prozess jetzt nur bewusster gemacht wird.

Am Ende jeder Übung sollte der Klient ein Vorhaben für den Tag und die Woche deutlich artikuliert, die Hindernisse abgewogen und die Erreichung körperlich imaginiert haben.

Zu Beginn jeder neuen Sitzung sollte das Erlebte (ausführlich) gewürdigt werden. Der Klient beschreibt seine Empfindungen detailliert. Dabei ist der »innere Blick« immer nach vorn gerichtet: Wenn ein Teilziel erreicht wurde, ist es wunderbar; wenn nicht, war es entweder ein nicht zielführender Schritt oder nicht zur richtigen Zeit, was eine wichtige Erkenntnis darstellt. Auf diese Weise besteht immer die Möglichkeit, einen nächsten guten Schritt zu vereinbaren. Selbst anspruchsvolle Ziele sollten nicht verbissen »erkämpft« werden. Gelegentlich lohnt es, den vorgezeichneten Weg zu verlassen, um neue Chancen, evtl. neue Ziele zu entdecken.

Exzessive Internetnutzer verfügen oft zumindest anfänglich über eine große Neugier und Offenheit gegenüber neuen (virtuellen) Erfahrungen und Eindrücken. Diese Eigenschaften sind für das Testen neuer Möglichkeiten im »realen« Leben besonders wichtig. Eine (Re-)Aktivierung wäre also hilfreich.

Der oben zitierte Sozialpsychologe Kashdan empfiehlt als Alltagsexperiment, etwas auszuprobieren, was uninteressant oder abseitig erscheint; zu beobachten, welche drei besonders neuen und interessanten Aspekte auftauchen; diese zu notieren und zu kommunizieren.

Gerade jenen Klienten, die zwar wichtige (große) Ziele formulieren, jedoch keine Möglichkeiten einer Modifizierung ihres momentanen Alltags sehen, ohne die sie diese Ziele jedoch nicht erreichen würden, könnte dieses Experiment angeboten werden.

8.3 Der innere Beamte – die dokumentierte Selbstbeobachtung

Intention

Für die Zeit zwischen den Sitzungen ist eine zumindest teilweise verschriftete Beobachtung des konkreten Nutzungsverhaltens in Verbindung mit der jeweils vorherrschenden Befindlichkeit hilfreich. Die Aufzeichnungen können als Grundlage für die Herausarbeitung evtl. bestehender Muster sowie Art und Umfang der Bildschirmmediennutzung dienen.

Ziel

Wichtigstes Ziel dieser Selbstbeobachtung ist die Erhöhung der Selbstreflexionsfähigkeit. Selbst verfasste Aufzeichnungen verführen weniger stark zu einer verzerrten, mitunter beschönigenden Rückschau. Ggf. müssen neue Hypothesen über sich selbst entwickelt werden, wodurch die Chance auf Veränderung erhöht wird. Informationen über sich selbst zu sammeln macht einen Unterschied.

Eine Manipulation der Daten erhöht die Wahrscheinlichkeit für die Nichtänderung eines als unangenehm erlebten Zustandes. Allerdings könnte auf diese Weise ein wichtiges Prinzip des Aufbaus und der Pflege von Beziehungen thematisiert werden: die Ehrlichkeit sich selbst gegenüber als Voraussetzung für die Ehrlichkeit gegenüber anderen (hierzu müssten allerdings Vergleichsdaten vorliegen oder eine mögliche Manipulation offen angesprochen werden).

Kontext

Diese Methode kann relativ früh im Beratungsprozess angeboten werden. Sie erhöht und bestärkt die Eigenverantwortlichkeit des Klienten.

Setting

Für Klienten, die aus eigenem Antrieb eine Beratungsstelle oder einen Therapeuten aufgesucht haben, ist die Nützlichkeit der begleitenden Beobachtung i. d. R. plausibel. Bei Fremdmotivierten, wie beispielsweise Jugendlichen, die mit ihrer Familie erscheinen, kann argumentiert werden, dass eine konkrete Protokollierung eine Differenzierung der Nutzungsaktivitäten und möglicherweise eine Entkräftung der elterlichen Befürchtungen erlaubt. Gemeinsam kann dann überlegt werden, ob und in welcher Form die Eltern (bzw. ein

Elternteil) die Beobachtung unterstützen, ohne das Autonomieerleben zu sehr zu irritieren.

In jedem Fall stehen die durch den Klienten selbst erhobenen Daten ausschließlich ihm selbst zur Verfügung. Er entscheidet, ob ein Berater oder Angehörige Kenntnis davon erhalten.

Aufbau einer Metaebene

Je differenzierter die verschiedenen Seiten der eigenen Persönlichkeit wahrgenommen werden, desto besser gelingt eine konsequente und hilfreiche Selbstbeobachtung. Im Beratungsgespräch könnte dementsprechend darauf eingegangen werden, dass wir uns gerade dann sehr mit einer unserer Seiten identifizieren, wenn ein Verhalten von starken Emotionen begleitet wird. Die beobachtende Seite, die dann kaum wahrzunehmen ist, kann durch die vorbereitete Dokumentation unterstützt werden.

Während des Gesprächs könnte gemeinsam nach einem inneren Bild für diese Seite gesucht und Ideen für dessen Präsenz in Zeiten des Vergessens gesammelt werden.

Konkrete Vorbereitung der Selbstbeobachtung

Die unten angegebenen Bögen stellen nur eine mögliche Form der Aufzeichnungen dar. Die gemeinsame Erarbeitung der Frage, welche Aspekte aufgenommen werden sollen, kann während einer Sitzung erfolgen oder dem Klienten (und seinen Angehörigen) als Teil des Experiments überlassen werden.

So kann selbstständig eine Übersicht oder ein Aufzeichnungsheft angelegt werden. Es könnten Karten oder Kärtchen entworfen werden, die jeweils eine Stimmung repräsentieren. Zur Beobachtung der eigenen Befindlichkeit werden dann auf der Rückseite Datum und Zeit sowie das dadurch ausgelöste Verhalten (und dessen zeitliche Präsenz) notiert.

Die *Übersicht über die Bildschirmzeiten* (Abb. 13) ist so angelegt, dass halbstündig durch das Setzen eines Kreuzes die Nutzungsdauer und -art nachvollzogen werden können. In der linken Spalte wird jeweils das Kreuz für die erste halbe Stunde gesetzt (z. B. 15.00–15.30) und in der rechten das für die zweite halbe Stunde (z. B. 15.30–16.00).

Die *Dokumentation der Befindlichkeiten* (Abb. 14) muss nicht lückenlos erfolgen, sondern sollte spielerisch eingeführt werden und besonders prägnante Tagesverläufe und Erlebnisse widerspiegeln.

Bei Verwendung der unten angegebenen Bögen könnte das Ausfüllen exemplarisch im Beratungsgespräch für einen Tag vorgenommen werden. Im Falle der Erstellung einer eigenen Dokumentation ist es günstig, erste eigene Ideen während der Beratung zu diskutieren.

- Welche Stimmung war am gestrigen Tag vorherrschend?
- Ab welchem Zeitpunkt trat sie auf?
- Was haben Sie vor bzw. zu diesem Zeitpunkt getan?
- Welcher Gedanke hat die Stimmungsveränderung eingeleitet oder begleitet?
- Auf welche Weise hat sich Ihre Tätigkeit danach verändert?
- Wie lange sind Sie dieser nachgegangen?
- Mit welchem Gedanken haben Sie diese Tätigkeit beendet?

Die entsprechenden Antworten werden auf einem oder beiden Bögen stichpunktartig notiert. So ist mit der Dokumentation begonnen worden, die nur fortgesetzt zu werden braucht und keinen neuen Schritt erfordert.

Reflexion

Zum einen kann das Beobachtungsexperiment selbst thematisiert werden.

- Wie gut konnten Sie sich mit Ihrem inneren Beobachter arrangieren?
- Welche Veränderungen Ihres Verhaltens haben Sie durch seine Anwesenheit wahrgenommen?
- In welchen Fällen fiel Ihnen das Notieren besonders leicht? Wie erklären Sie sich das?
- Welche Gedanken haben Sie vor Ihrem inneren Beobachter bisher noch geheim halten können?

Zum anderen werden die Ergebnisse der Beobachtung diskutiert.

- Was würde Ihr Partner (Ihr Kind, Ihre Mutter, Ihr Freund, ...) sagen, wenn er oder sie die Dokumentation kennen würde?
- Welcher Gedanke oder welches Gefühl taucht in Ihnen als Erstes auf, wenn Sie sich die Notizen ansehen?

- Welche Erklärung haben Sie für die sich wiederholenden Gedanken und Tätigkeiten? Wer würde das ähnlich sehen? Wer vollkommen anders?
- Was dürfte sich in den kommenden Tagen oder Wochen an dem Dokumentierten ändern? Welche alternativen Entscheidungen wären nach welchen Gedanken denkbar?

Bildschirmzeiten Datum: ____________

Montag

Zeit	Chat Mail Forum		Schule		Sonst. Internet		Film		Spielen	
15.00–16.00										
16.00–17.00										
17.00–18.00										
18.00–19.00										
19.00–20.00										
20.00–21.00										
21.00–22.00										
22.00–23.00										
23.00–24.00										

Abb. 13: Übersicht über die Bildschirmzeiten (exemplarisch für Montag)[4]

Befindlichkeitsprotokoll ____________________

Tag	Zeit	Tätigkeit	Verlangen (Stärke 1–10)	Befindlichkeit (Körperwahrnehmung)	Gedanken
…	…	…	…	…	…

Abb. 14: Befindlichkeitsprotokoll (gekürzt)[5]

---

4 Eine ausführlichere Version für alle Wochentage steht im o. g. PDF zur Verfügung.

5 Die Langversion des Befindlichkeitsprotokolls steht im o. g. PDF zur Verfügung unter www.carl-auer.de/programm/materialien/systemische_interventionen_bei_internetabhaengigkeit.

8.4 Wenn die Zeit sich dehnt – der Langeweilecheck

»Wenn wir nur um uns selbst kreisen, beginnen wir unweigerlich, uns furchtbar zu langweilen. Wir alle haben das Bedürfnis, nicht ohne Grund und Sinn zu sein.«

(Kern 2009)

Intention

Mir scheint es lohnend, das von Klienten oft vorgebrachte Argument der Langeweile als Anlass und Ursache exzessiver Internetaktivitäten genauer zu untersuchen. Ausgehend von den in Kapitel 4.2 (Umgang mit Langeweile) dargestellten Überlegungen könnte genau geprüft werden, ob es sich um einen chronischen und existenziellen oder momentan akuten, i. d. R. vorübergehenden Zustand handelt. Der Übergang von existenzieller Langeweile zu Erlebenszuständen, die als psychische Störung beschrieben werden, ist dabei fließend.

Ziel

Je nachdem, welche Art von Langeweile vorliegt, könnten dem Klienten entsprechende Interventionen oder andere sozialtherapeutische Begleitungsformen angeboten oder empfohlen werden.

Die Analyse des eigenen Langeweileerlebens durch den Klienten ermöglicht mitunter eine neue Perspektive auf sich selbst, die Welt und sinnstiftende Ziele.

Kontext

Zu dem Zeitpunkt, zu dem der Klient Langeweile als Begriff erstmals gebraucht und als Erklärung seines Internethandelns heranzieht, kann ihm vom Berater bzw. Therapeut eine genaue diesbezügliche Analyse angeboten werden. Ob diese dann direkt oder zu einem späteren Zeitpunkt erfolgt, entscheiden Klient und Berater gemeinsam in Abhängigkeit von der Tragfähigkeit ihrer Beziehung, da das Verfahren eine hohe Ehrlichkeit sich selbst gegenüber und Unerschrockenheit bezüglich verunsichernder Erkenntnisse erfordert.

Setting

Für diese Methode bietet sich i. d. R. ein Einzelsetting – Klient und Therapeut – im Beratungsraum an. Die Einbeziehung von Angehörigen ist allerdings durchaus denkbar, um eine weitere, das vergangene und gegenwärtige Klientenverhalten einschätzende Perspektive zu nutzen.

Sollte ein Angehöriger direkt beim Langeweilecheck anwesend sein, muss vereinbart werden, dass er nur im Bedarfsfall seine Sicht und Wahrnehmungen äußern sollte. Der Check findet immer in erster Linie mit dem Klienten selbst statt. Die Ergebnisse der eigenen Analyse könnten auch zeitversetzt den Hypothesen der Angehörigen gegenübergestellt werden.

Der Langeweilecheck erstreckt sich mitunter über mehrere Sitzungen, v. a. wenn der Klient sich für die Langeweile-Selbstbeobachtung entscheidet.

Eigenpacing

Über das Erreichen einer inneren Gelassenheit und Offenheit gegenüber Schilderungen von kaum nachvollziehbaren Absichten und Weltsichten hinaus kann die Erinnerung an eine Situation, die als langweilig empfunden wurde, hilfreich sein.

- Wann haben Sie sich das letzte Mal so richtig gelangweilt?
- Welche Empfindungen haben Sie von diesem Zustand in Erinnerung?
- Haben Sie diesen Zustand eher genossen oder verflucht? Wie erklären Sie sich das?
- Was haben Sie sich in dieser Situation gewünscht?
- Welchen Anteil hatten Sie an der Beendigung des Zustandes?

Fremdpacing

Ein längeres Gespräch über Langeweile zu führen scheint überflüssig, da die Wortbedeutung klar ist und die Gesprächspartner die Gedanken und Gefühle, die das Gegenüber mit Langeweile verbindet, zu kennen glauben. Als Begründung für ablenkende, riskante oder vereinzelt kriminelle Handlungen wird Langeweile mitunter kaum hinterfragt akzeptiert.

Der Langeweilecheck könnte dementsprechend durch einen Exkurs in die systemischen Überlegungen zur Wirklichkeitskonstruktion und Kommunikation vorbereitet werden (siehe Kap. 1.1 »Grundbegriffe und Grundannahmen«).

Darüber hinaus sollte Lust auf spannende Gedankenexperimente gemacht werden, indem beispielsweise von der Annahme ausgegangen wird, das Erleben von Langeweile sei für jeden völlig verschieden und es ist nahezu unmöglich, einem anderen das eigene Empfinden verständlich zu vermitteln.

Konkreter Langeweilecheck

Fragen zur Entwicklung

- Wann und auf welche Weise haben Sie in Ihrer Kindheit Langeweile erlebt?
- Wer war aus Ihrer Sicht dafür verantwortlich?
- Welcher Sinn könnte darin liegen, sich oder anderen diesen Zustand zuzumuten?
- Auf welche Weise haben Sie diesen Zustand in den meisten Fällen beendet?
- An wem haben Sie sich dabei orientiert?
- Welches Familienmitglied würden Sie als Langweiler bezeichnen?

Fragen zum Beziehungsaspekt

- Mit wem haben Sie sich schon gemeinsam gelangweilt?
- Von wem würden Sie sagen, er ist langweilig? Welche Aspekte sind für Sie ausschlaggebend?
- Welche Ihrer Qualitäten sorgen dafür, dass Sie sich selbst langweilen können?
- Wer würde von Ihnen sagen, Sie sind ein Langweiler? Welche Begründungen würde derjenige anführen?

Fragen zum (aktuellen) Erleben

- Mit welchen Worten beschreiben Sie heute Langeweile? Was genau beinhalten diese Begriffe?
- Welche Begriffe verbinden Sie noch mit dem Wort Langeweile?
- Hat sich Ihr Langeweileerleben seit der Kindheit verändert? Wann war die Anzahl und Dauer langweiliger Momente besonders niedrig/besonders hoch?
- Welche auslösenden Momente haben Sie schon für Ihre Langeweile identifiziert?
- Wann genau erleben Sie heute langweilige Momente? Wie lange?
- Wie erleben Sie Langeweile? Welche körperlichen Empfindungen, welche Gedanken, welche Gefühle nehmen Sie dabei wahr? [Beispiele erläutern lassen]

- In welchen Situationen erleben Sie ähnlich gefärbte und ähnlich starke Gefühle?
- Was genau erleben Sie in Situationen, die Sie als langweilig beschreiben?

Gedankenexperimente
- Prüfen Sie bitte für sich die Hypothese: Langeweileerleben bedeutet Konfrontation mit sich selbst.
- Welche Vorteile könnte es haben, sich mit sich selbst auseinanderzusetzen?
- Versetzen Sie sich in einen Menschen, der aus Langeweile schöpferisch und kreativ wird. Wer könnte das sein?
- Welche positiven Effekte könnte ungefüllte Zeit haben? Auf welche Weise könnten Sie diese Annahmen für sich prüfen?

Bildnerische Experimente
- Was könnte ein Foto zeigen, das Ihre Stimmung während eines langweiligen Moments gut widerspiegelt? Erstellen Sie ein solches Foto!
- Mit welchen Farben und Formen würden Sie Langeweile darstellen? Tun Sie es – mit Stift, Pinsel, Spachtel, Kamm, Schwamm oder Software!
- Wie müsste eine Skulptur aussehen, von der Sie sagen könnten: Das ist pure Langeweile? Werden Sie zum Skulpteur – mit Holz, Ton, Knete, Gips, Draht, Zement, Wachs, Lehm o. a.!
- Wenn Sie Ihre Langeweile musikalisch untermalen würden, welche Töne, welche Musik würde man hören? Finden Sie ein entsprechendes Musikstück oder komponieren Sie Ihre Langeweilemelodie!

Reflexion und Fortsetzung

In einem reflektierenden Gespräch könnte erörtert werden, in welcher Weise sich die Perspektive auf das eigene Langeweileerleben durch die intensive Beschäftigung mit dem Thema verändert hat.

Ggf. kann bei marginaler Veränderung bzw. wenig ergiebigen Gesprächen eine Externalisierung der Langeweile angeboten werden.

- Welche Konsequenzen könnte eine veränderte Langeweileperspektive haben?

- Wer würde das auf welche Weise bemerken?
- Wie reagieren Sie zukünftig auf Anzeichen nahender Langeweile?
- Welche Beziehungen werden sich dadurch auf welche Weise verändern?
- Welcher Gedanke könnte sich außer den bekannten bei der nächsten Langeweilephase noch einstellen?

Langeweile-Selbstbeobachtung

Konkrete Stimmungen, Gedanken und Situationen sollten exemplarisch thematisiert werden (siehe Protokollbogen in Abb. 15). Nach Möglichkeit füllen Sie als Therapeut eine Zeile mit dem Klienten gemeinsam aus.

Zeit	Ort	Situation (Anwesende, Tätigkeit etc.)	Stimmung	Auslösender Gedanke	Langweiliger Gedanke (während der Situation)	Art der Beendigung
...	...	...	...	...	...	...

Abb. 15: Protokollbogen Langeweile-Selbstbeobachtung (gekürzt)[6]

8.5 Avatar-Externalisierung – das Lichtweseninterview

Üblicherweise werden externalisierende Interventionen angeboten, um Problemen oder inneren Prozessen eine symbolische Form zu geben. Hier wird sie in etwas anderer Weise empfohlen: als Interview mit einer virtuellen Spielfigur. Davon ausgehend, dass ein Spieler wesentliche Anteile seiner Figur in sich trägt, handelt es sich auch hierbei um eine Verdeutlichung innerer Prozesse des Klienten. Wünschenswerte und erfolgsorientierte Eigenschaften werden vom Klienten auf die Figur übertragen. Zudem stellt mitunter die Bindung an

6 Die Langversion des Protokollbogens steht im o. g. PDF zur Verfügung.

eine virtuelle Spielfigur einen wesentlichen Teil des als problematisch definierten Verhaltens dar.

Die eigentlichen Interviewfragen sind nicht in der Höflichkeitsform formuliert, da das Siezen einer Spielfigur sehr aufgesetzt wirken würde. Letztlich sollte jedoch der Klient über die Form der Ansprache entscheiden. Bei jugendlichen Klienten ist in jedem Fall die hier vorgeschlagene Weise angemessen.

Intention

Diese Methode bietet sich bei Klienten an, die sich mit ihrer virtuellen Spielfigur, ihrem Avatar, zumindest temporär stark identifizieren. Während bei Egoshootern (ohne Rollenspielelemente), Aufbausimulationen oder Strategiespielen keine über längere Zeit bestehende Figur genutzt wird, erzeugen Rollenspiele – insbesondere die Mehrspieler-Onlinerollenspiele – gerade durch die stetige Aufwertung und Entwicklung (»Leveling«) eines Charakters (= »Char« synonym für Spielfigur) eine große Spielerbindung. Zwar werden auch bei Onlinerollenspielen oft mehrere Charaktere parallel gelevelt – die Verdeutlichung der impliziten Eigenschaften als Ausdruck eigener Wunschkompetenzen kann sich dennoch als fruchtbar erweisen. So könnte der Lieblings-Char oder ein möglicher Wunsch-Char externalisiert werden.

Möglicherweise versucht ein Klient immer wieder deutlich zu machen, dass die spielimmanenten Anforderungen die entscheidenden Gründe für die Wahl oder Entwicklung einer Spielfigur liefern. Hier könnte es lohnenswert sein, herauszuarbeiten, warum bestimmte Anforderungen attraktiv erscheinen und wofür konkret sie erfüllt werden sollen. Die einfache Aussage »um besser zu werden« könnte ausdifferenziert und dekonstruiert werden.

Ziel

Die Externalisierung, bei der ein Interview bzw. Dialog mit einem Avatar geführt wird, soll vorhandene und erwünschte Eigenschaften des Spielers deutlich werden lassen. Gleichzeitig könnte die mögliche Wirkung auf Mitspieler thematisiert werden. Eine Annahme der Avatar-Rolle durch den Klienten dient einem direkteren Zugang zu den Qualitäten und Zielen der Spielfigur. Da durch die Anwesenheit des Therapeuten im geschützten Beratungsraum der spezielle Kontext jederzeit bewusst gemacht werden kann, ist eine Assoziation mit der Spielfigur hier eher hilfreich. Zudem bietet sie die Chance einer ausführlichen Reflexion des assoziierten Erlebens. Der Klient könnte also gebeten werden, das Interview gleichzeitig wie durch eine äußere Kamera mitzuverfolgen. (Was sich fast als Aufforderung zur Persönlichkeitsspaltung auffassen lässt, ist ein eher natürlicher Vorgang, da wir uns – teilweise bewusst, teilweise unbewusst – stets selbst beobachten. Ein wichtiges evolutionäres Erbe, da eine konsequente Selbstbeobachtung Voraussetzung für eine gut gelingende und überlebensnotwendige Integration in die Gemeinschaft war.)

Kontext

Der Klient sollte mehrere Gespräche mit dem Berater geführt haben und mit systemischen Fragestellungen und Methoden vertraut sein. Die Avatar-Externalisierung wird als mögliches Experiment angeboten, das sich durchaus über mehrere Sitzungen erstrecken kann.

Nach der Erläuterung von Intention und Ziel entscheiden Klient und Berater gemeinsam, ob und ggf. wann es Zeit ist, dieses Experiment durchzuführen.

Setting

Für diese Methode bietet sich i. d. R. ein Einzelsetting – Klient und Berater bzw. Therapeut – im Beratungsraum an. Dabei sitzen sich Interviewter und Interviewer meist gegenüber. Falls sich der Klient besser in die imaginierte Situation versetzen kann, wenn der Interviewer seitlich zu ihm sitzt, kann das entsprechend angeboten werden. Unter Umständen sollte das Interview stehend durchgeführt werden, wenn es dem Klienten besser ermöglicht, die – vielleicht aufrechte, gespannte, Stärke ausstrahlende – Haltung des Avatars einzunehmen (siehe Metaebene).

Um das Gespräch optimal vorzubereiten, können die Lichtverhältnisse erörtert werden. Manche Spielwelten erscheinen eher lichtschwach, manche in hellen, intensiven Farben. Um den Beratungsraum an die gewohnte Umwelt der Spielfigur anzupassen, könnte das Licht entweder gedimmt oder verstärkt werden.

Gegebenenfalls wäre mit dem Klienten zu klären, ob der Dialog mit einer Kamera aufgezeichnet werden sollte, um eine differenzierte Reflexion, die sich auch auf Körperhaltung, Mimik und Gestik beziehen könnte, zu unterstützen.

Eigenpacing

Über das Erreichen einer inneren Gelassenheit und Offenheit gegenüber Schilderungen von fantastischen virtuellen Welten hinaus, kann die Erinnerung an Situationen hilfreich sein, in denen es als sehr bereichernd, aufregend oder entspannend empfunden wurde, die Rolle eines anderen anzunehmen. Mitunter liegt das sehr lange zurück. (Für mich war die Rolle des Zorro in dem gleichnamigen Spielfilm – mit Alain Delon – sehr eindrucksvoll. Ich bewunderte dessen Mut, Einfallsreichtum, Kampfkunst und innere Gelassenheit und ging zeitweise ganz in der Rolle auf – zumindest in meinen Träumen.)

Die Rollenvorlage kann sich auch auf eine literarische Figur aus einem Roman beziehen oder durch die Biografie eines Künstlers oder Menschenrechtsaktivisten angeregt worden sein. Mitunter liefern die Protagonisten eines kürzlich gesehenen Liebesdramas, einer überdrehten Komödie oder einer Fernsehserie geeignete Vorlagen.

Versuchen Sie noch einmal, in diese Rolle einzutauchen:

- Wie groß fühlen Sie sich, wenn Sie jene bewunderten Eigenschaften in vollem Umfang besitzen?
- Wer wäre besonders beeindruckt von Ihren Fähigkeiten?
- Wen würden Sie gern beeindrucken?
- In welcher Weise würde die Welt auf Sie reagieren?
- Was würde sich an Ihrer Lebensweise ändern?
- Was würde sich an Ihren Beziehungen ändern?

Fremdpacing

Aus meiner Erfahrung erzählen Spieler überwiegend gern und ausführlich über ihr Spielerleben. Dem Klienten sollte vermittelt werden, dass als Berater ein großes Interesse an diesen Erzählungen besteht. Der Klient könnte vor allem zu Erläuterungen ermutigt werden, die das Besondere und Einmalige des Spiels hervorheben. Schilderungen der internen Spielumgebung und die Wahl der Spielfigur(en) ermöglichen es, sich intensiv dem Spielgeschehen zu widmen.

- Erinnere dich bitte an das erste Mal, als du diese Spielwelt betreten hast. Was hat dich im ersten Moment besonders beeindruckt? Wie erklärst du dir das?
- Welches Gefühl und welche Gedanken haben dir gezeigt, dass das (für die nächste Zeit) deine Welt sein könnte? Wie lautet

dein schönster Gedanke im Bezug auf diese Welt? In welchen Momenten hast du schon ähnliche Gedanken gehabt?
- Was waren deine ersten Aktionen mit deiner Spielfigur? In welcher Spiellandschaft hast du dich bewegt? Was war daran für dich besonders interessant?

Anschließend könnte die eigentliche Externalisierung eingeleitet werden (wenn auf den Aufbau einer Metaebene verzichtet wird):

- Was für ein Wesen stellt dein Lieblingscharakter dar? Welche Größe hat es bzw. dieser? Ist es männlich oder weiblich? Welche Kleidung und welche Waffen trägt die Figur?
- Was für eine Statur hat sie? Welche Gesichtszüge besitzt sie? Welche Frisur, Haarfarbe oder Kopfbedeckung trägt sie?
- Welchen Namen hast du ihr gegeben? Welche Bilder verbindest du mit diesem Namen? Was hat dich veranlasst, diesen Namen zu wählen?

Aufbau einer Metaebene

Während einer kurzen Beschreibung der Methode und ihrer therapeutischen Intention könnte das Mehrseitenpersönlichkeitskonzept angeführt werden: Jeder Mensch verfügt über ein ganzes Spektrum von Persönlichkeitsanteilen, von denen einer oder mehrere in bestimmten Situationen besonders dominant sind. Dieser Anteil wird einem in diesem Moment besonders bewusst – man wird quasi zu dieser Seite (assoziiert sich mit ihr). Da sich daraus die Wirkung auf andere ergibt, setzen diese u. U. die gezeigte Seite mit der gesamten Persönlichkeit gleich. Jemand, der sich beispielsweise in einigen Situationen nicht sofort entscheidet, sondern (vielleicht aus guten Gründen) eine Entscheidung ausgiebig abwägen will, gilt schnell als Zauderer. Jemand, der nicht sofort auf andere (Fremde) zugeht und sie in ein Gespräch verwickelt, gilt als schüchtern oder wahlweise arrogant. Entsprechende Feedbacks können eine mögliche Assoziation dann verstärken, sodass jemand bald auch selbst die betreffende Seite als persönlichkeitsdominant empfindet. Sich seines Persönlichkeitsspektrums in vielen Situationen bewusster zu sein erhöht die Wahlmöglichkeiten für das eigene Handeln.

Abschließend könnte das zu imaginierende Setting besprochen werden: Wäre es eher hilfreich, die Spielfigur hier in den Beratungsraum einzuladen, oder sollte der Berater sich in die Spielumgebung versetzen? In welchem Outfit würde der Avatar in unserer Welt erscheinen, oder wie sollte sich der Berater für einen Ausflug in die Spielwelt kleiden? Wo genau treffen sich Avatar und Interviewer?

Wie würde die Spielfigur im Interview auftreten? Würde sie eher stehen oder sitzen? Wäre die Körperhaltung eher aufrecht und gespannt oder lässig und cool? Wäre die Mimik eher starr und abweisend oder weich und zugewandt? Wäre der Blick offen, etwas lauernd und verkniffen oder arrogant distanziert?

Würde sie stets kampfbereit erscheinen (z. B. eine Hand an der Waffe haben) oder die Arme entspannt auf den Armlehnen ruhen lassen?

Konkrete Externalisierung

Erste Ansprache

- Es freut mich sehr, dich persönlich kennenzulernen.
- Wie überraschend war für dich die Einladung zu diesem Gespräch?
- Ich würde gern mehr über dich, deine Entwicklung, deine Mitstreiter und deine Erlebnisse erfahren. Wir sind hier ganz unter uns. Niemand wird von unserem Gespräch etwas erfahren.
- Gibt es vor dem Interview noch etwas, das wir tun oder besprechen sollten, damit du dich ganz frei von deinem Erschaffer fühlen kannst?

Fragen zur Entwicklung

- Wie hast du die erste Zeit deines Daseins erlebt?
- Was hat dich besonders interessiert?
- Wer stand dir zur Seite?
- Auf welche Weise habt ihr euch gegenseitig unterstützt?
- Wer war dein Lieblingsheld, dem du vielleicht sogar nachgeeifert hast?
- In welcher Situation warst du sehr auf Unterstützung angewiesen?
- In welchen Situationen haben andere gerade dich besonders gebraucht?
- Worauf hast du dich besonders gefreut?
- Welche Dinge hast du gemeistert, obwohl sie dich weniger interessiert haben?

- Wie hast du die Schwierigkeiten auf deinem Weg überwunden?
- Über welche ersten Erfolge würdest du gern berichten? Warum waren gerade diese für dich so eindrucksvoll?

Fragen zur (aktuellen) Kooperation

- Wer sind heute deine wichtigsten Mitstreiter?
- Warum hast du gerade sie gewählt?
- Was zeichnet sie aus?
- Was verbindet euch?
- Was würden sie mir über dich erzählen?

Fragen zum (aktuellen) Erleben

- An welchem Ort hältst du dich am liebsten auf?
- Was war dein größtes Abenteuer? Was war gerade daran so außergewöhnlich?
- Was würdest du als die wichtigsten Handlungsprinzipien bezeichnen? Nach welchem Kodex handelst du?
- Wie schaffst du es, diesen Prinzipien treu zu bleiben?
- Wann ist es dir gelungen, deine Prinzipien unter schwierigen Umständen zu verteidigen?
- Welche großen Ziele liegen derzeit vor dir?
- Wie lange könnte es ungefähr dauern, bis dein wichtigstes Ziel erreicht ist? Was geschieht danach?
- Welche Feinde hast du in deiner Welt? Wie schaffst du es, den Mut für den Kampf aufzubringen?
- Wer ist dir in unserer Welt feindlich gesonnen? Welche Gründe vermutest du dafür? Unter welchen Bedingungen könnten sie sich freundlicher zeigen?
- Wie geht es dir, wenn du nicht in Verbindung mit deinem Entwickler stehst? Was tust du dann am liebsten? Wer ist noch dabei?

Fragen zur Erzeugerbeziehung

- Was ist deinem Gestalter besonders toll an dir gelungen? Wofür bist du ihm besonders dankbar? Warum gerade dafür?
- Warum hat dich dein Entwickler gerade so geschaffen, wie du bist? Auf welche Weise unterstützt du ihn?
- Worauf ist dein Erschaffer besonders stolz?

- Was denkst du, wie sehr dein Gestalter dich braucht? Wie geht es ihm, wenn du ruhst oder im (Kampf-)Urlaub bist?
- Was ist aus deiner Sicht die herausragende Eigenschaft deines Gestalters? Wer könnte das ähnlich sehen? Was würde dein Gestalter selbst dazu sagen?

Abschlussfragen

- Was würdest du gern tun, wenn du frei von deinem Erschaffer wärst?
- Wohin würdest du dich dann begeben?
- Was denkst du, wie es deinem Gestalter dann gehen würde?
- Dein Entwickler hat dafür gesorgt, dass du eine gute (heldenhafte, erfolgreiche, spannende, inspirierende) Existenz führen konntest. Was würdest du ihm gern in Bezug auf die Gestaltung seines Lebens sagen?
- Wenn sich dein Entwickler dafür entscheiden sollte, dich freizugeben, was würdest du dir vor dem Abschied wünschen?
- Was denkst du, auf welche Weise er sich an dich erinnern würde?
- Was wäre ein gutes Abschiedsritual?

Reflexion

- Wie würdest du die Stimmung beschreiben, als du in der Rolle der Spielfigur warst?
- Welche Gedanken gingen dir als Repräsentant deiner Spielfigur durch den Kopf, die im Interview nicht zur Sprache kamen?
- Was hat den Avatar besonders zum Nachdenken angeregt?
- Was denkst du, wie die Figur auf mich als Interviewer gewirkt hat?
- Welche Antwort könnte mich am meisten beeindruckt haben?
- Welche Fragen kamen dir nach dem Interview manchmal noch in den Sinn?
- In welcher Weise hat sich deine Sicht auf die Spielfigur verändert?
- Wie werdet ihr in näherer oder fernerer Zukunft miteinander umgehen?
- Wie lange wird dein Avatar dich noch begleiten?
- Was wäre die optimale Beziehung zwischen dir und deiner Spielfigur?

8.6 Spectator-Mode – die innere Außenbeobachtung

In vielen Computerspielen (z. B. League of Legends, Call of Duty, Starcraft) existiert die Option des Viewens (Zuschauens) oder Observens (Überwachens), bei der eine Spielfigur eines anderen Spielers dauerhaft beobachtet werden kann – alle Handlungen werden wie von einer Kamera dem Beobachter übermittelt, welcher sich im sogenannten Spectator-Mode befindet. Der Beobachter kann entspannt das (dramatische und permanent lebensbedrohliche) Agieren der Spielfigur oder einer vom Spieler geführten Einheit verfolgen und sich gelassen mit den eigenen Gedanken und Ideen zu dem Gesehenen auseinandersetzen.

Die drei oben genannten Begriffe – Viewen, Observen, Spectator-Mode – könnten einem exzessiv spielenden Klienten angeboten werden, um die systemische Methode des »sicheren Beobachters« zu beschreiben – eine Verknüpfung der Imagination eines sicheren Ortes (in Anlehnung an den »inneren sicheren Ort« nach Luise Reddemann 2010) mit dem Aufbau einer Metaebene (siehe auch Kap. 1.4 »Wegearchitektur«). Gemeinsam wird die Vorstellung eines Ortes entwickelt, an dem sich der Klient geschützt und geborgen, entspannt und sicher fühlt. Von dieser Position aus lassen sich die eigenen Handlungen aus einer veränderten Perspektive beobachten. Mitunter werden bisher unbeachtete Beziehungsaspekte oder eigene Handlungsmuster deutlich (vgl. Abb. 16).

Ein jugendlicher Klient wählte als sicheren Ort einen Liegestuhl am weißen Strand einer karibischen Insel. Über ihm Schatten spendende Palmen, vor ihm der rauschende Ozean. Neben ihm auf einem kleinen weißen Tisch ein gefülltes Cocktailglas und ein Monitor, auf dem er das Geschehen seiner jetzigen Wirklichkeit verfolgen konnte.

Intention

Klienten, die sich über längere Zeit nahezu ausschließlich in virtuellen Welten aufgehalten haben, benötigen in besonderer Weise schnell aktivierbare Rückzugsräume in der haptischen Realität. Das virtuelle Agieren wirkt für viele z. T. deshalb so unbelastend und befreiend, weil die Möglichkeit des teilweisen oder vollständigen Rückzugs aus jeglicher Interaktion permanent gegeben ist.

Zeitigen wichtige virtuelle Aktionen nicht die erwünschten Erfolge, können sie zudem eine andere oder weitere Rolle bzw. Identität annehmen. Wäre es nun möglich, dem Klienten zu vermitteln, dass auch in der nicht virtuellen Welt häufig eine bestimmte Rolle in einem bestimmten Kontext angenommen wird und diese durchaus modifizierbar ist, gelänge eine Reintegration sicher entsprechend leichter. Aus einer Beobachterposition lassen sich die verschiedenen Rollenmuster besser erkennen.

Ziel

Die Spectator-Mode-Methode wäre eine Möglichkeit der spielerischen Einführung einer Perspektivenänderung. Mithilfe einer guten sprachlichen Anschlussfähigkeit (vgl. Kap. 7.4 »Die Sprache einer anderen Welt«) kann die Installation einer bewusst reflektierten Beobachterposition entwickelt werden, die gleichzeitig den inneren Rückzug an einen sicheren Ort ermöglicht.

Kontext

Da der Aufbau einer Metaebene relativ früh im therapeutischen Prozess erfolgen sollte, kann die Methode nach ausführlichem Pacing durchaus in der zweiten oder dritten Sitzung angeboten werden. Auch hier steht durch die Begriffsauswahl der spielerische Aspekt im Vordergrund, sodass der Berater abwägen muss, inwieweit sich ein Klient auf diese Form einlassen kann.

Setting

Ein Gegenübersitzen von Klient und Berater ist hier nicht unbedingt erforderlich. Um den »sicheren Ort« des Klienten zu imaginieren, kann es durchaus hilfreich sein, verschiedene Standorte und Körperpositionen im Raum auszutesten. In der Regel bietet sich das Einzelsetting an.

Eigenpacing

Um sich als Berater auf dieses Angebot gut vorzubereiten, kann die Bewusstwerdung dessen hilfreich sein, dass wir uns als Menschen im Grunde ständig selbst beobachten, um unsere Passung in die Gemeinschaft zu überprüfen. Wenn nun für diese Selbstbeobachtung ein Ort gewählt werden kann, sollte das ein möglichst angenehmer sein, an den wir innerlich verhältnismäßig schnell gelangen und wo wir gern verweilen.

Aktivieren Sie kurz Ihren eigenen »sicheren Ort«:

- An welchen Ort würden Sie sich gern begeben, wenn Sie Entspannung, Ruhe und Gelassenheit suchen?
- Würden Sie liegen, stehen oder sitzen?
- Was hören, sehen und spüren Sie dort?
- Wer wäre evtl. noch dort?
- Was wäre eine gute Geste oder Handbewegung, um sich an diesen Ort zu erinnern?

Spüren Sie dem Gefühl nach, welchen Unterschied es macht, wenn Sie Ihre aktuelle Situation aus der Perspektive Ihres sicheren Ortes betrachten.

Fremdpacing

Für diese Methode ist als Fremdpacing die intensive Auslotung möglicher anschlussfähiger Sprachbilder günstig, wie sie beispielsweise in Kapitel 7.4 »Die Sprache einer anderen Welt« empfohlen wird. Hierbei muss selbstverständlich nicht der gesamte Ingame- oder Community-Sprachgebrauch eruiert werden, sondern die Begriffe oder Beschreibungen, die sich auf reale Interaktionen übertragen lassen. Liegen diese als Liste vor, kann der Spectator-Mode besonders leicht etabliert werden.

Konkrete Spectator-Mode-Methode

Etablierung eines »sicheren Ortes«

- An welchen Orten halten oder hielten Sie sich besonders gern auf (außer vor dem PC, Tablet, Konsole oder Smartphone)?
- An welchen dieser Orte oder an welchen noch nicht besuchten Ort würden Sie sich gern zurückziehen, wenn Sie Ruhe und Entspannung suchen?
- Was macht diesen Ort so außergewöhnlich?
- Ist es dort eher angenehm warm oder erfrischend kühl?
- Welche Farben nehmen Sie wahr?
- Welche Geräusche hören Sie?
- Würden Sie eher liegen, stehen, sitzen oder schaukeln, um wirklich zu entspannen?
- Wodurch gelingt es Ihnen besonders gut, alle Gedanken einfach ziehen zu lassen und sich ganz gelassen auf die kommenden Eindrücke einzustellen?

- Mit welchem Symbol, welcher Handbewegung oder Geste könnten Sie sich besonders schnell und intensiv an diesen Ort erinnern?

Der Berater oder Therapeut könnte von Zeit zu Zeit einige der genannten Aspekte wiederholen, um das Geäußerte zu verdichten und zu verfestigen sowie dann eine nächste Frage anzuschließen.

Art der Observing-Datenübertragung

Gemeinsam mit dem Klienten wird die Art der inneren Wahrnehmung bzw. Reproduktion des aktuellen oder vergegenwärtigten Geschehens diskutiert. Dabei kann die Entwicklung von Ideen durch den Berater unterstützt werden, indem dieser Möglichkeiten anbietet:

- analoge Datenübertragung:
  - Fernrohr mit ausgefeiltem Linsensystem
  - analoge Lichtübertragung durch eine Röhre mit Spiegeln
- digitale Datenübertragung:
  - per Satellit
  - Erdstrom- oder Lichtleiterkabel
  - Darstellung auf: Fernsehmonitor, Tablet- oder Smartphonebildschirm

Umgang mit Datenmaterial

- Wenn Sie nun gelassen auf die übertragenen Situationen schauen, worauf achten Sie vor allem?
- Was könnte sich an völlig neuen Perspektiven ergeben?
- Wie würden Sie mit einer neuen Idee, einer neuen Erkenntnis umgehen? Welche kurz- und langfristigen Konsequenzen wären die Folge?

Abschlussfragen

- In welchen Situationen wäre es schon jetzt denkbar, den Spectator-Mode auszuprobieren?
- Wie gelingt es Ihnen mit Sicherheit besonders gut, an Ihren inneren sicheren Ort zu gelangen?
- Wie lange wäre es zunächst günstig, in dem Beobachtungsmodus zu verweilen?
- Auf welche Art werden Sie aus dem Spectator-Mode wieder in den Erlebnismodus umschalten?

- Wie könnten wichtige Erkenntnisse, Ideen und Gedanken festgehalten werden?
- Auf welche Weise sollten hier in der Beratung die so gewonnenen Erfahrungen thematisiert werden?

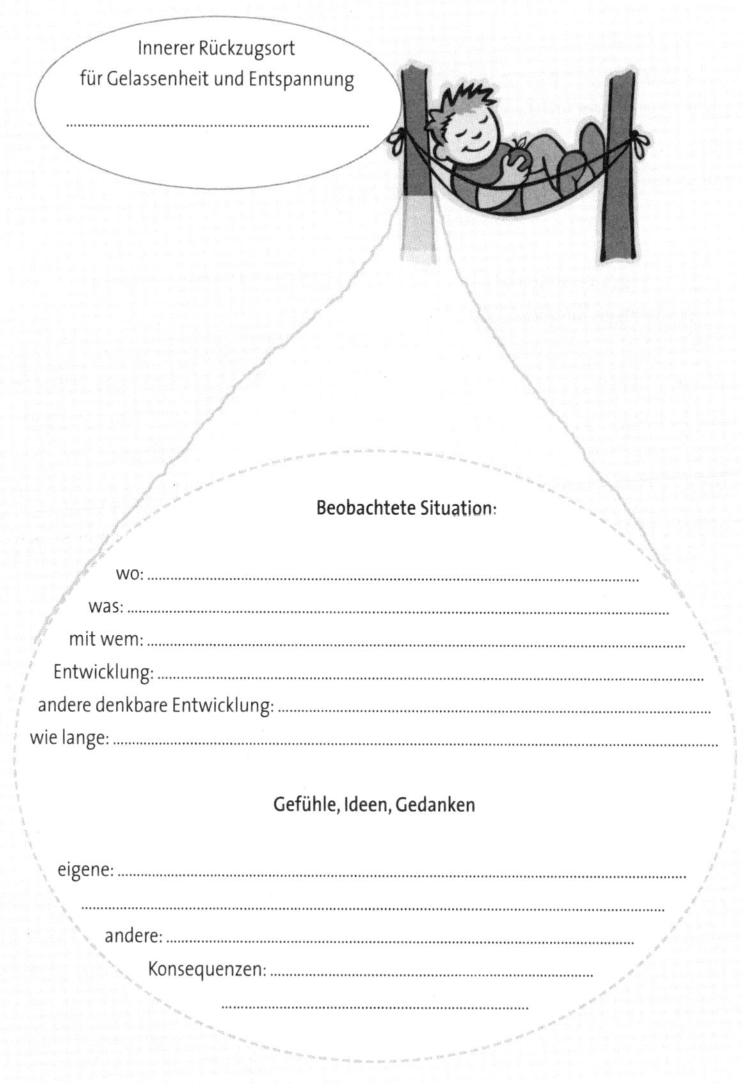

Abb. 16: Arbeitsblatt: Spectator-Mode

Reflexion

Reflexiv könnte erörtert werden, inwieweit ein »sicherer Ort« auch ohne Beobachtungsoption hilfreich wäre.

Da es sich um eine sehr komplexe Methode handelt, kann sie auch schrittweise entwickelt, der aktuelle Status jeweils diskutiert und der nächste Schritt besprochen werden.

In der Rückschau auf die Anwendung des Spectator-Modes sollte jeweils das Hilfreiche herausgestellt und das möglicherweise zu Modifizierende genau ausgehandelt werden. Das ist vergleichbar mit dem Auftrag an einen Spieleentwickler, die spezifischen Anforderungen der User an entsprechende Spieloptionen ständig zu verbessern.

8.7 Realdungeon[7] – die Herausforderungen einer anderen Wirklichkeit

Wie die neuere Forschung eindrucksvoll belegt, hat ein fehlender oder geringer Zugang zur Natur deutlich negative Auswirkungen auf die Gesundheit und das Wohlbefinden. Die Aggressivität der betroffenen Menschen nimmt überwiegend zu, Konzentrations- und Problemlösefähigkeit sowie das Impulskontrollvermögen nehmen ab.

Bewegung im Grünen stärkt hingegen das Immunsystem, unterstützt die Stressbewältigung und trägt durch die Anregung der Vitamin-D-Synthese zur Gesundheitsförderung und Stimmungsaufhellung bei. Wut, Depression und Spannung können verringert und das Selbstwertgefühl schon nach wenigen täglich wiederholten Minuten in der Natur verbessert werden.

Fehlt der kontinuierliche Aufenthalt in der Natur, kann im Zusammenhang mit intensiver Mediennutzung ein ungünstiger Kreislauf in Gang gesetzt werden – insbesondere wenn die Aufenthalte schon seit früher Jugend sporadisch und von kurzer Dauer sind. Auftretender negativer Stress wird nicht grundlegend bewältigt, sondern durch virtuelles Agieren oder Konsumieren eher verdrängt. Vom Gefühl eines geringen Selbstwertes wird abgelenkt, ohne nachhaltige

7 Die Bezeichnung dieser Methode soll kein Verweis auf die in der LARP-Szene (Live Action Role Playing – Liverollenspiel, bei dem die Spieler ihre Spielfigur auch physisch selbst darstellen) verwendeten Begriffe *True Dungeon* oder *Real Dungeon* sein, die einen lebensgroßen Nachbau eines Dungeons (aus Computerrollenspielen) benennen.

Strategien zu dessen Erhöhung zu entwickeln. Depressive Verstimmungen nehmen eher zu, und der allgemeine gesundheitliche Zustand sowie das Leistungsvermögen verschlechtern sich. Damit treten eine Reihe zusätzlicher Probleme auf, zu deren Bewältigung sich der Betreffende kaum in der Lage sieht. Einzig hilfreich erscheint ihm eine noch intensivere Bildschirmmediennutzung, um sich wenigstens temporär Momente mit Spaß, Spannung und einem Gefühl von Integration zu organisieren. Ablenkung vertreibt quälende Gedanken, die erst in der Ruhephase vor dem Schlafen wieder ins Bewusstsein treten. Um auch diese Gedanken zu dämpfen, werden dann häufig bis zur absoluten Müdigkeit Filme oder Serien geschaut.

Ein kurz vor dem Einschlafen nochmals mit einer Bilderflut getriggertes Gehirn erreicht allerdings wesentlich schwieriger die für die Regeneration so wichtigen Tiefschlafphasen. Starke Unregelmäßigkeiten des Schlaf-wach-Rhythmus' oder ein stark verschobener Biorhythmus tragen ebenso zu einer massiven Einschränkung des durch den Schlaf zu erreichenden Erholungseffektes bei.

Klienten mit exzessiver Mediennutzung klagen häufig über Schlafprobleme und Gefühle von Antriebslosigkeit und Schwäche. Mitunter wirken sie erschöpfter und getriebener als ein Angestellter nach einer 40-Stunden-Arbeitswoche, und vermutlich sind sie es in vielen Fällen. Neuen Mut, neue Kraft und neuen Elan können sie oft erst dann wieder spüren, wenn ihnen über eine Dauer von einigen Wochen ein angemessener Tagesrhythmus mit den so entscheidenden Phasen der Bewegung in der Natur gelingt.

Dieses wird möglich, wenn die Angst vor Veränderung und die Angst vor dem Verlust vertrauter Gewohnheiten überwunden werden können. Wenn also der Dungeon der Realität aufgesucht wird und die inneren Monster der Trägheit und Antriebslosigkeit besiegt werden (siehe auch Abb. 17). Die dramatische Suche nach einem Sinn, die intensive Mediennutzer in den virtuellen Raum verlegt haben, könnte in einem ersten Schritt durch das Streben nach Gelassenheit ersetzt werden. Gelassenheit im Sinne von sich selbst und die Welt so sein lassen können, sich etwas unabhängiger von (v. a. technischen) Dingen zu machen und eine Bereitschaft für Neues zu haben. Die Grundlage dieses Prozesses ist die (Wieder-)Verbindung mit der Natur und die Wahrnehmung zyklischer Abläufe. Die Wirkung von Gelassenheit zeigt sich in gesteigerter Konzentrationsfähigkeit, Offenheit und Präsenz.

Konkrete Realdungeon-Methode

Schritt 1: Gelassenheit anregen

Um einen Realdungeon gut zu bestehen, wäre eine gelassene Grundhaltung hilfreich. Um dies zu erreichen, könnten gemeinsam mit dem Klienten Gelassenheitsübungen entwickelt werden. Dazu ließen sich beispielsweise Erinnerungen an Situationen, die ohne Mühe in wohltuender Atmosphäre abgelaufen sind, aktivieren.

- In welcher Situation (zu Hause, mit Freunden, in der Schule, während der Ausbildung oder der Berufstätigkeit) konnten Sie sich völlig gelassen zeigen?
- In welcher Situation konnten Sie ein vorgegebenes Ziel nahezu mühelos und konsequent – geradezu gelassen – verfolgen?
- Wie würden Sie die an der Situation Beteiligten aus damaliger Sicht beschreiben? Welchen Unterschied gibt es zu einer heutigen Beschreibung?
- Welche Gedanken haben Sie befähigt, diese Situation über die gesamte Zeit als angenehm und entspannt wahrzunehmen?
- In welchen Situationen gelingt es Ihnen auch heute, innere Gelassenheit zu empfinden und äußere Gelassenheit zu zeigen?
- In welchen Situationen gelingt es Ihnen auch heute, Ihre Ziele völlig gelassen zu verfolgen? Wie erklären Sie sich das?

Mit den entsprechenden Antworten könnte nach (weiteren) Situationen gesucht werden, in denen eine gelassene Haltung ausprobiert wird. Darüber hinaus kann der Berater Angebote für *Erlebnisaufträge* formulieren:

- Begeben Sie sich dreimal pro Woche in den nächstgelegenen Park oder auf einen unbefestigten Weg und beschreiben (dokumentieren) Sie Ihre Beobachtungen in 3 bis 5 Meter Höhe.
- Was hält die Natur dort an Essbarem bereit, ohne es menschlicher Bearbeitung unterziehen zu müssen?
- Suchen Sie während der kommenden 14 Tage drei verschiedene Orte in Ihrer Umgebung auf, von denen aus Sie den Sonnenuntergang beobachten.
- Beschreiben Sie die Veränderung eines (selbst gewählten) Sternbildes innerhalb einer Stunde.
- Beschreiben Sie so detailliert wie möglich einen 10 Meter langen Uferstreifen des nächstgelegenen Gewässers.

- Versuchen Sie herauszufinden, bei welchen Mondphasen die Bewegung in unbeleuchteter Umgebung bedenkenlos möglich ist.
- In welcher größtmöglichen Zeitspanne kann von einem Menschen ein Weg von 3 Metern zurückgelegt werden, wobei er sich ständig vorwärts bewegt?

Schritt 2: Dungeon auswählen und Ziel formulieren
Nachdem Klient und Berater gemeinsam entschieden haben, dass eine gelassene Haltung soweit etabliert oder erreichbar ist, um einen ersten Dungeon zu bestehen, wird eine entsprechende Situation ausgewählt.

- Wo sollte ein erster Versuch stattfinden: zu Hause, auf der Straße, bei Bekannten oder Freunden, in einem Geschäft oder Supermarkt, an der Tankstelle, in der Beratungsstelle, auf einem Amt etc.?
- Wie viele Menschen dürfen beteiligt sein? Welche könnten das konkret sein?
- Zu welcher Art von Dialog darf oder sollte es kommen?
- Über welchen Zeitraum könnte oder sollte die konkrete Situation maximal andauern?
- Welche konkreten Ziele ließen sich verfolgen, oder sollte es vorerst ausschließlich um die Situationserfahrung selbst gehen? Wann ließen sich dann ggf. Ziele formulieren?

Schritt 3: Dungeon erfolgreich meistern (Raid bestehen)
Ähnlich der Vorbereitung eines Gamers auf einen virtuellen Kampf werden die Voraussetzungen eines erfolgreichen Bestehens geschaffen. Ein Gamer beobachtet beispielsweise per Youtube-Mitschnitt ähnliche Kampfhandlungen oder durchforstet Foren nach hilfreichen Informationen. Er prüft seine Ausstattung und ggf. die Organisation möglicher Mitstreiter.

Im Austausch mit dem Berater werden die Gegebenheiten eruiert. Die Erfahrungen des Klienten und des Beraters mit vergleichbaren Situationen werden besprochen, mögliche Verläufe thematisiert und eine gute innere Vorbereitung angestrebt.

- Welche Gedanken, welche Gefühle wären für das Begeben in die Situation hilfreich?

Vorbereitung

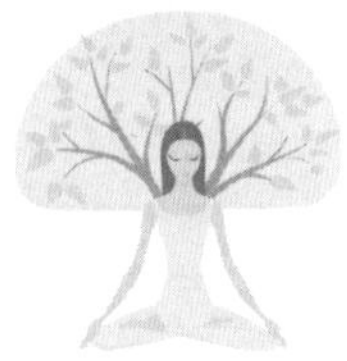

Gelassenheitsübung *(gemeinsam entwickelt):*

Jeden (...) Tag gegen .... Uhr werde ich für .... Minuten

....

Dabei achte ich besonders darauf, dass ....

....

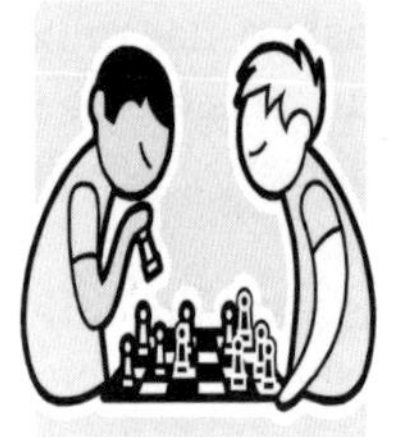

Erlebnisauftrag *(erstellen und/oder ankreuzen):*

o .... x pro Woche begebe ich mich auf einen unbefestigten Weg und beschreibe meine Beobachtungen in .... Meter Höhe.

o Ich suche drei verschiedene Orte in meiner Umgebung auf, von denen aus ich den Sonnenuntergang beobachten kann.

o Ich beschreibe so detailliert wie möglich einen 10 Meter langen Uferstreifen des nächstgelegenen Gewässers.

o ....
....

o ....
....

Planung

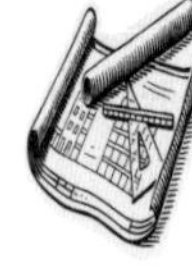

Ort: .... Zeitraum: ....

Beteiligte: ....

Ziele: ....

Vorerfahrungen: ....

Der Dungeon

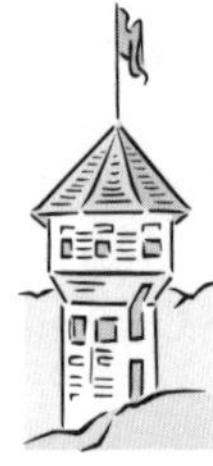

ein guter Anfangsgedanke: ....

ein gutes Startgefühl: ....

meine inneren Monster: ....

andere Monster: ....

mein unschlagbarer Gedanke: ....

meine Belohnung: ....

Abb. 17: Arbeitsblatt: Realdungeon

- Welche unangenehmen Gedanken und Gefühle könnten auftauchen, die das Raid jedoch nicht gefährden würden?
- Welche eigenen inneren Monster sind zu überwinden?

- Welche Gedanken, Gesten oder Aktivitäten werden die Überwindung unterstützen?
- Welche Monster könnten sich durch die weiteren Akteure zeigen?
- Welche Monster könnten während des Durchschreitens des Dungeons noch auftauchen?
- Wie könnte auf Unerwartetes oder Beängstigendes reagiert werden?
- Was könnte als Endgegner (als Riesenmonster) – als größtmögliche Hürde für das Bestehen auftauchen?

Weitere handlungsorientierte Quests (Aufgaben)
Ähnlich wie in der vorhergehend beschriebenen Methode lassen sich gemeinsam weitere Alltagsaufgaben als Quests formulieren, die einen (inneren) Levelaufstieg ermöglichen. Ohne permanent die Rahmenbedingungen infrage zu stellen, könnte sich der Klient ganz auf das Erfüllen der Aufgaben konzentrieren, die in einer für ihn gewohnten Art formuliert sind.

Dem Klienten sollte dabei bewusst gemacht werden, dass die Eroberung neuer Erlebensufer und eine nachhaltige Veränderung der aktuellen Situation zwar (zeitweise) anstrengend sein können, die Anstrengung zur Aufrechterhaltung des Problems auf Dauer jedoch weitaus größer ist.

Darüber hinaus wären die Kriterien für die jeweiligen Level auszuhandeln. Welche Aufgaben erzeugen welchen Fortschritt? Welche Ziele werden dadurch verwirklicht? Etc.

Um kleine handlungsorientierte Aufträge und Experimente zu kreieren, könnte der Berater einige Ideen anbieten (***Erlebensexperimente***):

- Klient und Berater suchen eine zum derzeit jeweils vorrangig erlebten emotionalen Zustand passende Musik – Songtexte werden interpretiert und ggf. übersetzt; gegenseitige Vorstellung in der nächsten Sitzung (evtl. mit einer Überschrift für den Zustand).
- Umgang mit einem Tischtennisball (eine einfache Kelle + Ball könnte in der Beratung ausgeben werden – ein Frühstücksbrett zu Hause wäre jedoch auch möglich) → Auftrag: Pingpong gegen die Wand so oft wie möglich – evtl. mit oder gegen den

Berater in der Sitzung spielen. In der Auswertung kann auf die Überwindung des inneren Schweinehundes, Perfektionsansprüche, den Umgang mit Unklarheit – wofür sollte das gut sein? usw. – eingegangen werden.
- ein einfaches Instrument (z. B. Mundharmonika) erlernen – Fortschritte in der Sitzung kurz dokumentieren
- Geschicklichkeitsspiele (z. B. Kick-Fußball), Kniffligkeiten, Rätsel (keine Rätselhefte)

Falls auch der Berater Neues für sich ausprobiert und seinen Fortschritt mit dem des Klienten vergleicht, könnte das zu einer zusätzlichen Motivation werden.

8.8 Letzte Instanz – die endgültige Verschlimmerung

Lösungsorientierte Fragen, die u. a. dazu dienen, die Ressourcen eines Klienten zu aktivieren, bilden ein wichtiges Feld systemischer Therapie. Gleichzeitig können auch problemorientierte Fragen den Möglichkeitsraum zukünftigen Handelns und Erlebens weiter ausloten. Verschlimmerungsfragen zielen auf den Entwurf eines Szenarios, bei dem ein Problem manifestiert oder verschlimmert wird. Die Kriterien und die mögliche Unterstützung durch andere für dauerhaft etabliertes Unglückserleben werden eruiert.

Dies kann durchaus spielerisch und entdramatisierend (durch theatralische Dramatisierung) erfolgen, indem auch ironische und humorvolle Übertreibungen zugelassen werden. Die Grundlage für ein derartiges Angebot ist ein gesichertes Vertrauensverhältnis zwischen Klient und Therapeut, da nicht der Eindruck der Lächerlichkeit entstehen darf. Trotz gelegentlicher Überspitzungen sollte für den Klienten immer die Ernsthaftigkeit der Betrachtungen erkennbar bleiben.

Für diese Methode könnte in der Anwendung zwischen Exzessivspielern und exzessiven Onlinekommunikatoren unterschieden werden. Eine Instanz in einem Onlinerollenspiel ist die virtuelle Kopie eines Dungeon, in dem nur die gemeinsam eingetretenen Spieler agieren, um im Kampf gegen die Computermonster zu bestehen und (virtuelle) Gegenstände zu finden.

Das Bild einer letzten Instanz soll hier im Sinne der Zeit oder des Bereiches verwendet werden, für die oder den ein exzessiv oder abhängig nutzender Internetakteur das Erreichen eines übergreifenden und endgültigen Zieles formulieren könnte, sodass die Nutzung danach entweder sinnentleert oder mit tödlicher Konsequenz fortzuführen wäre.

Spielern wird das Bild der letzten Instanz unmittelbar plausibel sein. Hier wären das ultimative Abenteuer und die größte Herausforderung des Spieles zu bestehen, also der stärkste computergenerierte Gegner zu überwinden, um so maximalen Ruhm in der Spielergemeinde zu erlangen und eine der entscheidenden Spielintentionen zu erfüllen.

Für jemanden, der permanent online kommuniziert, wäre das Bild der letzten Instanz zunächst zu entwickeln. Was wäre das ultimative Forum oder die ultimative Form der Kommunikation, sodass die offizielle Realität nicht nur eine untergeordnete, sondern keine Rolle mehr spielt? Woran wäre der virtuelle Raum erkennbar, aus dem es definitiv kein Entkommen mehr gäbe? Was wäre das größte innere oder äußere zu überwindende Hindernis – der größte Widersacher, um in diesem Raum die Figur mit dem größten Renommee zu sein?

In einem ersten Schritt werden die jeweiligen Vorstellungen einer »letzten Instanz« detailliert erarbeitet. Daraufhin die konkreten Abläufe und Interaktionen in dieser Instanz, die verfolgten Ziele, die notwendige Ressourcenausstattung zum Bestehen der Instanz und letztlich die Folgen bzw. der endgültige Zustand nach dem Erreichen bzw. dem Agieren in der Instanz (vgl. auch Abb. 18).

Schritt 1: Das Erscheinungsbild der letzten Instanz

- Wie genau könnte der letzte entscheidende Raum oder Kampfplatz Ihres virtuellen Wirkens aussehen?
- Ist er eher weit und unüberschaubar oder begrenzt und gut zu überblicken?
- Ist er vielfarbig bunt oder eher zweifarbig (schwarz-weiß, blaugrün oder sepia-beige) gehalten?
- Ist es dort eher still und ruhig oder turbulent und laut? Wenn die Bilder etwas sagen könnten, was würden Sie hören?
- Wer oder was bewegt sich außer Ihnen noch in dem Raum? Sind es schnelle oder langsame Bewegungen?
- Wirkt der Raum einladend und gemütlich oder eher kühl und abweisend?
- Haben Sie ähnliche Räume schon einmal wahrgenommen?

Schritt 2: Was zu tun ist

- Wenn Sie diese letzte Instanz betreten – was würden Sie als Erstes tun?
- Welche Aufgabe hätten Sie in dieser ultimativen Instanz zu erfüllen?
- Was wäre dafür der beste nächste Schritt?
- Mit welchen Hindernissen und Widersachern müssten Sie rechnen?
- Wer wäre der ultimative Endgegner, was die letzte und größte Schwierigkeit?
- Wer würde Ihnen beistehen? Wie würde das geschehen?

Schritt 3: Ziele und Voraussetzungen

- Was ist das eigentliche Ziel der letzten Instanz?
- Was befähigt Sie, dieses Ziel zu erreichen?
- Wie sind Sie auf die Anforderungen dieses letzten Bestehens vorbereitet?
- Welche Voraussetzungen erfüllen Sie schon jetzt?
- Was müssten Sie von heute an tun, um sich optimal auf die letzte Instanz vorzubereiten?
- Wer könnte Sie dabei unterstützen? Auf welche Weise?

Schritt 4: Direkte Folgen oder endgültiger Zustand

- Wenn Sie die letzte Instanz bestanden haben werden – in welchem Zustand befinden Sie sich dann? Welcher erste Gedanke könnte sich evtl. einstellen?
- Wie erstrebenswert erscheint Ihnen dieser Zustand aus heutiger Sicht (ggf. Skalierung anbieten)? Wie erklären Sie sich das? Was würde diesen Wert erhöhen oder verringern?
- Welche Handlung würden Sie nach dem Bestehen als erste ausführen?
- Wer wäre nach dieser Instanz besonders stolz auf Sie oder betroffen darüber, dass Sie auch dieses letzte Level bewältigen wollten?
- Wie würde sich Ihr Leben danach ändern? Was wäre das Wichtigste in Ihrem neuen Leben?

Falls ein Klient sich auf das Bild der letzten Instanz nicht einlassen kann oder möchte, könnten direkte Verschlimmerungsfragen angeboten werden, welche die zwar extremen, aber durchaus denkbaren Konsequenzen des aktuellen Verhaltens des Klienten ausloten.

Unterstützende Fragen

- Was ist das ultimative Ziel der Fortsetzung des bisherigen Tuns?
- Was würde sich ändern, wenn es möglich wäre, sich seines realweltlichen Körpers zu entledigen und nur noch virtuell zu existieren? Wie angenehm wäre das (ggf. Skalierung anbieten)?
- Wie dramatisch ist es, seine virtuelle Existenz zu verlieren?
- Wie dramatisch ist es, seine reale Existenz zu verlieren?
- Wenn der Endgegner im realen Leben Tod heißt, wie würden Sie ihm begegnen? Welche Gedanken und Erinnerungen würden diese Begegnung erleichtern? Welche eher erschweren?
- Wenn Sie jetzt (morgen) diese letzte Instanz zu bestehen hätten, wie würde es Ihnen dabei gehen? Was würde Sie eher schwächen (Erinnerungen, Gedanken des Bedauerns), was eher stärken?

Reflexion

Im Anschluss an diese problemorientierten Fragen, die letztlich darauf abzielen, zu ergründen, was das vom Klienten (zumindest latent) als problematisch beschriebene Verhalten verstetigen könnte, wäre zu prüfen, wie realistisch eine derart beschriebene Entwicklung aus aktueller Perspektive erscheint. Hierbei kann auch ein Vergleich mit Perspektiven anderer relevanter Bezugspersonen des Klienten diskutiert werden. Beispielsweise können die nötige Zeitspanne und mögliche Verhaltens- oder Persönlichkeitsveränderungen abgeschätzt werden.

Je klarer der Weg und die Bedingungen für das Etablieren eines maximal verschlimmerten Problems herausgearbeitet werden, desto klarer kann sich ein Klient momentan oder zukünftig für diesen oder einen alternativen Weg entscheiden. Mitunter werden auf diese Weise sowohl die Kosten für die Verstetigung des Problems als auch für dessen Aufgabe deutlich (ggf. könnte mit entsprechenden Fragen angeschlossen werden).

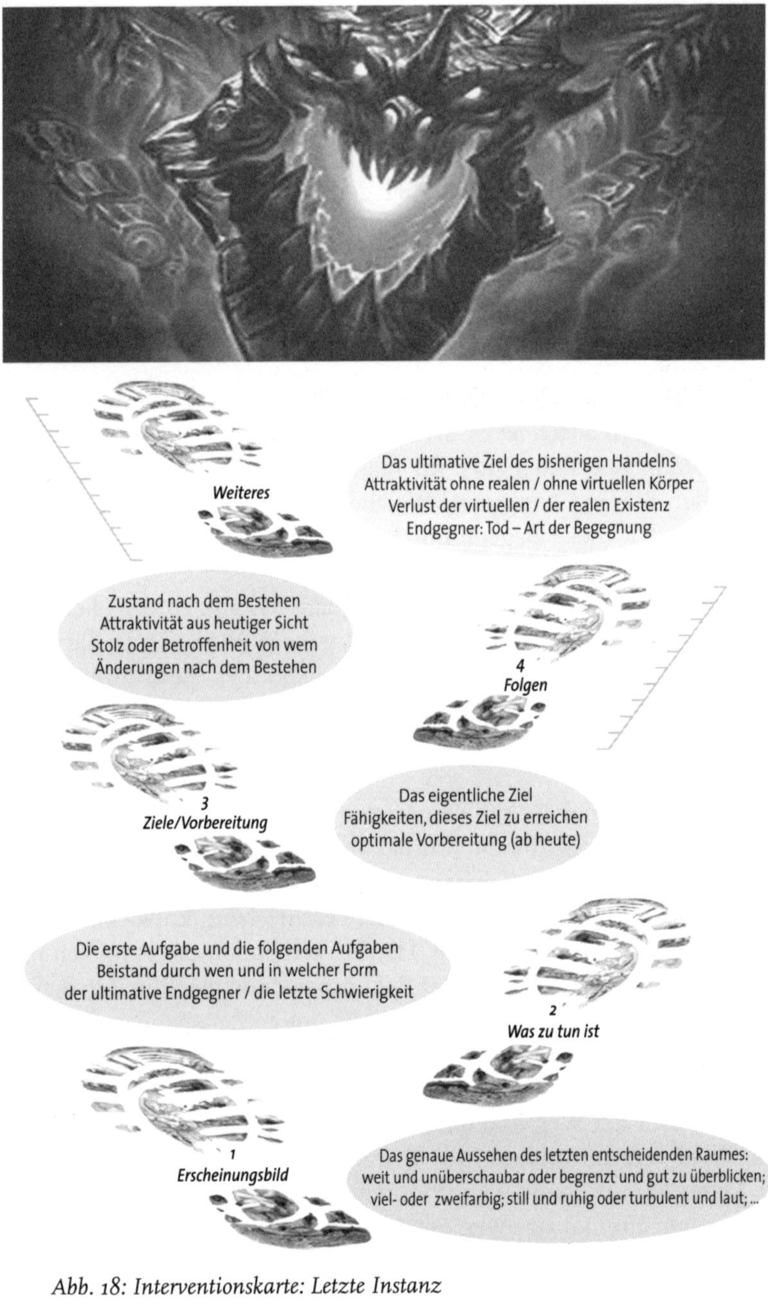

Weiteres

Das ultimative Ziel des bisherigen Handelns
Attraktivität ohne realen / ohne virtuellen Körper
Verlust der virtuellen / der realen Existenz
Endgegner: Tod – Art der Begegnung

Zustand nach dem Bestehen
Attraktivität aus heutiger Sicht
Stolz oder Betroffenheit von wem
Änderungen nach dem Bestehen

4
Folgen

3
Ziele/Vorbereitung

Das eigentliche Ziel
Fähigkeiten, dieses Ziel zu erreichen
optimale Vorbereitung (ab heute)

Die erste Aufgabe und die folgenden Aufgaben
Beistand durch wen und in welcher Form
der ultimative Endgegner / die letzte Schwierigkeit

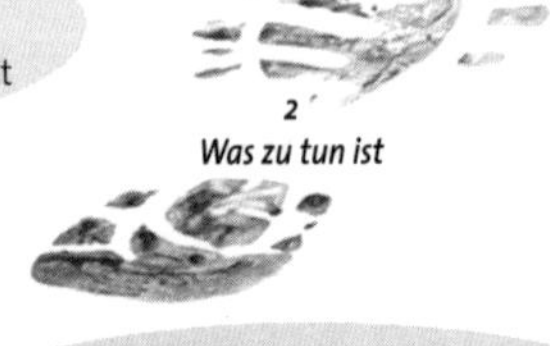

2
Was zu tun ist

1
Erscheinungsbild

Das genaue Aussehen des letzten entscheidenden Raumes:
weit und unüberschaubar oder begrenzt und gut zu überblicken;
viel- oder zweifarbig; still und ruhig oder turbulent und laut; ...

Abb. 18: Interventionskarte: Letzte Instanz

8.9 Der kleine systemische Geschichten-Baukasten

Das Erzählen und Hören von Geschichten ist für Menschen elementar. Diente es in vergangenen Zeiten als wesentliche Quelle der Weitergabe von Erfahrungen und Wissen, hat es in der heutigen Zeit als bewusstes Kommunikationselement an Bedeutung verloren. Gleichwohl teilen wir uns anderen oftmals anekdotisch mit. Auch unsere Selbsterzählungen haben anekdotischen Charakter. Durch die Aneinanderreihung komplettieren sie sich zu langen Geschichten über uns selbst.

Das Erzählen oder Entwickeln einer Geschichte während der therapeutischen Gespräche kann mitunter hochwirksam sein, v. a. dann, wenn ein Klient einen emotionalen Bezug zu ihr erlebt.

Neben dem Vortragen von Anekdoten, Geschichten oder Märchen durch den Therapeuten können Geschichten gemeinsam mit dem Klienten konstruiert werden. So wird beispielsweise nur der Beginn erzählt und vom Klienten der weitere Verlauf vermutet (bei Nacherzähltem) oder entwickelt.

Berater und Klient könnten sich auch gemeinsam für einen Beginn entscheiden und entwerfen jeweils eine Fortführung. Diese werden dann in ihren Gemeinsamkeiten und Unterschieden sowie in ihren Implikationen und Auswirkungen untersucht.

Außerdem wäre ein abwechselndes Konstruieren von Beginn, Weiterführung und Schlussteil einer Geschichte denkbar. Die so entstehenden Verknüpfungen von Haltungen, Erfahrungen, Beobachtungen und Interpretationen von Klient und Therapeut können neue Ideen oder die Variation von Handlungsmustern anregen.

Wenn man sich als Therapeut für das Ausprobieren dieser Methode entscheidet, sollte man mit einfachen, kurzen Geschichten beginnen. Die literarische Qualität ist nicht bedeutsam – das (Haupt-)Ziel einer Geschichte besteht darin, den oder die Klienten mit hilfreichen inneren Bildern in Kontakt kommen zu lassen (weitere Ziele könnten die mentale Aktivierung, Perspektivenänderung, Ideengenerierung oder Therapiebegleitung bzw. -dokumentation sein).

Während des Erzählens ist es besonders wichtig, zu beobachten, auf welche »Bilder« der Klient in welcher Weise reagiert. Eine vom Therapeuten angebotene Geschichte sollte erst in der Folgesitzung – falls überhaupt gewünscht – besprochen werden, um einerseits die

Bilder und Ideen wirken zu lassen und andererseits das moralisierende Element möglichst zu minimieren.

Anfängliches Desinteresse und scheinbare Unmotiviertheit des Klienten sind aufgrund der möglicherweise fehlenden Erfahrung in Bezug auf dezidiertes Geschichtenhören oder -entwickeln zu erwarten und nicht überzubewerten.

Die Beteiligung eines Klienten an der Entwicklung von Erzählungen bietet sich als geistige Beschäftigung zwischen den Sitzungen an. In Verbindung mit Achtsamkeitsaufträgen kann hier ein fantastisches Potenzial erschlossen werden. Je achtsamer der Klient seine Umgebung, sein eigenes Tun und das seiner Mitmenschen wahrnimmt, desto mehr Ideen könnten ihm bewusst werden.

Therapeutische Implikationen

- Welche Gedanken und Gefühle beschäftigen Sie als Therapeut zurzeit in Bezug auf Ihren Klienten?
- Was vermuten oder hörten Sie über die Gedanken, Emotionen, Visionen, Ziele oder Wünsche Ihres Klienten?
- Was würden Sie Ihrem Klienten in seiner derzeitigen Lage gern mitteilen?
- Welcher Sinnspruch, welche Redewendung, welche philosophische Erkenntnis oder überlieferte Weisheit könnte nach Ihrer Auffassung zum aktuellen Erleben passen?

Geschichtenkonstruktion

(vgl. dazu auch Abb. 19)

Situation des Klienten

- Lebensumstände (Wohnsituation, Ausbildungsgrad, finanzielle Mittel)
- Persönlichkeits- oder Charaktermerkmal bzw. bestimmende Verhaltensweise
- konkrete Ängste oder Sorgen (in Bezug auf Veränderung, Unzulänglichkeit, fehlende Zugehörigkeit, Verantwortung, Verlust, Krankheit, Tod etc.)

Beispiele:

– Leben wie in einem Karton auf einem Dachboden (Anfangsszene einer Episode, eines Filmes, einer Serie)

- Leben in dunklem Haus ohne Sonnenlicht – immer (er)wartend, dass die Sonne zum Haus kommt
- ständig das Gefühl haben, den Anforderungen in der haptischen Welt nicht gerecht werden zu können
- bei direkter Interaktion in Gruppen immer das Gefühl haben, nicht wirklich dazuzugehören

Das Thema

Die bestimmenden Themen setzen sich vielfach mit

- Liebe und Hass
- Angst und Mut
- Glück und Unglück
- Freundschaft und Feindschaft
- Scheitern und Erfolg

auseinander.

Beispiele:

- Veränderung der Lebensbedingungen
- Suchen und Finden neuer Wege
- lähmende Wut über Ungerechtigkeiten oder Unklarheiten (in der Familie, in der Gesellschaft)

Angestrebte Aussage

(z. B. orientiert an Weisheiten, Sinnsprüchen, Redewendungen, psychosozialen Erkenntnissen, Erfahrungen, Werten, Prinzipien etc.)

Beispiele:

- Die Bewegung/Veränderung muss selbst initiiert werden.
- Wenn die Perspektive erweitert und der Fokus verändert werden, sind neue Wege möglich.
- Die Wut ist als Antreiber gut, taugt als Ratgeber aber nichts.

Stilmittel/Zeit/Atmosphäre

- Verfremdung (zur Verminderung des pädagogisierenden Aspektes)
- mystisch, realistisch oder tierisch (im Tierreich angesiedelt)
- Antike, Altertum, Mittelalter, Jetztzeit, ...
- ausschließlich beschreibend (in sehr distanzierter Form)
- (überwiegend) direkte oder indirekte Rede

Handelnde Personen/Fabelwesen/Tiere
- Klient als ...
- evtl. Familienmitglieder als ...
- evtl. Freunde oder Kollegen als ...
- evtl. Ängste als ...
- evtl. innere Kräfte und Ressourcen als ...

Ort/Raum
- in oder außerhalb eines Gebäudes
- ggf. kurze Beschreibung der Landschaft oder der Räumlichkeiten

Kontext
- Welche Beziehungen sollen die Hauptrolle spielen?
- Soll es Nebenschauplätze geben? In welcher Weise wirken diese auf den Hauptschauplatz?

Ausgangssituation
(z. B. orientiert an einem prominenten Gefühl)

Vielfach spielt eine Entscheidungsunsicherheit eine Rolle – dann könnten folgende Bilder eingearbeitet werden:

- Raum mit vielen (drei) Türen;
- manche sind ganz verschlossen, manche einen Spalt offen, manche weit offen;
- Angst vor dem, was dahinter sein könnte (Geräusche, Licht, ...);
- keine Tür wird durchschritten – irgendwann schließen sich alle Türen.

Entwicklung der Handlung (evtl. Spannungsbogen)
Alternative Entwicklung

Mögliche Enden
- erwartbar
- überraschend
- humoristisch
- düster
- hoffnungsvoll
- ...

Sinnsprüche

Zu konkreten Themen

Wege

- Wege beginnen immer mit dem ersten Schritt.
- Ein Ziel ist nur hilfreich, wenn der Mut vorhanden ist, den Weg dorthin zu beschreiten.

Nähe

- Warten, dass jemand sich endlich auf mich zu bewegt, kann dazu führen, dass der Abstand unmerklich immer größer wird.
- Die eigenen Gedanken darüber, warum ich nicht wahrgenommen werde, können so bedrängend wirken, dass die Angst vor der Nähe immer größer wird.
- Der erste eigene Schritt auf jemanden zu bringt jenen um drei Schritte näher.

Immer mehr

- Wer Glück an Besitz knüpft, hat eine große Chance, ihm immer hinterherzulaufen.
- Etwas zu besitzen ist oft weniger erfüllend als danach zu streben.
- Wer nicht achten kann, was er besitzt, wird kaum achten können, was er erhält.
- Ständig auf Haben aus zu sein, kann das Sein vergessen lassen.

Allgemein

- Jede Lösung verlangt nach einem Preis. Nur wer bereit ist, diesen zu zahlen, kann ein Problem nachhaltig lösen.
- Wir können uns jeden Tag neu erfinden – wir müssen nur die Erzählung über uns verändern.
- Der Versuch, sich nicht zu entscheiden, ist oft die schlechteste Entscheidung.
- Wer die Angst besiegen will, kämpft auch gegen (das Leben und) sich selbst.
- Die Liebe zu einem anderen beginnt immer bei der Liebe zu sich selbst.
- Das Glück von gestern kann uns bereichern, das Glück von morgen ist ein gutes Ziel, erleben können wir nur das Glück von heute.
- Eltern tun fast nie das Richtige und geben fast immer ihr Bestes.

Leitsätze systemischer Beratung

- Alles Erleben ist Aufmerksamkeitsfokussierung (Schmidt).
- Die Bedeutung einer Botschaft gibt immer der Empfänger (Schmidt).
- Paradoxien und Ambivalenzen sind normal und erwartbar (Simon).
- Es ist nie zu spät, eine glückliche Kindheit zu haben (Furman).
- Glück ist die Folge einer Tätigkeit (Aristoteles).
- Liebe ist das stärkste sinnstiftende Motiv (Mücke).
- Ein erwachsener und autonom handelnder Mensch ist allein und unteilbar verantwortlich dafür, wie er mit sich umgeht (Mücke).
- Je mehr man gegen ein Symptom kämpft, umso stärker kann es werden (Mücke).
- Gerade dann, wenn viele etwas für richtig oder selbstverständlich halten, ist der Zweifel am nötigsten (Mücke).

Weitere Sprüche sind beispielsweise in der Sprüchesammlung von Bernd Schmid zu finden.[8] Hier eine kleine Auswahl daraus:

- Wenn das gegenwärtige Leben spannend ist, lässt das Interesse an der geschädigten Kindheit nach.
- Es kommt der Tag, da kann man sich nicht länger mit einer missratenen Kindheit rausreden.
- Die Entschlossenheit zu gehen bereitet den Weg.
- Man sollte alles so einfach wie möglich sehen, aber nicht einfacher (Einstein).
- Ob eine Entscheidung gut ist oder nicht, hängt oft mehr vom Tun danach ab.
- Freundlichkeit ist die kleine Schwester der Liebe.
- Wenn wir die Angst vor Verlust loslassen, dann wird der Blick auf Lebenswertes frei.
- Verdrängung ist dafür da, dass man sich trotz Beeinträchtigungen am Leben freut.
- Gefühle sind ein Produkt aus Erleben, Verhalten und Weltbild.
- Wer dem Großen nicht auch im Kleinen begegnen mag, wird auch im Großen eher dem Kleinen begegnen.

8 www.systemische-professionalitaet.de/isbweb/content/view/183/233/.

Das Thema: ....

ggf. Kernaussage / Sinnspruch:

....

Handlungszeit: ....

Ort / Raum: ....

bei Veränderung

zu Beginn:

....

zum Schluss:

....

handelnde Hauptfiguren:

....

....

ggf. Nebenfiguren:

....

....

zu thematisierende Beziehungen:

....

....

....

ggf. mögliche Beziehungsveränderungen:

....

....

....

Ausgangssituation:

....

....

mögliche Entwicklung:

....

alternative Entwicklung:

....

mögliche Schlüsse:

....

....

Abb. 19: Arbeitsblatt: Geschichtenbaukasten

Eine Beispielgeschichte
(orientiert an den Schilderungen des Erlebens eines Onlinerollenspielabhängigen)

Der Waldmensch
Es war einmal ein junger Mann, der lebte einsam in einer kleinen Hütte inmitten eines uralten Waldes. Er wusste weder, wie er dort hingelangt war, noch, wofür es gut sein sollte, dass er dort lebte.

An seine Eltern konnte er sich nur dunkel erinnern – sie waren ihm immer Fremde geblieben. Begegnungen mit anderen Menschen waren ihm kaum im Gedächtnis. Manchmal stiegen die Gedanken daran schemenhaft und ohne wirkliche Freude in ihm auf – begleitet von einem Gefühl unbestimmter Angst.

Doch in diesem Wald fühlte er sich wohl. Er lauschte gern dem Knarren der knorrigen Äste, wenn sie sich durch den Wind in ihrem Hunderte Jahre dauernden Schlaf wiegten. Manchmal setzte er sich dann an ihren Fuß, lehnte sich an ihren Stamm und konnte die Gedanken kommen und gehen lassen, ohne dass sie ihn bedrängten oder in Kummer verfallen ließen.

In der Hütte hatte er alles, was er zum Überleben brauchte. Die Vorratskammer füllte sich stets wie von selbst – der Ruheplatz war kein wirklich schöner Ort, aber meist gelang es ihm, irgendwann dort Schlaf zu finden.

Mit der Zeit hatte er gelernt, seine Gedanken so oft wie möglich auffliegen zu lassen. Er wurde dann zu einem Panther, der geräuschlos durchs Geäst schlich, auf Bäumen in die Höhe jagte und jede gewitterte Beute zielsicher und gnadenlos erlegte. Er wurde zum Adler, der sich aus seiner felsigen Behausung in die Lüfte schwang und majestätisch über sein Reich glitt. Und er wurde zur unbeschreibbaren Kreatur, die jeder Gefahr trotzte, mühelos von Baum zu Baum sprang und allmächtig über ihre Welt herrschte.

An guten Tagen gelang der Übergang so mühelos, dass er nichts mehr wusste von der Hütte, der Enge, der Einsamkeit. Er war dann ganz Panther, ganz Adler oder andere Kreatur.

Und doch hatte er mehr und mehr das Gefühl, dass irgendetwas fehlte ...

[Hier könnte der Anfang enden und wie oben beschrieben weiterentwickelt werden.]

Wie ein Blatt dem anderen glichen sich die Tage. Und im Rückblick verdichteten sie sich zu einem einzigen. Konnte es Sinn haben, das

Ende des Waldes zu erkunden? Wie sehr würde die Sonne blenden, die ungefiltert durchs dichte Blattwerk strahlt? Was sollte er mit den Menschen, denen er begegnen würde? Und was sollten diese mit ihm?

Hier war es sicher. Die Hütte bot alles, was er zum Leben brauchte. Nur selten drangen die verwirrenden Geräusche aus der anderen Welt, die hinter dem Wald begann, bis zu ihm. Die Bäume schützten ihn wie das Holz eines Sarges die sterblichen Überreste vor Erde und Würmern ... Der Weg bis zum Rand des Waldes wäre ungewiss und beschwerlich, vielleicht sogar gefährlich.

Aber er war doch auch Panther, Adler und jede andere übermächtige Kreatur. Nur hatte ihn keine noch so wunderbare Vorstellung davon ein Stück weiter im Wald bewegt. Die Gedanken der Nacht wurden immer bedrängender. Was, wenn ein schwerer Ast, durch einen Windstoß vom Stamm gelöst, die Hütte zerstörte? Was, wenn jemand ihn aus der Hütte vertriebe? Was, wenn sich die Vorratskammer nicht mehr füllte?

Er wagte einige Schritte in die Richtung, aus der manchmal unbekannte Geräusche herüberwehten. Die Bäume standen hier noch enger. Jeder Schritt durchs Unterholz kostete Mühe und wurde von unheilvollem Knacken und Rascheln begleitet. Er schaute zurück. Noch konnte er die Hütte hinter den Baumreihen gut erkennen. Doch nach wenigen weiteren kraftzehrenden Schritten war nur noch eine Ecke des bemoosten Daches zu sehen. Wie von selbst traten seine Füße den Rückweg an. Das Verblüffende war, dass er, noch bevor er wirklich wusste, was gerade geschah, schon an der Hütte anlangte. Scheinbar mühelos hatten ihn seine Beine innerhalb weniger Minuten zurückgetragen. Erschöpft ließ er sich an einem seiner vertrauten Stämme nieder. Die Gedanken kamen und flogen auf – er war Panther und Adler und ...

In der Nacht darauf hatte er einen Traum, der anders war als die sonst eher düsteren Episoden aus der Tiefe seiner Seele. Er träumte, es gäbe eine Lichtung im Wald – nicht allzu weit von seiner Hütte entfernt. Die wärmenden Strahlen der Sonne erreichten hier jeden Grashalm und jede Wildblüte, die sich zu einem flimmernden, surrenden, lichtdurchwobenen Teppich vereinten.

Am nächsten Morgen machte er sich wieder auf den Weg. Die Stelle, bis zu der er am Vortag gelangt war, erreichte er in der Hälfte der Zeit. Nun wurde es wieder beschwerlicher. Nur das Knacken und Rascheln klang etwas weniger bedrohlich. Diesmal drehte er sich nicht um, sondern suchte mit den Augen angestrengt die Lichtung, die vor im liegen musste. Nur, der Wald schien eher dunkler als lichter zu werden. Das Dickicht wurde immer undurchdringlicher, die Schritte noch beschwerlicher. Mit einem Stock hieb er auf die eng verschlungenen Pflanzen ein, um sich seinen Weg zu bahnen. Er hieb mit aller Kraft. Krrtsch und Schritt, krrtsch und Schritt – es verschmolz zu einem Rhythmus, der ihn immer weiter vorwärts trieb. Äste und Dornen rissen an seinen Kleidern, ritzten seine Haut – doch er spürte es kaum. Krrtsch und Schritt. Doch eine Lichtung war nicht zu erkennen.

Krrtsch und – er hielt inne. Im Hals spürte er seinen pochenden Herzschlag. Ein weiches Tuch aus Wärme und Licht hüllte urplötzlich seinen gesamten Körper ein. Er hob langsam den Blick. Vor ihm breitete sich eine Wiese mit wilden Gräsern und einer Blütenpracht aus, von denen die Traumbilder nur eine matte Ahnung heraufbeschwören konnten. Es war, als reiche ihm jemand eine Hand und helfe ihm über das letzte Dickicht. Mit einem Gefühl des Getragenwerdens trat er auf die Lichtung, legte sich in ihre Mitte und sah in den wolkenlosen Himmel – nicht als Panther, nicht als Adler – als er selbst.

Wie auf einer warmen, weichen Decke lag er dort: von Licht umhüllt, geborgen und frei. Er fühlte das Blut durch seinen Körper strömen, ein leichtes Kribbeln in den Fußspitzen. Er spürte das weiche Moos unter seinen Fingern, das er wie das warme Fell einer Katze zu streicheln begann. Er blinzelte durch die Lider und sah immer neue Farben und Formen. Es flimmerte und summte, als würde ein Orchester eine überbordende Ouvertüre nur für ihn aufführen, begleitet von den schönsten Lichtspielen, die je ein menschliches Auge erblickt hatte.

Bald sank die Sonne hinter die Wipfel. Es wurde kühl, und die nahende Dunkelheit schickte ihre immer länger werdenden Schatten voraus. Der Weg zum Waldrand war nach wie vor ungewiss – der Weg zurück war sicher und weniger beschwerlich. Die Spur durch das Dickicht ließ sich leicht zurückverfolgen, und schon schien ihm die Gegend vertrauter. Nur – die Hütte war nicht zu finden. Hatte er sich doch getäuscht und war mitunter der Spur des Windes oder der Waldtiere gefolgt? Er lief ein wenig in die eine, dann in die andere Richtung, spähte durch die Baumreihen und zog noch größere Kreise. Nichts. Keine Spur seiner schützenden Behausung. Erst als kein Licht mehr durch die Blätter drang, legte er sich am Fuße eines Baumes nieder. Erschöpft, verwirrt, verängstigt.

Er träumte von Menschen mit zu Grimassen verzerrten Gesichtern. Sie zeigten auf ihn, auf sein blasses Gesicht, seine zerschundene Haut, seine zerfetzten Kleider. Dabei lachten sie in hohen, hysterischen Tönen und schienen vereint im gemeinsamen Spott gegen ihn. Schweißnass erwachte er. Es dämmerte schon, und er machte sich wieder auf den Weg.

Mühelos fand er die Lichtung. Sie wirkte weniger hell und warm als am Vortag. Die hohen Gräser umfingen seine Waden, als wollten sie ihn zum Bleiben bewegen. Doch er wollte weiter, musste den Rand des Waldes finden. Krrtsch und Schritt, krrtsch und Schritt – der eigene Rhythmus trieb ihn vorwärts und vorwärts.

Die Geräusche kamen näher, Stimmen wurden lauter. Noch drei Reihen – dahinter ein wogendes Treiben. Noch zwei – Menschen liefen aufeinander zu, trennten sich wieder. Noch eine – schon waren ihre Gesichter deutlich zu erkennen. Wie auf Ameisenstraßen bewegten sich die Menschen auf immer gleichen Wegen, trafen sich, tauschten Blicke, Worte und Berührungen, liefen weiter. Sollte er sich wirklich zeigen? Würden sie nicht voller Abscheu auf ihn weisen? Ihm zu verstehen geben, dass es für einen Waldmenschen keinen Platz unter ihnen gäbe?

Er trat heraus.

Nichts geschah.

Kein Einziger dieser Ameisenmenschen drehte sich nach ihm um. Er überquerte eine ihrer Straßen. Kaum jemand nahm davon Notiz. Er richtete den Blick auf den Horizont, zu dem viele der Straßen zu führen schienen. Dort war ein magisches Leuchten zu erkennen. Verheißungsvoll. Verlockend. Wie das Sonnenlicht, das von außen wärmte, stieg jetzt eine Wärme von innen in ihm auf, die sich nach und nach im ganzen Körper ausbreitete. Vielleicht war dort am Horizont ein Ziel. Etwas, das den Schlaf wieder erholsam machen würde. Etwas, das die Mühen eines Weges lohnte.

Doch welchen Weg sollte er gehen? Einen der hundertfach ausgetretenen? War es unmöglich, einfach einen Schritt weiter zu gehen, ohne auf eine der Straßen zu treten? Er versuchte es. Es war viel leichter, als sich einen Weg durch das Gestrüpp des Waldes zu bahnen. Noch ein Schritt. Und noch einer.

Hinter ihm schien es unruhig zu werden. Vorsichtig wendete er sich um. Einige der Ameisenmenschen waren ihm gefolgt, den neuen Weg immer wieder behutsam prüfend. Als sie sahen, dass er sich ihnen zuwendete, kamen sie beherzt näher. Jetzt konnte er in ihre Augen sehen. Wie in einem Spiegel sah er ihre Ängste, ihren Mut, die Dunkelheit vergangener Nächte, die Verwirrung und die Hoffnung. Ohne dass er es wollte, streckte er ihnen seine Hand entgegen. Die erste Berührung erschütterte ihn so tief, dass er glaubte, in die Knie gehen zu müssen. Jetzt erst erkannte er die Waldmenschen, Wüstenmenschen, Wassermenschen, Felsmenschen, Höhlenmenschen unter ihnen. Von Weitem hatten sie alle gleich ausgesehen.

Gemeinsam machten sie sich auf den Weg. Und das magische Leuchten, welches eben noch vom weit entfernten Horizont zu strahlen schien, breitete sich jetzt von ihren Herzen aus.

8.10 Ein ganz unsystemischer Weg – das Familiengesprächsstruktogramm

Struktogramme werden in der Softwareerstellung genutzt, um Klarheit und Nachvollziehbarkeit einzelner Schritte (Routinen) in Bezug auf die Realisierung eines Gesamtzieles zu erzeugen. Mithilfe einer standardisierten Sprache können mögliche Abläufe kommuniziert und auf ihre Tauglichkeit überprüft werden.

Da die Ausgangslage bei Familien mit Konflikten durch Bildschirmmediennutzung auf den ersten Blick vergleichbar erscheint und das erklärte Ziel i. d. R. eine Änderung des Nutzungsverhaltens des Kindes ist, lässt sich ein erstes beraterisches Angebot dem Thema angemessen ebenfalls als Gesprächsstruktogramm (in nicht standardisierter Sprache) angeben (vgl. Abb. 20).

Werden folgende Fragen:

- Scheint die einzige Leidenschaft Ihres Kindes zurzeit in der Nutzung von Smartphone, PC, Spielekonsole oder Fernseher zu bestehen?
- Erleben Sie Ihr Kind in den vergangenen Monaten selten in der Gemeinschaft gleichaltriger Freunde oder Bekannter?
- Hat Ihr Kind musische und sportliche Aktivitäten weitgehend eingestellt?
- Beziehen sich Gespräche mit Ihrem Kind zu Hause in letzter Zeit vorrangig auf unerledigte Pflichten in der Schule und im Haushalt?

- Erleben Sie ein stark vermindertes Interesse an gemeinsamen familiären Aktivitäten?
- Wurde die Organisation gemeinsamer Mahlzeiten in letzter Zeit immer mehr zu einem anstrengenden und frustrierenden Ritual?
- Führen die unterschiedlichen Auffassungen der Mediennutzungsintensität immer wieder zu eskalierenden Diskussionen (mit eher gleichen Argumenten)?
- Erzeugen allein die Gedanken an die Intensivnutzung Ihres Kindes von Bildschirmmedien Beklemmungen?

überwiegend mit »Ja« beantwortet, gehe

a) wenn möglich, als Berater/Therapeut vorerst **nicht** weiter auf die aktuelle Medienumgangssituation des Kindes ein.

   Sondern:

   Gehe zurück an die Anfänge der Familie – das Kennenlernen der Eltern, ihre Zukunftsvisionen, die Geburt des ersten und der weiteren Kinder.

   Thematisiere

   - die berufliche Entwicklung von Mutter und Vater
   - die Etablierung des Familienlebens mit bestimmten Werten und Prinzipien sowie Restriktionen (Arbeitsplatzwechsel, Arbeitsstress, Entfernung von den Großeltern)
   - Aufbau und Pflege des Freundeskreises der Eltern
   - die erlebte Qualität und Intensität verwandtschaftlicher Beziehungen (insbesondere zu Vater und Mutter)
   - Strategien zur Stimmungsaufhellung und Stresskompensation
   - beglückende Freizeitaktivitäten
   - die Liebesgeschichte des Elternpaares – die (dramatische oder glückliche) Entwicklung der Partnerschaft innerhalb der Familie
   - die Erfahrungen mit Krankheit und Tod
   - Erinnerungen an das Erleben in der Herkunftsfamilie von Mutter und Vater während der Pubertät – Rahmenbedingungen, Atmosphäre, Beziehung der Eltern zueinander, Wünsche, Träume, Hoffnungen, Ziele.

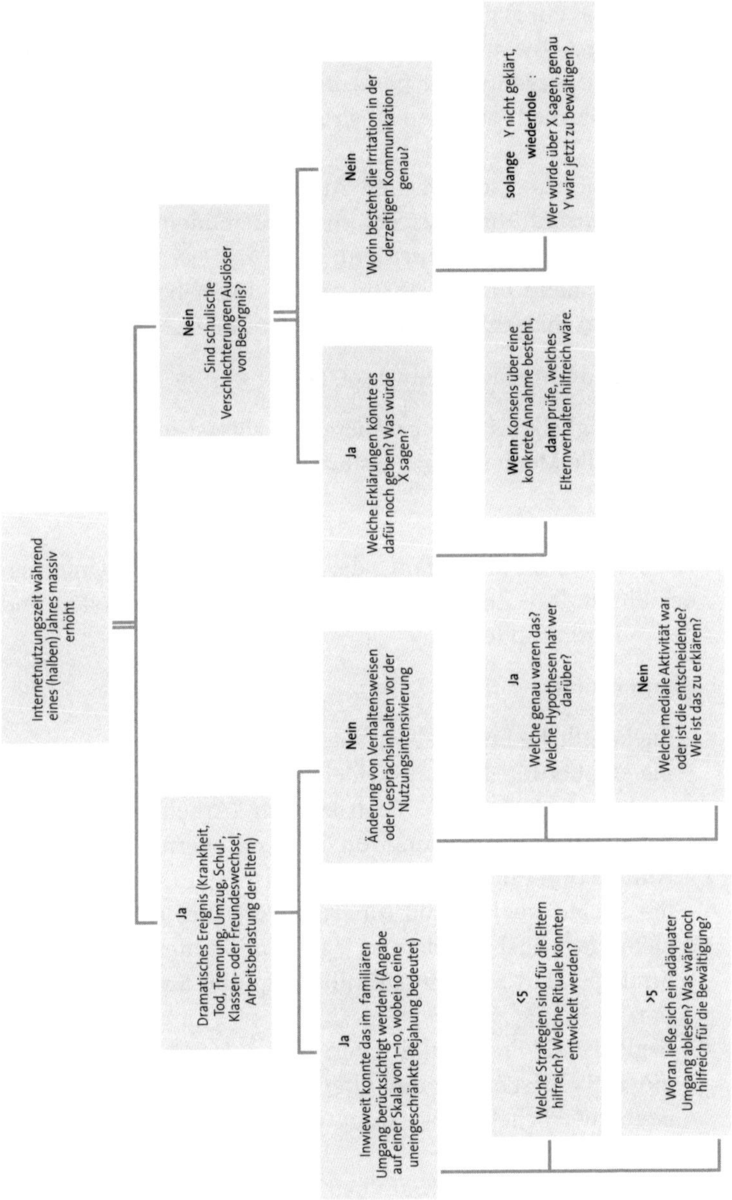

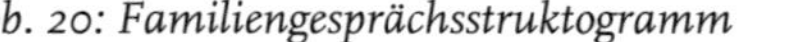

Abb. 20: Familiengesprächsstruktogramm

Auf diese Weise wird der Fokus vom Thema »Mediennutzung des Kindes bzw. Jugendlichen« genommen, da sie mitunter nur ein Symptom eines ungelösten Konflikts oder das vorläufige Ende einer langjährigen Entwicklung darstellt. Während der Umfokussierung ergibt sich in der Regel eine ganze Reihe von Themen, die es lohnenswert erscheinen lassen, diese genauer zu betrachten. Sie können als Orientierung für die folgenden Sitzungen dienen. Unter Umständen kann danach dann ebenfalls wie unter b) verfahren werden.

b) Wenn das nicht möglich ist (das aktuelle Medienverhalten also unbedingt thematisiert werden muss), kläre Folgendes (oberster Kasten in Abb. 20) und folge dann dem entsprechenden Pfad des Gesprächsstruktogramms.
[X steht als Platzhalter für Familienmitglieder, Freunde, Lehrer, Therapeuten; Y steht als Platzhalter für konkrete (Entwicklungs-)Aufgaben.]

8.11 Mein Anteil – Externalisierungsübung für Eltern

(inspiriert von Gunther Schmidt)

Intention

Familien, in denen sich ein Jugendlicher durch die Nutzung virtueller Angebote umfassend in seinen präsentesten Bedürfnissen befriedigt fühlt, erleben eine starke Irritation ihrer innerfamiliären Kommunikation und Beziehungen. Die stark impulsgesteuerten Handlungen und Äußerungen des Jugendlichen verschärfen die Konflikte i. d. R. und lassen Eltern in ihrem Anspruch, eine aus ihrer Sicht positive Veränderung des Verhaltens herbeizuführen, verzweifeln.

Als Ursache des Übels werden die genutzten Geräte identifiziert – als Schuldiger oder krankhaft Agierender der Jugendliche. Dass ein Mensch aufgrund seiner Persönlichkeit, seiner Erfahrungen und dem Stand seiner Entwicklung so handelt, wie er handelt, wird dann meist verdrängt. Für die Persönlichkeitsentwicklung und die so wichtigen frühen Erfahrungen tragen die Eltern eine entscheidende Verantwortung. Zumindest einen kleinen Teil dieser Verantwortung deutlich werden zu lassen kann die Chance auf Kommunikationsveränderung erhöhen.

Ziel

Mitunter kommen Eltern mit deutlichen Schuldzuweisungen in die Beratungsstelle. »Da sitzt der Delinquent«, wäre ein Beispiel für den ersten Satz einer Mutter im ersten Gespräch. Da es in diesem Fall eher humorvoll geäußert wurde, ließen sich schnell auch andere Delinquenten finden. Es stellte sich heraus, dass die zu jenem Zeitpunkt arbeitslose Mutter nach der Erledigung der Hausarbeit ein Onlinekartenspiel intensiv spielte. An vielen Tagen in einem größeren Umfang als die Netzaktivitäten ihres Sohnes. Der Vater wandte sich regelmäßig nach dem Abendessen dem Internet bis in die späten Nachtstunden zu.

Die elterliche Vorbildwirkung, die der Sohn (vielleicht dankbar) registrierte, war für sie nicht erkennbar. Das Hauptargument der Eltern bestand darin, dass sie ihren Aufgaben trotz Internetnutzung angemessen nachkommen (die Mutter schrieb wöchentlich mehrere Bewerbungen), während der Sohn in seinen schulischen Leistungen deutlich abgefallen war und seinen häuslichen Verpflichtungen kaum noch nachkam.

Weniger augenscheinlich als in dem beschriebenen Fall sind die unbewusst tradierten Familienwerte, denen sich Kinder auch während ihrer (exzessiven) Internetnutzung verpflichtet fühlen. In dieser Übung sollen sie in Ansätzen für die Eltern sichtbar werden, um das Symptom einer mitunter pathologisch ausufernden Internetaktivität des Kindes als familiäres (systemisches) Phänomen auffassen zu können.

Kontext

Da es sich um eine Methode handelt, die ein hypnotherapeutisches Vorgehen integriert, sollten Eltern ausführlich darauf vorbereitet werden und nach Möglichkeit schon punktuell vergleichbare Angebote erhalten haben. Bei besonders vorsichtigen (oder skeptischen) Menschen kann ein hervorgehobener spielerischer Aspekt der Methode die Möglichkeit einer konstruktiven Zusammenarbeit erhöhen.

Vor der Anwendung sollten Eltern ihre Sorgen und Befürchtungen ausführlich geschildert haben. Die Übung intendiert weder Schuldzuweisungen noch -verlagerungen.

Setting

Nach Möglichkeit nehmen beide Eltern, auch wenn sie getrennt leben, an der Übung teil. Bei Alleinerziehenden, die die Beratungsstelle ausschließlich ohne ehemaligen Lebenspartner aufsuchen, sollte im Vorfeld abgeklärt werden, dass der Anteil, den sie wahrzunehmen bereit sind, nur einen kleinen Teil dessen darstellt, was zur aktuellen Situation geführt hat.

Im Beratungsraum sollte es für die Klienten gut möglich sein, eine entspannte Haltung einzunehmen (ggf. auch liegend), wobei ein angemessener Komfortabstand eingehalten werden kann.

Eigenpacing

Um sich als Berater oder Therapeut gut auf diese Methode vorzubereiten, könnte es hilfreich sein, sich an Erfahrungen in seiner Hinkunftsfamilie zu erinnern.

- Was hat Sie an Ihrer Tochter/Ihrem Sohn während der Adoleszenz besonders geärgert?
- Welche Ihrer eigenen Eigenschaften weisen Ähnlichkeiten zu diesem Verhalten auf?
- In welchen Situationen wurden Sie auf eine unangenehme Auswirkung dieser Eigenschaft hingewiesen?
- Wer hat Sie darauf hingewiesen?
- Welche Gedanken und Gefühle hat es in Ihnen ausgelöst?
- Auf welche Weise haben Sie versucht, diese Verhaltensweise zu ändern?
- Wie ist es Ihnen gelungen?
- Was würden Sie sich für sich diesbezüglich wünschen?
- Was würden Sie Ihrer Tochter/Ihrem Sohn in Bezug auf eine ähnliche Eigenschaft wünschen?

Anleitung für die Externalisierungsübung

Nachstehend schließt sich die konkrete Beschreibung mit Vorschlägen für Einleitungs- und Erläuterungstexte an. Je nach Vertrautheit mit systemischen Methoden können die einzelnen Passagen modifiziert oder gekürzt werden.

Einleitung

Ich möchte Sie zu einem Experiment einladen.

Wer nicht mitmachen möchte, nutzt die Zeit einfach, um sich etwas zu entspannen.

Wer sich entschließt mitzumachen, den bitte ich davon auszugehen, dass das Experiment auf jeden Fall misslingt.

Erläuterung

Die Übung basiert darauf, dass alle in einem System sich gegenseitig beeinflussen [evtl. kurze Erläuterung der Zirkularität]. Jemand zeigt mitunter ein Symptom – z. B. massive Computer- oder Handynutzung. Und vielleicht gibt es einen Anteil von Ihnen, der eine Winzigkeit dazu beigetragen hat.

Es wird eine kleine Reise nach innen sein – entspannt – nur so weit, wie jeder sich darauf einlassen möchte.

Einstieg/erster (grundlegender) Schritt

Wir nehmen mal an, genau Ihre Familie ist die, bei der der Elternanteil an der Entwicklung der Kinder bzw. der Gestaltung des Familienlebens der geringste aller vergleichbaren Familien der Welt wäre. Welcher Anteil, welche Ihrer Eigenschaften oder sich wiederholenden Reaktionen könnte zu der jetzigen, von Ihnen als nicht ganz optimal beschriebenen familiären Situation beigetragen haben?

Und wir tun einfach so, als wenn es diesen geringen Anteil, dieses ganz kleine Etwas gäbe (z. B. den inneren Antreiber, den Falsch-Sager oder Fehlerprotokollant, den Aufreger, den Machtversessenen, den Diskutierer, den kleinen Perfektionisten ...) – erkennbar vielleicht auch daran, dass es Zeiten gab, in denen es anders war ...

Was könnte es sein?

[Ausreichend Zeit geben, um gedanklich nach diesem Anteil suchen zu können]

Sichern der Ausgangslage

Hat jeder für sich so einen kleinen Anteil gefunden? Sie könnten dann ganz leicht mit dem Kopf nicken.

Konkreter Ablauf

- Versuchen Sie jetzt, eine angenehme Position für sich zu finden – vielleicht entspanntes Sitzen – Sie könnten einen Punkt im Raum fixieren oder die Augen schließen.
- Wenn sich dieser Anteil in Ihnen zeigt und Sie einen Film darüber drehen oder ein Foto davon machen würden – welche Aufnahmen, welche Bilder wären zu sehen?
- Welchen Namen würden Sie diesem Etwas/Ding/Anteil geben?
- Welche Größe hat es? Ist es größer oder kleiner als ein Meter?

- Wenn Sie es auf die Waage stellen würden – was würden Sie ablesen?
- Welches Alter hat es?
- Wenn Sie diesen Anteil jetzt ausatmen würden – wo wäre er dann im Raum?
- Wenn es Ihnen nun gelingen würde, Blickkontakt aufzunehmen – und Sie es befragen könnten –, und Sie lassen sich von ihm erklären, wofür es gut ist. Was würden Sie hören? (z. B.: Es ist wichtig für den Partner, die Freunde, Arbeitskollegen, Eltern, Kinder ... so zu sein.)
- Was würde Ihr Sohn oder Ihre Tochter sagen, wofür dieser Anteil gut wäre?
- Wenn dieses von Ihnen übernommen werden würde – wie groß wäre es dann? Wie alt? Ändert sich der Name?
- Jetzt soll dieser Anteil wieder integriert werden – einatmen – wo wäre er im Körper? Ist er unruhig oder entspannt?
- Wie wird er Ihnen zukünftig behilflich sein?
- Kommen Sie jetzt langsam wieder zurück ins Hier und Jetzt – öffnen Sie die Augen oder lösen Sie sich von dem fixierten Punkt.

Weitere Optionen

Die bewusst gewordene Eigenschaft, Reaktion oder der Anteil könnte wiederholt externalisiert werden. Ebenso wäre ein ausführliches Interview ähnlich der »Avatar-Externalisierung« denkbar.

Reflexion

Da die Methode für viele Klienten besonders ungewohnt ist, sollte eine Reflexion nicht in derselben Sitzung stattfinden. So kann eine mögliche Wirkung besser etabliert und ggf. in einer mit etwas Abstand betriebenen Rückschau verstärkt werden. Gleichzeitig werden sich Klienten klarer darübe, ob sie hypnotherapeutische Angebote gern annehmen.

8.12 Kein Bock – die etwas andere Wochenendplanung

Intention

Diese Intervention eignet sich für Familien mit Kindern im Alter von 10 bis 17 Jahren.

Eltern, denen es über eine längere Zeit nicht möglich war, mit ihren (jugendlichen) Kindern gemeinsame Wochenenderlebnisse zu organisieren, fällt es mitunter schwer, einen angemessenen Planungsprozess zu initiieren. Sie erleben oft eine starke Ablehnung der Jugendlichen gegenüber gemeinsamen Aktivitäten und geben ihr diesbezügliches, evtl. wiedererwachtes Engagement frustriert auf.

Gespräche mit Jugendlichen zeigen jedoch, dass sie durchaus ein großes Interesse an gemeinsamen familiären Aktivitäten haben – nur sollten sich diese zu einem gewissen Teil auch an ihren Bedürfnissen orientieren. Ein entscheidendes Bedürfnis ist die Vergrößerung der Selbstbestimmung, also das Erlangen von Autonomie. Die gut gemeinte elterliche Anweisung: »Wir machen heute einen Ausflug in den Wald. Da bekommst du frische Luft und Bewegung, und Papa kann dir etwas über Pflanzen und Tiere beibringen.« wird i. d. R. auf wenig Zuspruch treffen. Der Jugendliche wurde in den Entscheidungsprozess nicht einbezogen – sein Autonomiebedürfnis nicht erfüllt, seine Interessen nicht berücksichtigt.

Gleichzeitig liegt es in der Verantwortung der Eltern, der Familie interessante gemeinsame Erfahrungen zu ermöglichen. Die Balance zwischen autoritärer Führung zur Überwindung mentaler Hindernisse, wie beispielsweise dem Drang zur Bequemlichkeit, und der offenen Berücksichtigung der jugendlichen Interessen muss immer wieder austariert werden.

Zur gemeinsamen Entscheidungsfindung kann eine Familienkonferenz einberufen werden, die anfänglich eine dreiviertel bis volle Stunde für die Planung in Anspruch nimmt. Je öfter konkret geplant wurde, desto weniger Zeit wird benötigt – später können fünfzehn bis zwanzig Minuten durchaus ausreichen.

Ziel

Wichtigstes Ziel dieser Methode ist die Entwicklung einer respektvollen, offenen und konstruktiven Kommunikation. Darüber hinaus kann die Fähigkeit zum Aushandeln von Kompromissen für alle Familienmitglieder trainiert werden.

Gelingt es, bereichernde Erfahrungen zu organisieren, wird der Wert dieser Art von Kommunikation deutlich – trotz aller internen Gedankenprozesse, die sich auf Ängste, Sorgen, Wünsche, Beziehungsstress u. Ä. beziehen.

Gemeinsame Erlebnisse sind von großer Bedeutung, da sie die familiäre Interaktion bereichern und das Interessenspektrum aller erweitern können (für Jugendliche mitunter hilfreich für Lebensplanung und Berufswahl). Gleichwohl soll hier nicht ein gesamtes Wochenende als gemeinsames Familienevent geplant werden, sondern gegenseitig Kenntnis von den jeweiligen Vorhaben ermöglicht werden, um Spielräume gemeinsam gestalten zu können.

Kontext

Wenn sich nach mehreren Einzelgesprächen mit den exzessiv nutzenden Jugendlichen oder Erwachsenen und ein bis zwei Sitzungen mit mindestens einem Elternteil plus Kind abzeichnet, dass gemeinsame Erfahrungen eher selten, sporadisch und oft eher weniger erfüllend erscheinen, kann diese Intervention angeboten werden.

Setting

Die ersten Familienkonferenzen mit diesem Thema können in der Beratungsstelle stattfinden. Bei der Möglichkeit aufsuchender Beratung könnte auch eine anleitende Teilnahme in der häuslichen Umgebung angeboten werden. In jedem Fall sollten möglichst alle Familienmitglieder anwesend sein.

Im Beratungsraum für ein ansprechendes Ambiente zu sorgen – Tee, Kaffee, Wasser und Gebäck (Salzstangen oder Kekse) anzubieten – wirkt entspannend und auflockernd.

Zum Aushandeln der Kommunikationsregeln und Einbringen der Optionen sind Flipchartpapier und Moderationskarten sowie Stifte mit breiten Mienen hilfreich.

Eigenpacing

Die Arbeit mit mehreren Familienmitgliedern gleichzeitig erfordert einen erhöhten Strukturierungsbedarf, um allen die Chance auf angemessene Beteiligung einzuräumen. Ein zeitlicher Ablaufplan kann das unterstützen.

Wenn es gelingt, sich selbst als Berater an ein eindrucksvolles Erlebnis in der Herkunfts- oder Hinkunftsfamilie zu erinnern, wäre die innere Vorbereitung optimal.

- Erinnern Sie sich an ein besonders schönes Familienerlebnis. Über welche gemeinsamen Erfahrungen erzählen ihre Kinder (oder Eltern) heute noch besonders gern und oft?

- Lassen Sie die Bilder dieser Erinnerung einige Zeit auf sich wirken.
- Spüren Sie noch einmal der Verbundenheit nach, die sich durch dieses Erlebnis besonders deutlich zeigte.
- Vielleicht taucht der Gedanke auf, dass es anderen Familien zu wünschen wäre, Ähnliches erleben zu dürfen.
- Auf welche Weise ist dieses Ereignis vorbereitet worden? Wer war daran beteiligt? Wie ist die Vorbereitung kommuniziert worden?

Fremdpacing

Wichtig erscheint mir hier, den Familien deutlich zu machen, dass es sich um ein Experiment handelt, welches durchaus scheitern kann, jedoch ein hohes Gewinnpotenzial enthält. Eltern sollten sich in ihrer Art und Weise, die Familie zu leiten und zu organisieren, nicht infrage gestellt sehen. Kompetenzen, die Familien bezüglich ihrer Gesprächskultur besitzen, müssten stattdessen ausführlich gewürdigt werden.

- Wie liefen bisher (oder früher) Familiensitzungen bzw. Familiengespräche ab?
- Wer konnte oder hat sie einberufen?
- Wer fühlte sich besonders verantwortlich?
- Welche wichtigen Dinge wurden besprochen?
- Welche interessanten Eigenheiten zeigten sich bei den einzelnen Beteiligten?
- Wer hat darauf auf welche Art reagiert?
- Welche Themen konnten erfolgreich besprochen werden?
- Für wen waren die Gespräche bisher am hilfreichsten? Wie ist das zu erklären?

In einem zweiten Schritt könnten ein oder mehrere für alle Familienmitglieder eindrucksvolle Ausflüge oder familiäre Aktionen thematisiert werden, die sich nach Möglichkeit nicht (nur) auf einen gemeinsamen Urlaub beziehen, da die Wochenendplanung in den Alltag integriert werden soll.

- Was denken sie als Eltern darüber, was für ihre Kinder (im vergangenen Jahr) das schönste gemeinsame Familienerlebnis war? Was könnten ihre Kinder daran besonders geschätzt haben?

- Was denkt ihr als Kinder darüber, was für eure Eltern (im vergangenen Jahr) das schönste gemeinsame Familienerlebnis war?
- Was hat zum Gelingen dieses Ereignisses beigetragen?

Konkrete Wochenendplanung

Der erste wichtige Schritt ist das Aushandeln der Gesprächs- oder Kommunikationsregeln. Hierbei bietet es sich an, mit Moderationskarten zu arbeiten. Jeder Teilnehmer erhält drei bis fünf Karten und notiert mit dickem Stift, was für ihn in Bezug auf die familiäre Kommunikation unerlässlich erscheint. Der Berater sammelt die Karten und ordnet sie ggf. bei gleichartigen Äußerungen (evtl. an einer Pinnwand).

Anschließend werden die Regeln verhandelt: Der Berater stellt das Notierte vor und lässt es von den Anwesenden diskutieren, konkretisieren oder modifizieren. Erst bei Konsens aller Beteiligten wird die Regel auf dem Flipchartpapier notiert.

Aus meiner Erfahrung wissen die einzelnen Familienmitglieder sehr genau, was für sie in der Kommunikation wichtig ist, und nach einigem Nachdenken und ggf. Nachbessern werden fast alle Vorschläge als sinnvoll angesehen. Mitunter kann es auch hilfreich sein, als Berater einige Aspekte anzuregen. Hier Vorschläge, die sich aus der Arbeit mit Familien ergaben:

- ausreden lassen
- aufmerksam zuhören können
- Meinungen akzeptieren (und ernst nehmen)
- ruhig bleiben
- sachlich und respektvoll diskutieren
- Ehrlichkeit (sich selbst und den anderen gegenüber)
- Klartext reden (so viel wie nötig, so wenig wie möglich)
- Ich-Botschaften formulieren (»Ich wünsche mir, dass …« statt »Du sollst …«)
- Bewertungen, Vorwürfe und Pauschalisierungen vermeiden
- keine Schuldzuweisungen oder verletzenden Worte

Sobald die Kommunikationsregeln geklärt sind, kann ggf. immer wieder darauf verwiesen werden. (Bei Nichteinhaltung könnten Konsequenzen wie das Ausrichten eines Abendmenüs oder die jeweils 5-minütige Massage jedes Familienmitgliedes vereinbart werden, um den verursachten Stress zu kompensieren.) Der Berater agiert als Moderator, der auf die Einhaltung der Regeln und möglichst gleichgroßer Gesprächsanteile achtet. Später kann diese Rolle von einem Familienmitglied übernommen werden, wobei die Rollenübernahme innerhalb der Familie wechseln sollte.

Die Planung selbst beginnt mit einem gut gewählten Termin der Familienkonferenz. Dieser sollte nicht erst am Wochenende selbst liegen – jedoch auch nicht zu früh, da Jugendliche heute sehr kurzfristig planen und sich oft nicht auf lange Sicht festlegen wollen.

Die Familienkonferenz könnte mit einer Befindlichkeitsrunde eingeleitet werden, in der jeder kurz (und ohne Kommentar der anderen) schildert, in welcher Gemütslage (und evtl. aus welchen Gründen) er sich befindet.

Gegebenenfalls könnte gefragt werden: Wer benötigt im Moment was, damit er sich gut auf die Planung des Wochenendes einlassen kann?

Anschließend beginnt derjenige, der schon Ideen für die Zeiten hat, die er am Wochenende allein, mit einem oder mehreren Familienmitgliedern verbringen möchte, diese in den unten stehenden Planungsbogen (vgl. Abb. 21) einzutragen (dabei sollte keinesfalls der gesamte Tag mit Aktivitäten belegt sein). Die anderen können ihren Zeitplan noch einmal gedanklich ordnen und/oder Ideen für gemeinsame Aktivitäten sammeln. Dann wird der Bogen weitergegeben, bis jeder seine Vorschläge notiert hat – die hellen Zahlen sind mögliche Uhrzeiten zur Unterstützung der zeitlichen Strukturierung, die jedoch überschrieben werden können. Wahlweise kann auch jeder Teilnehmer einen Bogen erhalten, sodass alle gleichzeitig mit den Eintragungen beginnen.

Der Moderator prüft die Vorschläge dann auf Kompatibilität und Umsetzbarkeit. Die entsprechenden Eintragungen werden farbig markiert. Sind schon dabei gemeinsame Aktivitäten vorhanden, die nur noch zeitlich justiert werden müssen, können sie entsprechend in die Spalte »Planung für Gemeinsames« übertragen werden.

Nun wird erkennbar, welche Zeiten sich (noch) für Gemeinsames eignen. Jedes Mitglied artikuliert dafür seine (noch nicht notierten) Vorschläge. Diese können sich auch auf das Schauen eines gemeinsam ausgewählten Filmes, das gemeinsame Backen oder Kochen, ein bestimmtes Gesellschafts- oder Videospiel sowie den Austausch über aktuell Gelesenes beziehen.

Wochenendplanung ______________________

Tag	Zeit	Vorschlag Vater	Vorschlag Mutter	Vorschlag Sohn/Tochter	Zeit	Planung für Gemeinsames	Auswertung
Sa	10				10		
	13				13		
	16				16		
	19				19		
	22				22		

Abb. 21: Planungsbogen für die Wochenendplanung (exemplarisch für Samstag)[9]

Reflexion

Nach dem Wochenende kann mithilfe des Planungsbogens eine kurze Auswertung der einzelnen Aktivitäten erfolgen. Gemeinsam sollen die Einschätzungen für die Spalte »Auswertung« ausgehandelt werden, sodass die einzelnen Aktionen die Kennzeichnung: weniger gut, gut, optimal oder grandios erhalten.

- Welche Aktion ist zeitlich und organisatorisch so gelungen wie geplant?
- Wobei hat sich gezeigt, dass noch einige Reserven aktiviert werden können?
- Wobei hatte wer am meisten Spaß?
- Nach welchem Tag konnte wer besonders gut schlafen (und träumen)?
- Angenommen, es würde ein Familientagebuch geführt werden, was würde über welche Aktivität eingetragen werden? Unter welcher Überschrift würde das Wochenende beschrieben werden?
- Was sollte bei einer wiederholten Aktion (noch) beachtet werden?

9 Eine Version für das ganze Wochenende steht im o. g. PDF zur Verfügung.

Diese Auswertung kann gleichzeitig als Grundlage für die Familienkonferenz zu einem demnächst zu planenden Wochenende dienen. Möglicherweise einigen sich alle auf ein Zeitfenster, dass wöchentlich, zweiwöchentlich oder monatlich durch gemeinsam geplante Aktivitäten belegt wird, sodass nicht das gesamte Wochenende zu diskutieren ist. Freiräume für eigene Aktionen werden auf diese Weise ausdrücklich gewürdigt, ohne auf Gemeinsames verzichten zu müssen.

8.13 Die Liebesgeschichte

Grundsätzlich können viele der oben beschriebenen Methoden mit entsprechender Modifikation auch für exzessiv agierende Nutzer von pornografischen Internetangeboten angewendet werden. Da in diesem Fall aber oft die Irritationen der Paarbeziehung im Vordergrund stehen, sind nachfolgend einige konkrete Angebote für Paare notiert.

Die aufgeführten Fragen, die z. T. von Carmen Kindl-Beilfuß (*Fragen können wie Küsse schmecken;* 2011) inspiriert sind, können i. d. R. an beide Partner nacheinander gestellt werden, weshalb sie überwiegend im Singular formuliert sind.

Partner, die eine Beratungsstelle aufsuchen, um die Chancen eines weiteren Zusammenlebens auszuloten, sind oft stark absorbiert von ihrem Unglückserleben: der eine, da er nicht mit einer so massiven Irritation beim Partner gerechnet hat und verzweifelt versucht, das Entdeckte zu relativieren; der andere, da er das Fundament der Beziehung (darunter häufig Vertrauen, Ehrlichkeit und exklusive Intimität) erschüttert oder gar zerstört sieht.

Mit dem deutlichen Verweis darauf, dass auch das Thema der exzessiven Nutzung pornografischer Onlineangebote selbst noch ausgiebig Raum in den Gesprächen finden wird, könnte zunächst die Liebesgeschichte des Paares im Mittelpunkt stehen. Für den Therapeuten bietet das eine gute Gelegenheit, die Klienten in ihrem Erleben und ihren Deutungen besser kennenzulernen und Hypothesen über die Dynamik der Dramatisierung durch die aktuelle Situation zu entwickeln.

Anhand der folgenden Fragen kann die individuelle Darstellung der Geschichte auch als kleiner Auftrag für die folgende Sitzung gegeben werden (vgl. auch Abb. 22). Wichtig ist wiederum der Hinweis darauf, dass es nicht um Wahrheit, sondern das erinnerte Erleben geht, dass jeder etwas ganz anderes als bedeutsam empfunden haben kann und dass die beschriebenen Situationen oder Erfahrungen sich – mitunter sogar dramatisch – unterscheiden werden und dies auch müssen, da sie von verschiedenen Menschen mit verschiedenen Gedanken und inneren Bildern betrachtet werden.

Während der Sitzung sollte jeder 15 bis 20 Minuten Zeit haben, seine Liebesgeschichte zu bedenken.

Der Beginn

- Wo sind Sie sich das erste Mal begegnet?
- Was hat Sie von Anfang an an Ihrem Partner fasziniert?
- Wie lange hat es ungefähr gedauert, bis einer auf den anderen zugegangen ist?
- Auf welche Weise sind Sie sich nähergekommen?
- Welches Gefühl kam in Ihnen auf, als Sie sich das erste Mal Ihrer Umwelt als Paar zu erkennen gaben?
- Welche Überschrift würden Sie für diese Zeit wählen?

Die erste Zeit

- Was war in den ersten Wochen das Besondere Ihrer Begegnungen?
- Worauf haben Sie sich jedes Mal aufs Neue gefreut?
- In welcher Weise hat diese Zeit Sie selbst wunderbar verändert?
- Welche interessanten Veränderungen haben Sie bei Ihrem Partner beobachtet?
- Welche Hürden haben Sie schon in dieser ersten Zeit gemeinsam gemeistert?
- Was hat Sie bestärkt, mit diesem Partner gemeinsam einige Ihrer Lebensprojekte zu verwirklichen?

Die gemeinsamen Aufgaben

Da ein lebendiger Alltag stets aus (neuen) Aufgaben und Herausforderungen besteht, werden diese in einer Partnerschaft zu einem großen Teil gemeinsam bewältigt.

- An welchen Herausforderungen konnten Sie schon die Kraft Ihrer Liebe testen?
- Welche Ihrer Fähigkeiten und welche Ihres Partners waren dabei besonders hilfreich?

- Welche Ideen Ihres Partners würden Sie als außergewöhnlich schön oder sogar genial bezeichnen?
- Welchen Ansporn haben Sie sich gegenseitig gegeben?
- Auf welche Weise haben Sie sich gegenseitig getröstet?
- In welchen Situationen wurde Ihre Verbindung schon irritiert und hat Ihre Liebe gesiegt?
- Welche kleinen Liebesbeweise lassen sich in Ihrem Alltag finden?
- Worauf können Sie sich bei Ihrem Partner immer verlassen?
- Worauf kann sich Ihr Partner bei Ihnen immer verlassen?
- Was schätzen Freunde und Verwandte besonders an Ihrer Beziehung?
- Wie hat Ihr Partner Sie zu Ihrem schönsten Lächeln verführt (animiert)?

Die Lebensprojekte

- Welches Projekt würde Ihr Partner wahrscheinlich als das bedeutendste gemeinsame Projekt bezeichnen?
- Wie ist es Ihnen dabei immer wieder gelungen, die notwendigen gemeinsamen Abstimmungen zu treffen?
- Auf welche Weise haben Sie sich gegenseitig immer wieder von der Richtigkeit Ihres Weges überzeugt?
- Welche wichtigen Säulen bilden das Fundament Ihrer Liebesbeziehung als Grundlage für die Umsetzung Ihrer Lebensprojekte?
- Welche Stärken haben Sie genutzt, wenn Sie sich für Veränderungen entschieden haben?
- Was konnten Sie in Auseinandersetzungen oder Streitgesprächen übereinander lernen?
- Welche eigenen Wege wurden von Ihrem Partner wohlwollend begleitet und bei welchen forderte er Sie immer wieder zum Erkämpfen heraus?
- Auf welche eigene Leistung Ihres Partners sind Sie besonders stolz?
- Welche gemeinsamen Projekte haben Sie außerdem verwirklicht oder wollen Sie noch verwirklichen?

An dieser Stelle könnte die Entwicklung der Liebesgeschichte enden. Oft ist es jedoch hilfreich, sie in eine wünschenswerte Zukunft wei-

Der Beginn

die erste Begegnung: ....

das Faszinierende: ....

das erste Näherkommen: ....

....

Überschrift: ....

Die erste Zeit

das Besondere: ....

Veränderungen bei mir: ....

Veränderungen des Partners: ....

die ersten Hürden: ....

gute Gründe für eine gemeinsame Zukunft: ....

....

Überschrift: ....

Die Lebensprojekte

das bedeutendste: ....

das Fundament: ....

....

meine Stärken: ....

Stärken meines Partners: ....

wichtige Erkenntnisse: ....

....

Überschrift: ....

weitere Projekte: ....

....

Abb. 22: Arbeitsblatt: Liebesgeschichte

terzuführen. In der Annahme, dass die aktuellen Schwierigkeiten überwunden werden können, zeigt sich, wie viel Potenzial für eine erfüllte gemeinsame Perspektive für den jeweiligen Partner momentan denkbar ist. Da dieser Wert entscheidend für das Engagement zur Überwindung der Schwierigkeiten sein kann, sollte er gelegentlich und wiederholt thematisiert werden.

Die Zukunft

- Angenommen, Sie können auch das aktuelle Problem lösen, wie geht Ihre Liebesgeschichte weiter?
- Was ist Ihnen für Ihre zukünftige Partnerschaft besonders wichtig?
- Was wären erste Anzeichen für eine gute Entwicklung?
- Wie werden Sie das Engagement Ihres Partners liebevoll würdigen?
- Was läuft trotz aktueller Schwierigkeiten stabil und konstruktiv weiter?
- Was ist Ihnen in Ihrer Partnerschaft besonders wichtig? Was lässt sich auch durch die größten Probleme nicht zerstören?
- Wie werden Freunde Ihre Liebesbeziehung in zehn Jahren beschreiben?

8.14 Eine hilfreiche Bezeichnung

Wie im Eingangskapitel zur Onlinesexsucht dargestellt, kann der regelmäßige exzessive Pornokonsum einerseits die Persönlichkeit des Nutzers verändern und zum anderen die Paarbeziehung bis zur Sprachlosigkeit verstören. Gemeinsam einen Namen für die »Sache« zu finden, wirkt mitunter entlastend, da nicht mehr vorsichtig umschrieben werden muss. Gleichzeitig signalisiert ein Konsens über die Bezeichnung: Der Wille und die Möglichkeit für eine Verständigung sind vorhanden, und es kann über alles gesprochen werden.

Gleichwohl ist das Finden eines Etiketts, welches von beiden gleichermaßen akzeptiert werden kann, eine anspruchsvolle Aufgabe. Hierbei müssen zwei nahezu konträre Perspektiven berücksichtigt werden – die Bezeichnung darf weder beschönigend noch diffamierend wirken. Der Berater oder Therapeut sollte in der Lage sein, frei und ungezwungen intime Situationen anzusprechen. Als Beobachter und mit vielfältiger Erfahrung menschlichen Verhaltens sollte es ihm stets gelingen, die beschriebenen Phänomene – sofern sie keinen direkten körperlichen Schaden verursachen oder eine Gefährdung darstellen – wertfrei zu betrachten.

Im Zuge der Erläuterung dieser Methode, in der u. a. ein möglicher Gewinn für die Kommunikation thematisiert wird, sollte mit beiden Partnern geklärt werden, wie weit sie auch intime Fragen im Beratungsgespräch zulassen wollen. Ggf. kann die Einigung über eine Bezeichnung auch zu Hause erfolgen, und dem Therapeuten wird das Ergebnis in der Folgesitzung mitgeteilt.

Die Erarbeitung einer hilfreichen Bezeichnung kann durchaus sehr emotionale Phasen aufweisen. Oft wird die Schuldfrage gestellt – nicht selten von beiden Seiten: Hättest du mich nicht so gestresst bzw. hättest du dich sexuell experimentierfreudiger und lustvoller gezeigt, hätte ich es vielleicht nicht nötig gehabt; wäre dir unsere Beziehung wirklich etwas wert gewesen, hättest du nie damit angefangen. Dabei setzen mitunter die für beide gewohnten Effekte einer symmetrischen Eskalation ein. Als Berater kann man sich dann zu gegebener Zeit bei beiden Partnern bedanken, eine sehr eindrucksvolle Kostprobe der heimischen Auseinandersetzungen im Beratungsgespräch geliefert zu haben. Eine Unterbrechung durch das Anberaumen einer Pause (evtl. zum Wasserholen) ist ebenfalls denkbar. Treten derartige Eskalationen in der Beratung häufiger auf, liegt eine Vereinbarung von Kommunikationsregeln für diese Gespräche nahe.

Sollte deutlich werden, dass die erlebten Verletzungen des einen Partners aufgrund ihrer ständigen Präsenz einen konstruktiven Dialog verhindern, könnte gemeinsam über eine mögliche Linderung nachgedacht werden. Dazu kann beispielsweise ein Satz entwickelt werden, der mehrfach wöchentlich wiederholt wird. Er soll die Bedeutung des Wohlbefindens des Partners verdeutlichen.

Beispiele für lindernde Sätze:

- Ich erkenne an, dass ich dich durch mein Verhalten stark verletzt habe, und es tut mir aufrichtig leid, dass du dadurch viele dunkle Stunden durchlitten hast.
- Wenn ich heute alles dafür tun würde, dich zu dem Anflug eines Lächelns zu bewegen, was müsste ich dafür tun?

Die konkrete Bezeichnungsfindung

Die Fragen werden zum großen Teil zirkulär gestellt. Unterstützend können Moderationskarten verwendet werden. Jedem Beteiligten sollte ausreichend Zeit zum Beschreiben eingeräumt werden.

Schritt 1

- Wie groß ist der innere Abstand zu dem Erleben des Entdeckens des intensiven Internetpornokonsums (evtl. Skalierung anbieten)?
- Wie groß ist die Chance, eine neutrale, eher distanziert-wissenschaftliche Bezeichnung zu finden? Was könnte diese Chance erhöhen?
- Was denken Sie, sind die ersten Gedanken Ihres Partners, wenn er an die ersten Tage nach der Entdeckung denkt? Welche Gefühle könnten damit verbunden sein?
- Welcher dieser Gedanken oder welches Gefühl sollte durch die Bezeichnung einen angemessenen Ausdruck erhalten – für Ihren Partner – für Sie selbst?

Schritt 2

- Bei welchen der geschilderten Gedanken oder Gefühlen besteht zwischen Ihnen als Paar der geringste Abstand? Welche Gedanken oder Gefühle ähneln sich?
- Sollte sich möglichst viel oder möglichst wenig dieser Gedanken in dem Begriff widerspiegeln?
- In welchem Begriff könnte der größte gemeinsame Nenner seinen Ausdruck finden?
- Wenn die geäußerten Gedanken und Gefühle ein Territorium kennzeichnen würden, woran wäre unbetroffenes neutrales Land erkennbar?

Schritt 3

- Aus welchen Hauptwörtern sollte die Bezeichnung gebildet werden?
- Welche Adjektive sollten die Bezeichnung ergänzen, um sie für Sie adäquat zu konkretisieren?
- Wie lange könnte es für Ihren Partner dauern, bis er diese Bezeichnung als hinreichend angemessen empfindet? Was denken Sie, wie Ihr Partner diese Zeit für Sie einschätzt?

Der auf diese Weise gefundene Begriff stellt wie jede Bezeichnung eine auf Konsens beruhende momentane Entscheidung dar. Gelegentlich sollte seine Stimmigkeit überprüft werden. Mitunter ändern sich die durch den Begriff implizierten Bedeutungszuschreibungen, oder er wird zu einem bestimmten Zeitpunkt des Lösungsprozesses nicht mehr als adäquat empfunden.

8.15 Heilbare Verletzungen?

Letztlich suchen Paare nur dann eine Beratungsstelle oder einen Therapeuten auf, wenn beide Partner die begründete Hoffnung haben, dass sich ihre Beziehung auf eine gute Weise fortsetzen lässt. Häufig haben auch beide Partner eine latente Vorstellung davon, was sich in welcher Form ändern müsste, um die Chance auf die Erhaltung der Paarbeziehung zu erhöhen.

Obwohl die zeitweise intensive Nutzung von Onlinesexangeboten zumindest teilweise vom Paar als Symptom für Dysbalancen in der Partnerschaft gewertet werden könnte, kommt es in Gesprächen – u. a. in Beratungsgesprächen – regelmäßig zu Vorwürfen. Auch eine Anerkennung von schuldhaftem Verhalten durch den Betroffenen führt mitunter nicht zur Einstellung der stetigen Wiederholung der Vorwürfe. Die vorwerfenden Frauen haben meist nicht das Gefühl, dass sich der Mann des Ausmaßes der hervorgerufenen Verletzungen bewusst ist. Ihr sehnlichster Wunsch ist das Ungeschehenmachen dieser Erfahrungen.

Unter Würdigung dieses Sehnsuchtszieles (Schmidt 2009) könnte ein Berater anbieten, gemeinsam zu prüfen, ob die entstandenen Wunden in einer ferneren Zukunft – zumindest teilweise – geheilt werden können.

Ausgehend von Überlegungen zur Sinnhaftigkeit ambivalenter Gefühle und Gedanken in Bezug auf den Partner kann versucht werden, die Perspektiven zu erweitern. Wie in der Stachelschwein-Parabel Schopenhauers die Suche nach Wärme bei gleichzeitiger Einhaltung eines angemessenen Abstandes anschaulich beschrieben wird (bei zu großer Nähe verletzen sich die Stachelschweine gegenseitig), prägen Ambivalenzen vielfach unser Leben. Sie sorgen in Partnerschaften beispielsweise dafür, sich selbst und die Beziehung stets infrage zu stellen, um so die Voraussetzung für eine Weiterentwicklung zu schaffen. Die völlige Ergebenheit in Liebe würde eher Stillstand bedeuten.

Das Anschauen pornografischer Bilder oder Szenen mit dem Ziel der Selbstbefriedigung stellt für diese Momente eine Abkehr vom Partner dar. Der Respekt vor der Liebesgefährtin und ihre Anerkennung bleiben ihr für diese Augenblicke versagt. Der Mann ist mit Gedanken an zumeist junge Frauen mit erregendem Körperbau und zur Schau gestellter Lust beschäftigt. Er stellt also eine größtmögliche Distanz zum Partner her. Gleichwohl ist er sich der Bedeutung seiner gelebten Beziehung bewusst und möchte nach dieser Eskapade wieder die gewohnte Wärme erleben – sucht also gleichzeitig die Nähe. Die Verstetigung der Handlungen, die u. U. in eine Sucht führen, vergrößert die Tiefe der mentalen Wunden.

Ebenso lassen sich bei der Partnerin Handlungen finden, die eine Distanz zum Partner realisieren, allerdings i. d. R. nicht zu vergleichbaren Verletzungen führen. Die bewusste Wahrnehmung von Ambivalenzen der eigenen Gedanken und Gefühle kann jedoch zu einer erhöhten Offenheit führen.

Während der Beratungsgespräche zeichnet sich oftmals immer genauer ab, ob die Partnerin eine im Grunde nicht zu leistende Genugtuung fordert oder tatsächlich eine Chance auf Heilung ihrer Wunden sieht.

Wie dramatisch eine Frau ihr Erleben einschätzen kann, verdeutlicht, was eine Klientin über die Onlinesexsucht im Vergleich zur Alkoholsucht äußerte: »Onlinesexsucht ist für eine Beziehung viel gefährlicher, weil sie direkt und sofort auf die Partnerschaft wirkt und in alle Bereiche des Zusammenlebens negativ ausstrahlt.« Dies sagte sie im vollen Bewusstsein, was Alkoholismus bedeuten kann – ihr Bruder war mit 48 Jahren an den Folgen dieser Sucht verstorben.

Unterstützende Fragen

An die Partnerin

- Was glauben Sie, wie bewusst Ihr Partner Ihre Verletzungen in Kauf genommen hat?
- Könnte es irgendeine Botschaft in diesen Handlungen geben?
- Woran wäre erkennbar, dass ihm Ihre Liebe wichtiger als alles andere ist?

- Wie lange müsste er täglich eindeutige Liebesbeweise liefern, bis Sie ihm wieder einen Hauch von Vertrauen entgegenbringen können?
- Welcher Teil von Ihnen würde ihn am liebsten schon jetzt wie früher in den Arm nehmen? Welcher Teil warnt Sie, dass es noch nicht an der Zeit ist?
- Mal angenommen, Ihre Wunden wären verheilt, was würden Sie als Erstes mit Ihrem Mann unternehmen?
- In welchen Situationen erinnern Sie sich nur an die tollen und hellen Seiten Ihres Partners? Wie stehen Sie zu der Idee, dass erst die dunklen Seiten einen Menschen vollständig machen? Was sind Ihre dunklen Seiten?
- In welchen Situationen können Sie gemeinsam lachen?
- Welche genussvollen Momente erleben Sie gemeinsam oder werden Sie demnächst wieder erleben? Für welche Momente darf noch eine gewisse Zeit vergehen?

An den Partner

- Was glauben Sie, welche Bereiche Ihrer Partnerschaft noch genauso intakt sind wie früher? Welche Bereiche würde Ihre Frau nennen?
- Was finden Sie immer wieder faszinierend an Ihrer Frau?
- Wie zeigt sich die Liebe Ihrer Partnerin zu Ihnen?
- Was würde Ihre Frau sagen, wie Sie ihr Ihre Liebe – in kleinen und großen Gesten – zeigen (könnten)?
- Wie können neue massive Verletzungen vermieden werden?
- Was glauben Sie, was Ihre Frau sich von Ihnen in Bezug auf vergangene Verletzungen erhofft?
- Auf welche Weise würden Sie den Beginn eines neuen Abschnittes Ihrer Liebesgeschichte feiern? Wie würde Ihre Frau diese Feier ausrichten?

Die sensibelsten Bereiche, die unmittelbar durch exzessiven Pornokonsum betroffen sind, sind Erotik, Intimität und Sexualität. Hierfür sollte als Erstes geklärt werden, wann ein guter Zeitpunkt wäre, darüber zu sprechen. Daraufhin könnte thematisiert werden, ob eine gewisse Zeit der sexuellen Abstinenz für das Abklingen der Irritation förderlich sein könnte. Eine Übersättigung an permanent präsenten erregenden Bildern verstellt den Blick für wärmende Intimität und

Erotik. Bevor diese Bilder eine zwischen den Partnern neu zu entdeckende Sexualität vergiften, ist u. U. ein Verblassen notwendig. Für die Zeit des Überganges können dann Spielregeln erfunden werden: Nach einer 15-minütigen Fußmassage darf der Nacken der Partnerin geküsst werden, nach einer ausgiebigen Rückenmassage der Bauch oder nach einer Ganzkörperbürstenmassage in einem entspannenden Ölbad für eine Minute die Brust. So kann der Partner lernen, sich wieder ganz auf körperliche Intimität einzustellen, wobei das Ziel der Vereinigung bewusst vermieden wird.

Wenn beide Partner einen Austausch während der Sitzungen als hilfreich ansehen, sollte noch einmal darauf verwiesen werden, dass der Prozess jederzeit gestoppt werden kann, dass geäußerte Gedanken nur Momentaufnahmen sind und Antworten auf bestimmte Fragen erst später gefunden werden dürfen oder können.

Unterstützende Fragen für den Bereich der Sexualität und Erotik

- Was denken Sie, welche Form von Nähe und Zärtlichkeit für Ihren Partner im Moment eine angemessene Intensität hätte? Wie groß schätzen Sie den Unterschied zu Ihren eigenen aktuellen Wünschen ein? Welche Umstände würden dafür sorgen, diesen Unterschied zu vergrößern bzw. zu verkleinern?
- Mal angenommen, Sie würden sich gerade erst kennengelernt haben und Sie würden die erste potenziell erotische Begegnung vorbereiten, was würden Sie tun? Wie viel Zeit würden Sie sich geben, die ersten zärtlichen Berührungen zuzulassen? Wo und in welcher Weise dürfte Ihr Partner Sie durch Streicheln als genussvollen Auftakt ausdauernd verwöhnen? Was wäre vorläufig ein liebevoll verstehbares Stoppsignal?
- Wenn Sie an die Momente erfüllender sexueller Begegnungen denken, was kommt Ihnen als Erstes in den Sinn? Wann könnte ein guter Zeitpunkt sein, sich daran intensiv zu erinnern?
- Auf welche Weise zeigen (oder zeigten) Sie sich Appetit auf Intimität und Zärtlichkeit? Wie reagier(t)en Sie auf die Angebote und Einladungen? Welche Einladung schätzt(e) Ihr Partner am meisten? Was könnte er sich zusätzlich wünschen?
- Was denken Sie, wie viel Zeit Ihr Partner sich für Ihr gemeinsames sexuelles Glück reservieren würde? Was glauben Sie, was Ihrem Partner besondere sexuelle Glücksmomente verschafft?

8.16 Neues Vertrauen

Der Aufbau neuen Vertrauens gelingt leichter, wenn weniger massive Vertrauensbrüche erlebt wurden. Was trivial klingt, besitzt für von Onlinesexsucht betroffene Paare eine dramatische Relevanz. In vielen Fällen suchen Paare erst nach mehreren eigenen gescheiterten Lösungsversuchen eine Beratungsstelle auf. Die Wiederholung des verletzenden Verhaltens trotz verbaler Bekundungen, es nicht zu tun, führt zu einem weiteren Verlust von Vertrauen. Skepsis und Misstrauen wachsen. Die enorme Kraft und Energie, die es kostet, trotz dieser Erfahrungen, nicht aufzugeben und in die Partnerschaft zu investieren, kann als Indiz dafür gewertet werden, über welche Ressourcen das Liebespaar verfügt.

Durch die oben angegebenen Fragen zur Liebesgeschichte werden einige Ressourcen schon offensichtlich. Diese lassen sich ergänzen bzw. inszenieren (vgl. Abb. 23).

Ressourceninszenierung

Mithilfe von – v. a. zirkulären – Fragen lädt der Berater das Paar ein, sich gemeinsam Erreichtes und gemeisterte Herausforderungen bewusst zu machen. Die dafür genutzten Fähigkeiten und Kompetenzen sowie die gegenseitigen Ermutigungen und Stärkungen werden auf diese Weise als dichtes Ressourcengeflecht deutlich. Die einzelnen Ressourcen werden vom Berater in kurzer Form auf Flipchartkarten oder Karten, die symbolisch bzw. bildhaft die entsprechende Ressource darstellen, notiert.

Im Anschluss an das Gespräch legen die Partner gemeinsam die Karten in einem genügend großen Raum (oder in einem ansprechenden Außenbereich) aus. Dabei halten beide gemeinsam die Karte vor dem Auslegen und entscheiden gemeinsam über deren Legeort. Nach dem Ablegen halten sie vor der Karte kurz inne, um sich dann der nächsten zuzuwenden, die der Berater bereithält.

Nach oder wahlweise vor dem Auslegen aller Karten gibt das Paar sich eine den gefundenen Ressourcen angemessene (heroische) Bezeichnung in Form eines Titels, einer Wortgruppe oder eines Satzes und legt diese ins Zentrum des Ressourcennetzes.

- Welche Eigenschaft(en) Ihres Partners fanden Sie zu Beginn Ihrer Liebesbeziehung so einladend, dass Sie sich auf ein längeres Liebesexperiment einlassen konnten?

- Was denken Sie, was Ihr Partner an Ihnen besonders schätzt?
- Was ist Ihnen als Paar besser gelungen als Ihren Eltern in ihrer Beziehung?
- Was ist Ihnen als Familie besser gelungen als in Ihrer Herkunftsfamilie?
- Woran denken Sie aus der Zeit Ihrer Kindheit und Jugend besonders gern zurück? Welche Wirkung haben Ihre Erinnerungen an glückliche Momente auf Ihre jetzige Familie? Was würde Ihr Partner (Ihre Kinder) sagen?
- Was denken Sie, auf welche glücklichen Momente für Sie als Paar/als Familie Ihr Partner besonders gern zurückblickt?
- Wie ist es Ihnen gelungen, Veränderungen gemeinsam als Herausforderungen anzunehmen und zu meistern?

(Das Kapitel 8.13 »Die Liebesgeschichte« liefert im Abschnitt *Die gemeinsamen Aufgaben* eine Reihe weiterer ressourcenorientierter Fragen.)

Bisherige Lösungsansätze

- Bezogen auf das aktuelle Problem (evtl. die oben gefundene gute Bezeichnung verwenden) – welche Schritte haben Sie bereits unternommen?
- Was würde Ihr Partner sagen, was zumindest zu Teilerfolgen geführt hat? Was sagen Sie? Welche Konsequenz(en) haben Sie daraus gezogen?
- Woran kann Ihr Partner Ihr Engagement erkennen? Woran erkennen Sie das Engagement Ihres Partners?
- Welches Verhalten hat für eine kurze Zeit Entspannung oder Entlastung bringen können?
- Was würden Sie immer wieder ausprobieren? Worauf würden Sie in Zukunft eher verzichten?

Endgültiger Vertrauensverlust

- Wenn Ihr Partner dafür sorgen wollte, dass Sie endgültig jegliches Vertrauen zu ihm verlieren, was müsste er tun?
- Was müssten Sie tun, um das Vertrauen Ihres Partners für immer zu verlieren?
- Wenn Ihr Vertrauen täglich kleiner werden würde, woran würde Ihr Partner das erkennen?

Sammeln

Gemeinsam Erreichtes und gemeisterte Herausforderungen bewusst machen

Dafür genutzte Fähigkeiten und Ermutigungen auf Karten notieren / symbolisieren

Was denken Sie, was Ihr Partner an Ihnen besonders schätzt?
Was ist Ihnen als Paar besser gelungen als Ihren Eltern in ihrer Beziehung?
Was ist Ihnen als Familie besser gelungen als in Ihrer Herkunftsfamilie?
Was denken Sie, auf welche glücklichen Momente Ihr Partner besonders gern zurückblickt?
Wie ist es Ihnen gelungen, Herausforderungen anzunehmen und zu meistern?

Auslegen

Schrittweises Auslegen der Karten durch das Paar im Raum (Innehalten)

Angemessene (heroische) Bezeichnung (Titel, Wortgruppe, Satz) in die Mitte

Bisherige Lösungsansätze

Bezogen auf das aktuelle Problem – welche Schritte haben Sie bereits unternommen?
Was würde Ihr Partner sagen, was zumindest zu Teil-Erfolgen geführt hat? Was sagen Sie?
Welche Konsequenz(en) haben Sie daraus gezogen? Woran ist das Engagement erkennbar?
Welches Verhalten hat für eine kurze Zeit Entspannung oder Entlastung bringen können?
Was würden Sie immer wieder ausprobieren? Worauf würden Sie in Zukunft eher verzichten?

Vertrauensgewinn

Wenn Ihr Partner sich weiter so engagiert – wie werden Sie Ihre Anerkennung zeigen?
Wenn Ihr Vertrauen täglich etwas größer werden würde, woran wäre das erkennbar?
Mit welchen Worten oder Taten könnten Sie/Ihr Partner täglich für etwas Entspannung sorgen?

Ein nächster Schritt

Welcher Bereich Ihrer Gemeinsamkeit glänzt auch heute wie am Tag seiner Entdeckung?
Was würden Sie tun, wenn Sie sich momentan auf diesen Bereich fokussieren könnten?
Was könnte einen Versuch wert sein, um Vertrauen spürbar zu machen?
Angenommen, Sie hätten das Problem gelöst, wie vertrauensvoll würden Sie sich zeigen?
Woran könnte ich als Beobachter Ihre Vertrautheit miteinander erkennen?

Abb. 23: Interventionskarte: Neues Vertrauen

Anzeichen für Vertrauensgewinn

- Wenn Ihr Partner sich weiter so engagiert – wie werden Sie Ihre Anerkennung zeigen?
- Wenn Ihr Vertrauen täglich etwas größer werden würde, woran würde Ihr Partner das erkennen?

- Mit welchen Worten oder Taten könnte Ihr Partner täglich für etwas Entspannung sorgen?
- Mit welchen Worten oder Taten könnten Sie täglich für etwas Entspannung sorgen?

Der nächste Schritt

- Welcher Bereich Ihrer Gemeinsamkeit glänzt auch heute wie am Tag seiner Entdeckung?
- Was würden Sie tun, wenn Sie sich auf diesen Bereich für eine gewisse Zeit fokussieren könnten?
- Was könnte einen Versuch wert sein, um Vertrauen spürbar zu machen?
- Angenommen, Sie hätten das Problem gelöst, wie vertrauensvoll würden Sie sich zeigen? Woran könnte ich als Beobachter Ihre Vertrautheit miteinander erkennen?

8.17 Neue Chancen

Jede Krise birgt die Möglichkeit eines Neuanfangs. Ob sich dieser Neubeginn auf eine Zukunft als gemeinsames Paar bezieht oder ob jeder Partner (momentan) die Chance der Besinnung auf eigene Kräfte, Wünsche und Ziele braucht, kann durch entsprechende Fragen und Interpretationen von Versuchen, Entwicklungen und Wirkungen herausgearbeitet werden.

Auch hier ist es günstig, wichtige genannte Begriffe auf Moderationskarten zu notieren, um sie ggf. erneut zu betrachten, sie in eine neue Beziehung zueinander zu setzen oder zu modifizieren.

Unterstützende Fragen

- So bedrängend das derzeitige Erleben für Sie ist – wofür könnte das Überstehen dieser Krise gut sein?
- Worüber sind Sie sich während dieser anspruchsvollen Zeit klar oder klarer geworden?
- Welche neuen Ideen haben sich daraus ergeben?
- Was soll auf keinen Fall so bleiben, wie es ist bzw. war?
- Was soll auf jeden Fall so bleiben, wie es ist?
- Was soll nach dem Überwinden der derzeitigen Probleme wieder so werden, wie es war?

- Welche Änderungen in der Perspektive auf das Problem hat es gegeben?
- Welche Änderung der Ansichten haben Sie bei Ihrem Partner beobachtet?
- Welche Perspektivänderungen wären noch denkbar?
- Wie stark macht es Sie als Persönlichkeit, wenn Sie Ihren Pornokonsum, der zu einer Gewohnheit oder Sucht geworden ist, überwunden haben? (Der Berater könnte diese Leistung als eine der größten Herausforderungen in der existenzgesicherten Konsumgesellschaft konnotieren.)
- Wie stark macht es Sie als Partnerin, dass Sie trotz dieser permanenten Verletzungen nicht aufgegeben haben?
- Wie stark macht es Sie als Paar, diese schwierige Zeit überstanden zu haben?
- Was wäre eine gute Möglichkeit, mit aufkommenden Wünschen nach erneutem Pornokonsum umzugehen?
- Welche neuen Ziele und Wünsche ergeben sich nach diesen einschneidenden Erfahrungen für Sie?
- Was wäre für Ihren Partner ein wichtiges Indiz, dass Sie sich Ihrem Ziel nähern (für die verschiedenen konkreten Ziele formulieren)?
- Was sind erste Anzeichen dafür, dass Sie die richtige Entscheidung getroffen haben?
- Worin bestehen die wirklich guten Aussichten für Sie als Persönlichkeit?
- Worin bestehen die wirklich guten Aussichten für Sie als Paar?

An dieser Stelle sei noch einmal auf die fruchtbare Wirkung eines Abschlusskommentars nach einem systemischen Interview verwiesen.

Darüber hinaus könnten für die Zeit zwischen den Sitzungen weitere Erlebensexperimente vereinbart werden (über den gesamten Beratungsprozess hinweg).

Beispielsweise überlegt sich jeder Partner sieben (kleine) Dinge, die er am anderen schätzt und die so bleiben dürfen, wie sie sind. Jeder Wochentag kann dann dazu genutzt werden, sich für eine der gefundenen Eigenschaften oder Erfahrungen beim Partner zu bedanken. Die Zuordnung des Wochentages zum Dankenswerten könnte dabei durchaus variieren. Gelänge es zudem, den Dank in eine kleine Handlung oder Geste einzubinden, wäre die Wirkung sicher noch intensiver (z. B. wird der Dank für die Wärme in »kalten« Stunden mit der Zubereitung einer wärmenden Suppe oder eines liebevoll hergerichteten Mahles verbunden).

Beratungsgespräche, die in einer entspannten Atmosphäre geführt werden, erhöhen i. d. R. das Verständnis des Paares füreinander. Um die Wirksamkeit dieser zeitlich stark begrenzten, intensivierten Kommunikation zu erhöhen, könnten die Partner ermutigt werden, weitere Verständnis- bzw. Empathiesteigerungsexperimente in der heimischen Umgebung durchzuführen. Dafür ist es oft v. a. hilfreich zu wissen, was im anderen vorgeht.

Zwar sind Emotionen oft maßgeblich für bestimmte Handlungen oder Äußerungen, aber auch diese sind hinterfragbar und werden von Gedanken begleitet – es existiert also ein weiter Bereich, über den ein Austausch möglich ist. Gerade die Annahmen des jeweiligen Partners, von denen er sicher ist, dass sie die Wirklichkeit besonders gut repräsentieren bzw. der andere eine sehr ähnliche Annahme hat, sollten neu hinterfragt werden.

Um die Irritationen einer direkten Kommunikation zu minimieren – das Gegenüber versucht parallel zur Übermittlung der inhaltlichen Information auch alle nonverbalen Signale zu entschlüsseln –, wäre mitunter die Installation eines symbolischen Paarcoaches günstig (abhängig davon, wie sich beide Partner auf diese Form des Liebesbeistandes einlassen können). Dies kann eine figürliche Darstellung in jeglicher Form sein (eine Holzstatue, eine Glasschildkröte, ein Talisman o. Ä.) oder die reine Vorstellung davon, dass eine Instanz die Beziehung begleitet. Diesem (imaginierten) Coach wird am Morgen kurz die eigene Befindlichkeit erläutert – entweder im Beisein des Partners oder in kurzen Stichpunkten, sodass der andere jeweils über die aktuellen Sorgen, Bedrängnisse, Herausforderungen und Freuden informiert ist. Am Abend kann eine kurze Tagesauswertung folgen.

In welcher Frequenz der Coach genutzt wird, sollte gemeinsam ausgehandelt und ggf. variiert werden. Dem Coach könnten auch Tipps an den Partner übermittelt werden, welche beziehungsgestaltende Aktivität momentan besonders hilfreich oder angenehm wäre. Bei einem intensivierten Austausch ohne »Coach« sollte versucht werden, die Rahmenbedingungen möglichst so zu gestalten, dass eine gelassen-entspannte Atmosphäre herrscht. Dazu ließe sich mit entsprechenden Ritualen experimentieren, die zeitlich und räumlich variiert auf ihre Wirksamkeit getestet werden.

Letztlich sind alle hier vorgestellten Ideen als temporäre Methoden zu verstehen, die eine Wiederbewusstwerdung und Bewussthaltung vieler positiver Aspekte der Partnerschaft unterstützen sollen. Im Zusammenspiel mit einer Neujustierung der Paarbeziehung kann das Erleben als Aufmerksamkeitsfokussierungsprozess auf diese Weise wieder zu mehr angenehmen, erfüllten und glücklichen Momenten führen.

Anlage eines möglichen Weges: 9 Schritte – leicht daneben

Abschließend soll eine mögliche Abfolge von Angeboten aufgelistet werden, die für abhängig agierende Internetnutzer aus meiner Erfahrung hilfreich sein könnte (siehe Tab. 1). Entsprechend der Intention Gunther Schmidts, der seine »Realitäten« (die durch entsprechende therapeutische Interventionen beim Klienten in den Fokus gerückt werden) nach Möglichkeit so »ankellnert«, dass der Klient etwas nachjustiert bzw. sich ganz konkret und bewusst für etwas anderes entscheidet, soll auch diese Liste als eine Option aufgefasst werden, die die Wahlmöglichkeiten erhöht.

Mitunter ist es für den Berater und Therapeuten als auch den Klienten günstig, einen Überblick über die grobe Struktur des gemeinsamen Weges zu haben. Modifikationen können jederzeit vorgenommen werden.

Schritt	Inhalt	Weitere Hinweise in Kapitel
1	Klarheit darüber verschaffen, was so bleiben soll, wie es ist	8.1
2	Klarheit darüber verschaffen, wofür sich etwas ändern soll	8.2
3	Klarheit darüber verschaffen, wie es gerade ist	8.3
4	Erste Erlebnisaufträge vereinbaren	8.7
5	Welche hilfreichen Helfer könnten einbezogen werden?	7.2
6	Planung mit Kompromissen – ein bisschen Neues statt »alles oder nichts«	8.12
7	Weitere Erlebensexperimente	7.3 und 8.7
8	Weitere konkrete Interventionen	8.4 bis 8.9
9	Einmal etwas ganz Neues ausprobieren – etwas, woran eigentlich noch nie gedacht wurde	3.2 und 4.8

Tab. 1: 9 Schritte

Literatur

Bergmann, W. (2009): Warum unsere Kinder ein Glück sind. So gelingt Erziehung heute. Weinheim/Basel (Beltz).

Bergmann, W. u. G. Hüther (2006): Computersüchtig. Kinder im Sog der modernen Medien. Düsseldorf (Patmos).

Bolay, V. (2009): Schriftliche Stellungnahme zum Expertenhearing zum Abhängigkeits- und Suchtpotenzial von Computerspielen am 8.6.2009 im Niedersächsischen Landtag. Hannover.

Bucher, A. A. (2009): Die Psychologie des Glücks. Ein Handbuch. Weinheim/Basel (Beltz).

Bühl, A. (2000): Cyberkids. Empirische Untersuchungen zur Wirkung von Bildschirmspielen. Münster (Lit Verlag).

Cacioppo, J. T. u. W. Patrick (2011): Einsamkeit. Woher sie kommt, was sie bewirkt, wie man ihr entrinnt. Heidelberg (Spektrum Akademischer Verlag).

Csikszentmihalyi, M. (2006): Flow – der Weg zum Glück. Der Entdecker des Flow-Prinzips erklärt seine Lebensphilosophie. Freiburg i. B. (Herder).

Csikszentmihalyi, M. u. I. Csikszentmihalyi (Hrsg.) (1995): Die außergewöhnliche Erfahrung im Alltag. Die Psychologie des Flow-Erlebnisses. Stuttgart (Klett-Cotta), 2. in der Ausstattung veränderte Auflage.

de Shazer, S. (2006): Der Dreh. Überraschende Wendungen und Lösungen in der Kurzzeittherapie. Heidelberg (Carl-Auer), 9. Aufl. [am. Orig. (1988): Investigating Solutions in Brief Therapy. New York (Northon Company).]

Dombrowsky, W. R. (2012): Je sicherer wir unsere Welt machen, desto größer wird das Anspruchsdenken. Interview in *Psychologie heute* 12: 26–30.

Draaisma, D. (2006): Warum das Leben schneller vergeht, wenn man älter wird. Von den Rätseln unserer Erinnerung. München (Piper).

Draaisma, D. (2009): Die Heimwehfabrik. Wie das Gedächtnis im Alter funktioniert. Berlin (Galiani).

Dreikurs, R. u. V. Soltz (2008): Kinder fordern uns heraus. Wie erziehen wir zeitgemäß? Stuttgart (Cotta), 16. aktualisierte Aufl.

Eidenbenz, F. (2012): Therapie von Online-Sucht – systemisches Phasenmodell. *Psychotherapie-Wissenschaft* 2: 81–89.

El Hachimi, M. u. L. Stephan (2012): Paartherapie – Bewegende Interventionen. Heidelberg (Carl-Auer), 3., erweiterte Aufl.

Emlein, G., W. Schwertl, M. A. Staubach u. E. Zwingmann (Hrsg.) (1998): Sucht in systemischer Perspektive: Theorie, Forschung, Praxis. Göttingen (Vandenhoeck u. Ruprecht).

Ernst, H. (2012): So bin ich, oder? Unser Selbstbild – und wie die anderen uns sehen. *Psychologie heute* 11: 20–28.

Frankl, V. E. (1976): Paradoxien des Glücks (am Beispiel der Sexualneurose). Was ist Glück? Ein Symposium. München (dtv), S. 108–126.

Freitag, T. (2010): Therapie und Prävention der Online-Sexsucht. Vortrag während des Fachtages der Fachstelle return am 16.4.2010. Hannover.

Fritz, J. (1991): Theorie und Pädagogik des Spiels. Eine praxisorientierte Einführung. Weinheim/München (Beltz).

Fritz, J. (2004): Das Spiel verstehen. Eine Einführung in Theorie und Bedeutung. Weinheim/München (Beltz).

Fromm, E. (2010): Die Kunst des Liebens. München (Ullstein), 69. Aufl. [am. Orig. (1956): The Art of Loving. New York (Harper a. Row).]

Fromm, E. (1980): Haben oder Sein. München (dtv), 6. Aufl. [am. Orig. (1976): To Have or to Be? New York (Harper a. Row).]

Fromm, E. (2007): Von der Kunst des Zuhörens. Ulm (Ullstein), 2. Aufl.

Fromme, J., N. Meder u. N. Vollmer (2000): Computerspiele in der Kinderkultur. Opladen (Leske u. Budrich).

Furman, B. (2008): Es ist nie zu spät, eine glückliche Kindheit zu haben. Dortmund (Borgmann), 6. Aufl.

Gielas, A. (2011): Das Internet ist noch nicht erwachsen. Interview mit Sherry Turkle. *Psychologie heute* 7: 42–45.

Grüsser, S. M. u. R. Thalemann (2006): Computerspielsüchtig? Rat und Hilfe. Bern (Huber).

Hargens, J. (2011): Bitte nicht helfen! Es ist auch so schon schwer genug. Heidelberg (Carl-Auer), 8. Aufl.

Hasebrink, U. (2009): Schriftliche Stellungnahme zum Expertenhearing zum Abhängigkeits- und Suchtpotenzial von Computerspielen am 8.6.2009 im Niedersächsischen Landtag. Hannover.

Hüther, G. (2001): Gebrauchsanleitung für ein menschliches Gehirn. Göttingen (Vandenhoeck u. Ruprecht).

Hurrelmann, K. (1997): Lebensphase Jugend. Eine Einführung in die sozialwissenschaftliche Jugendforschung. Weinheim/München (Beltz).

Juul, J. (2010): Pubertät – wenn Erziehen nicht mehr geht. Gelassen durch stürmische Zeiten. München (Kösel).

Kashdan, T. (2009): Curious? Discover the missing ingredient to a fulfilling life. New York (Morrow).

Kern, M. T. (2009): Langweilen Sie sich? Eine kurzweilige Psychologie der Langeweile. München (Reinhardt).

Keupp, H. u. R. Höfer (Hrsg.) (1997): Identitätsarbeit heute. Klassische und aktuelle Perspektiven der Identitätsforschung. Frankfurt a. M. (Suhrkamp).

Keupp, H. u. a. (1999): Identitätskonstruktionen. Das Patchwork der Identitäten in der Spätmoderne. Hamburg (Rowohlt).

Kindl-Beilfuß, C. (2011): Fragen können wie Küsse schmecken. Systemische Fragetechniken für Anfänger und Fortgeschrittene. Heidelberg (Carl-Auer), 3. Aufl.

Klein, R. (2009): Berauschte Sehnsucht. Zur ambulanten systemischen Therapie süchtigen Trinkens. Heidelberg (Carl-Auer), 3. Aufl.

Klein, R. u. A. Kannicht (2011): Einführung in die Praxis der systemischen Therapie und Beratung. Heidelberg (Carl-Auer), 3. Aufl.

Kolitzus, H. (2000): Ich befreie mich von deiner Sucht. Hilfe für Angehörige von Suchtkranken. München (Kösel).

Kratzer, S. (2006): Pathologische Internetnutzung. Eine Pilotstudie zum Störungsbild. Groß Umstadt (Dustri).

Ludewig, K. (2002): Leitmotive systemischer Therapie. Stuttgart (Klett-Cotta).

Luhmann, N. (1987): Soziale Systeme. Grundriss einer allgemeinen Theorie. Frankfurt a. M. (Suhrkamp).

Lyubomirsky, S. (2007): Glücklich sein. Warum Sie es in der Hand haben, zufriedener zu leben. Frankfurt a. M. (Campus).

Maturana, H. u. F. Varela (1987): Der Baum der Erkenntnis. Bern (Scherz).

Meixner, S. (2009): Stress und Sucht im Internetvortrag – gehalten auf dem 3. Sommersymposium 2009 der AHG Klinik Schweriner See am 1.7.2009 in Lübstorf.

Mücke, K. (2001): Probleme sind Lösungen. Potsdam (Mücke ÖkoSysteme).

Mücke, K. (2007): Hilf dir selbst und werde, was du bist. Lehr- und Lernbuch: Systemisches Selbstmanagement. Potsdam (Mücke ÖkoSysteme), 2., überarbeitete und erweiterte Aufl.

Nuber, U. (2009): Lass die Kindheit hinter dir. Das Leben selbst gestalten. Frankfurt a. M. (Campus).

Nuber, U. (2012): Die Kunst mit Unsicherheit zu leben. *Psychologie heute* 12: 20–25.

Opitz, F. (2012): Speed. Auf der Suche nach der verlorenen Zeit. München (Goldmann).

Paulus, J. (2012): Depression bei Kindern und Jugendlichen. Bedrückt, lustlos, niedergeschlagen. *Psychologie heute* 8: 34–39.

Peterson, C. a. M. E. P. Seligman (2004): Character Strengths and Virtues. A Handbook and Classification. Oxford (APA, University Press).

Pfeiffer, C. u. a. (2008): Die PISA-Verlierer und ihr Medienkonsum. Eine Analyse auf der Basis verschiedener empirischer Untersuchungen. In U. Dittler u. M. Hoyer (Hrsg.): Aufwachsen in virtuellen Medienwelten. Chancen und Gefahren digitaler Medien aus medienpsychologischer und medienpädagogischer Perspektive. München (kopaed), S. 275–305.

Powers, R. (2002): Schattenflucht. Frankfurt a. M. (Fischer).

Precht, R. D. (2007): Wer bin ich und wenn ja, wie viele? Eine philosophische Reise. München (Goldmann), 14. Aufl.

Prior, M. (2009): MiniMax-Interventionen. 15 minimale Interventionen mit maximaler Wirkung. Heidelberg (Carl-Auer), 8. Aufl.

Quandt, T. (2009): Schriftliche Stellungnahme zum Expertenhearing zum Abhängigkeits- und Suchtpotenzial von Computerspielen am 8.6.2009 im Niedersächsischen Landtag. Hannover.

Reddemann, L. (2010): Imagination als heilsame Kraft. Zur Behandlung von Traumafolgen mit ressourcenorientierten Verfahren. Stuttgart (Klett-Cotta), 15. Aufl.

Rehbein, F., M. Kleimann u. T. Mößle (2009): Computerspielabhängigkeit im Kindes- und Jugendalter: Empirische Befunde zu Ursachen, Diagnostik und Komorbiditäten unter besonderer Berücksichtigung spielimmanenter Abhängigkeitsmerkmale. Forschungsbericht 108. Verfügbar unter: http://www.kfn.de/versions/kfn/assets/fb108.pdf [15.4.2014].

Rennert, M. (1990): Co-Abhängigkeit. Was Sucht für die Familie bedeutet. Freiburg i. B. (Lambertus), 2. Aufl.

Retzer, A. (2004): Systemische Paartherapie. Stuttgart (Klett-Cotta).

Ricard, M. (2008): Glück. München (Nymphenburger), 5. Aufl.

Rössler, P. (Hrsg.) (1998): Online-Kommunikation. Beiträge zu Nutzung und Wirkung. Opladen/Wiesbaden (Westdeutscher Verlag).

Roth, G. (2003): Fühlen, Denken, Handeln. Wie das Gehirn unser Verhalten steuert. Frankfurt a. M. (Suhrkamp).

Rotthaus, W. (Hrsg.) (2005): Systemische Kinder- und Jugendlichenpsychotherapie. Heidelberg (Carl-Auer), 3. Aufl.

Rumpf H.-J., C. Meyer, A. Kreuzer u. U. John (2012): Prävalenz der Internetabhängigkeit. Berlin (BMG).

Schlippe, A. v. u. J. Schweitzer (2007): Lehrbuch der systemischen Therapie und Beratung. Göttingen (Vandenhoeck u. Ruprecht), 10. Aufl.

Schlippe, A. v. u. J. Schweitzer (2012): Lehrbuch der systemischen Therapie und Beratung II. Göttingen (Vandenhoeck u. Ruprecht), 4. Aufl.

Schlöder, B. (1993): Soziale Werte und Werthaltungen – sozialpsychologische Untersuchung des Konzeptes sozialer Werte und des Wertwandels. Opladen (Leske u. Budrich).

Schmid, W. (2012): Das Leben ist nicht fair. Man kann es trotzdem lieben. *Psychologie heute* 2: 66–71.

Schmidbauer, W. (2012): Dumme Dinge. Wie manche Maschinen unsere Intelligenz ruinieren. *Psychologie heute* 3: 44–48.

Schmidt, G. (2007): Liebesaffären zwischen Problem und Lösung. Hypnosystemisches Arbeiten in schwierigen Kontexten. Heidelberg (Carl-Auer), 2. Aufl.

Schmidt, G. (2008): Einführung in die hypnosystemische Therapie und Beratung. Heidelberg (Carl-Auer), 2. Aufl.

Schmidt, G. (2009): Einführung in die Erickson'sche Hypnotherapie. Ausbildungs-Seminarreihe am Milton-Erickson-Institut Heidelberg 2003. Müllheim (Auditorium).

Schneider, W. (1994): Streitende Liebe. Zur Soziologie familialer Konflikte. Opladen (Leske u. Budrich).

Schütz, A. (1982): Das Problem der Relevanz. Frankfurt a. M. (Suhrkamp).

Schuhler, P., B. Sobottka u. a. (2013): Pathologischer PC-/Internet-Gebrauch bei Patient/Innen der stationären psychosomatischen und Suchtrehabilitation. Lengerich (Pabst).

Schwing, R. u. A. Fryszer (2009): Systemisches Handwerk. Werkzeug für die Praxis. Göttingen (Vandenhoeck u. Ruprecht), 3. Aufl.

Sharp, E. H., L. L. Caldwell, J. W. Graham u. T. A. Ridenour (2006): Individual motivation and parantel influence on adolescents' experience of interest in free time: a longitudinal examination. *Journal of Youth and Adolescence* 35 (3): 359–372.

Simon, F. B. (1988): Unterschiede, die Unterschiede machen. Klinische Epistemologie: Grundlagen einer systemischen Psychiatrie und Psychosomatik. Berlin (Springer).

Simon, F. B. (2001): Die andere Seite der Gesundheit. Ansätze einer systemischen Krankheits- und Therapietheorie. Heidelberg (Carl-Auer), 2. Aufl.

Simon, F. B. (2006): Einführung in Systemtheorie und Konstruktivismus. Heidelberg (Carl-Auer), 6. Aufl. 2012.

Small, G. u. G. Vorgan (2009): iBrain. Wie die neue Medienwelt das Gehirn und die Seele unserer Kinder verändert. Freiburg i. B. (Kreuz).

Spangler, G. u. P. Zimmermann (Hrsg.) (2009): Die Bindungstheorie. Grundlagen, Forschung und Anwendung. Stuttgart (Klett-Cotta).

Stavemann, H. H. (2002): Sokratische Gesprächsführung in Therapie und Beratung. Weinheim/Basel/Berlin (Beltz).

Stern, H. v. (2012): Du bist, woran du dich erinnerst. *Psychologie heute* 7: 20–28.

Taylor, C. (2009): Ein säkulares Zeitalter. Frankfurt a. M. (Suhrkamp).

te Wildt, B. (2009): Schriftliche Stellungnahme zum Expertenhearing zum Abhängigkeits- und Suchtpotenzial von Computerspielen am 8.6.2009 im Niedersächsischen Landtag. Hannover.

te Wildt, B. (2012): Medialisation. Von der Medienabängigkeit des Menschen. Göttingen (Vandenhoeck u. Ruprecht).

Turkle, S. (2012): Verloren unter 100 Freunden. Wie wir in der digitalen Welt seelisch verkümmern. München (Riemann).

Walter, S. u. M. Schetsche (2008): Internetsucht – eine konstruktionistische Fallstudie. In: M. Schetsche (Hrsg.): Empirische Analyse sozialer Probleme. Wiesbaden (Verlag für Sozialwissenschaften), S. 178–208.

Watzlawick, P., J. H. Beavin u. D. D. Jackson (2011): Menschliche Kommunikation. Formen, Störungen, Paradoxien. Bern (Huber), 12. Aufl.

Wesener, S. (2008): Faszinationskraft von Bildschirmspielen. Spieldynamik und Atmosphäre. In: U. Dittler u. M. Hoyer (Hrsg.): Aufwachsen in virtuellen Medienwelten. Chancen und Gefahren digitaler Medien aus medienpsychologischer und medienpädagogischer Perspektive. München (kopaed), S. 99–110.

Winterhoff, M. (2008): Warum unsere Kinder Tyrannen werden. Oder: Die Abschaffung der Kindheit. München (Goldmann).

Wolf, A. (2011): Was macht unseren Charakter aus? Die sechs entscheidenden Dimensionen unseres Verhaltens. *Psychologie heute* 10: 20–27

Yalom, I. D. (2010): Der Panama-Hut oder Was einen guten Therapeuten ausmacht. München (Goldmann), erweiterte u. aktualisierte Ausg. [am. Orig. (2002): The Gift of Therapy. New York (HarperCollins).]

Young-Eisendrath, P. (2009): Wenn Eltern es zu gut meinen. Warum übertriebenes Anspruchsdenken zu überforderten und egoistischen Kindern führt. München (Goldmann). [am. Orig. (2008): The self-esteem trap. Raising confident and compassionate kids in an age of self-importance. New York (Little, Brown a. Company).]

Weiterführende Literatur

Bleckmann, P. (2012): Medienmündig. Wie unsere Kinder selbstbestimmt mit dem Bildschirm umgehen lernen. Stuttgart (Klett-Cotta).

Dittler, U. u. M. Hoyer (Hrsg.) (2008): Aufwachsen in virtuellen Medienwelten. Chancen und Gefahren digitaler Medien aus medienpsychologischer und medienpädagogischer Perspektive. München (kopaed).

Furman, B. (2005): Ich schaffs. Heidelberg (Carl-Auer).

Grünbichler, B. (2008): Lost in Cyberspace. Chancen und Risiken von Online-Rollenspielen als Herausforderung für die Soziale Arbeit. Norderstedt (Books on Demand).

Juul, J. (2012): Das Familienhaus: Wie Große und Kleine gut miteinander auskommen. München (Kösel).

Koch, C. (2010): Ich bin dann mal offline. Ein Selbstversuch. Leben ohne Internet und Handy. München (Blanvalet).

Kolitzus, H. (2009): Im Sog der Sucht. Von Kaufsucht bis Onlinesucht: Die vielen Gesichter der Abhängigkeit. München (Kösel).

Meckel, M. (2009): Das Glück der Unerreichbarkeit. Wege aus der Kommunikationsfalle. München (Goldmann), 2. Aufl.

Mößle, T., M. Kleinmann u. F. Rehbein (2007): Bildschirmmedien im Alltag von Kindern und Jugendlichen: Problematische Mediennutzungsmuster und ihr Zusammenhang mit Schulleistung und Aggressivität. Baden-Baden (Nomos).

Prünte, T. (2009): Das Gefühlsklavier. Vom stimmigen Umgang mit unseren Emotionen. Tübingen (dgvt).

Röser, J. u. N. Großmann (2008): Alltag im Internet und Fernsehen. Fallstudien zum Medienhandeln junger Paare. In: T. Thomas (Hrsg.): Medienkultur und soziales Handeln. Wiesbaden (Verlag für Sozialwissenschaften), S. 91–104.

Seiffert, R. u. S. Jöckel (2008): Die Welt der Kriegskunst. Nutzungsmotivation und Spielerleben im Massively Multiplayer Roleplaying Game World of Warcraft. In: T. Quandt u. a. (Hrsg.): Die Computerspieler. Studien zur Nutzung von Computergames. Wiesbaden (Verlag für Sozialwissenschaften), S. 297–313.

Witting, T. (2007): Wie Computerspiele uns beeinflussen. Transferprozesse bei Bildschirmspiel im Erleben der User. München (kopaed).

Über den Autor

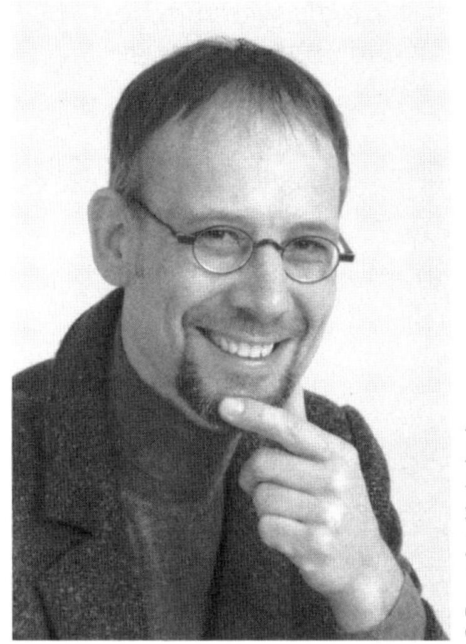

© Pressefoto Lindenbeck

Detlef Scholz, Dr. phil., Systemischer Therapeut (SG), Medienpädagoge, Erziehungswissenschaftler, Psychologischer Berater; Leiter des Kompetenzzentrums und der Beratungsstelle für exzessive Mediennutzung und Medienabhängigkeit der ESMV in Schwerin; landesweit für die Weiterbildung von Beratern, Therapeuten und Pädagogen im Bereich Internetsucht zuständig; bundesweite Referenten- und Dozententätigkeit.

Arbeitsschwerpunkte: Einzeltherapie und -beratung, Familienberatung, Paarberatungen, Weiterbildung von Suchtberatern und anderen Fachkräften, Durchführung von Lehrerfortbildungen; Präventionsveranstaltungen für Eltern, Schüler und Jugendgruppen.